大医传承文库·疑难病名老中医经验集萃系列

慢性肾衰竭全国名老中医治验集萃

主编　高彦彬

U0301988

全国百佳图书出版单位

中国中医药出版社

·北 京·

图书在版编目（CIP）数据

慢性肾衰竭全国名老中医治验集萃/高彦彬主编.

北京：中国中医药出版社，2024.10. -- 大医传承文

库）

ISBN 978 - 7 - 5132 - 8935 - 1

Ⅰ. R277. 525

中国国家版本馆 CIP 数据核字第 2024S7K803 号

中国中医药出版社出版

北京经济技术开发区科创十三街 31 号院二区 8 号楼

邮政编码　100176

传真　010 - 64405721

河北联合印务有限公司印刷

各地新华书店经销

开本 710×1000　1/16　印张 15.25　字数 225 千字

2024 年 10 月第 1 版　2024 年 10 月第 1 次印刷

书号　ISBN 978 - 7 - 5132 - 8935 - 1

定价　69.00 元

网址　www. cptcm. com

服务热线　010 - 64405510

购书热线　010 - 89535836

维权打假　010 - 64405753

微信服务号　zgzyycbs

微商城网址　https://kdt. im/LIdUGr

官方微博　http://e. weibo. com/cptcm

天猫旗舰店网址　https://zgzyycbs. tmall. com

如有印装质量问题请与本社出版部联系（010 - 64405510）

《慢性肾衰竭全国名老中医治验集萃》
编委会

《大医传承文库》
顾 问

顾 问（按姓氏笔画排序）

丁 樱	丁书文	马 骏	王 烈	王 琦	王小云	王永炎
王光辉	王庆国	王素梅	王晞星	王辉武	王道坤	王新陆
王毅刚	韦企平	尹常健	孔光一	艾儒棣	石印玉	石学敏
田金洲	田振国	田维柱	田德禄	白长川	冯建华	皮持衡
吕仁和	朱宗元	伍炳彩	全炳烈	危北海	刘大新	刘伟胜
刘茂才	刘尚义	刘宝厚	刘柏龄	刘铁军	刘瑞芬	刘嘉湘
刘德玉	刘燕池	米子良	孙申田	孙树椿	严世芸	杜怀棠
李 莹	李 培	李曰庆	李中宇	李世增	李立新	李佃贵
李济仁	李素卿	李景华	杨积武	杨霓芝	肖承悰	何立人
何成瑶	何晓晖	谷世喆	沈舒文	宋爱莉	张 震	张士卿
张大宁	张小萍	张之文	张发荣	张西俭	张伯礼	张鸣鹤
张学文	张炳厚	张晓云	张静生	陈彤云	陈学忠	陈绍宏
武维屏	范永升	林 兰	林 毅	尚德俊	罗 玲	罗才贵
周建华	周耀庭	郑卫琴	郑绍周	项 颗	赵学印	赵振昌
赵继福	胡天成	南 征	段亚亭	姜良铎	洪治平	姚乃礼
柴嵩岩	晁恩祥	钱 英	徐经世	高彦彬	高益民	郭志强
郭振武	郭恩绵	郭维琴	黄文政	黄永生	梅国强	曹玉山
崔述生	商宪敏	彭建中	韩明向	曾定伦	路志正	蔡 淦
臧福科	廖志峰	廖品正	熊大经	颜正华	禤国维	

《大医传承文库》
编委会

总 前 言

名老中医经验是中华医药宝库里的璀璨明珠，必须要保护好、传承好、发扬好。做好名老中医的传承创新工作，就是对习近平总书记所提出的"传承精华，守正创新"的具体实践。国家重点研发计划"基于'道术结合'思路与多元融合方法的名老中医经验传承创新研究"项目（项目编号：2018YFC1704100）首次通过扎根理论、病例系列、队列研究以及数据挖掘等定性定量相结合的多元融合研究方法开展名老中医的全人研究，构建了名老中医道术传承研究新范式，有效地解决了此前传承名老中医经验时重术轻道、缺乏全面挖掘和传承的方法学体系和研究范式等问题，有利于全面传承名老中医的道术精华。

在项目组成员共同努力下，最终形成了系列专著成果。《名老中医传承学》致力于"方法学体系和范式"的构建，是该项目名老中医传承方法学代表作。本书首次提出了从"道"与"术"两方面来进行名老中医全人研究，并解析了道术的科学内涵；介绍了多元融合研究方法，阐述了研究实施中的要点，并列举了研究范例，为不同领域的传承工作提供范式与方法。期待未来更多名老中医的道术传承能够应用该书所提出的方法，使更多名老中医的道术全人精华得以总结并传承。本书除了应用于名老中医传承，对于相关领域的全人研究与传承也有参考借鉴作用。基于扎根理论、病例系列等多元研究方法，项目研究了包括国医大师、院士、全国名中医、全国师承指导老师等在内的 136 位全国名老中医的道与术，产出了多个系列专著。在"大医传承文库·对话名老中医系列"中，我们邀请名老中医讲述成才故事、深入解析名老中医道术形成过程，让读者体会大医精诚，与名老中医隔空对话，仿佛大师就在身边，领略不同大医风采。《走近国医》由课题组负责人、课题组骨干、室站骨干、研究生等组成的编写团队完成，阐述从事本研究工作中的心得体会，展现名老中医带给研究者本人的收获，以期从侧面展现名老中医的道术风采，并为中医科研工作者提供启示与思考。《全国名老中医效方名论》汇集了79位全国名老中医的效方验方名论，是每位名老中医擅治病种的集中体现，荟萃了名老中医本人的道术大成。"大医传承文库·疑难病名老中医经验集萃系列"荟萃了以下重大难治病种著作:《脑卒中全国名老中医治验集萃》《儿科病全国名老中医治验集萃》《慢性肾炎全国名老中医治验集萃》《慢性肾衰竭全国名老中医治验集萃》《2型糖尿病全国名老中医治验集萃》《慢性肝病全国名老中医治验集萃》《慢性阻塞性肺疾病全国名老中医治验集萃》《免疫性疾病全国名老中医治验集萃》《失眠全国名老中医治验集萃》《高血压全国名老中医治验集萃》《冠心病全国名老中医治验集萃》《溃疡性结肠炎全国名老中医治验集萃》《胃炎全国名老中医治验集萃》《肺癌全国名老中医治验集萃》《颈椎病全国名老中医治验集萃》。这些著作集中体现了名老中医擅治病种的精粹，既包括学术思想、学术观点、临证经验，又有典型病例及解读，可以从书中领略不同名老中医对于同一重大难治病的不同观点和经验。"大医传承文库·名老中医带教问答录系列"通过名老中医与带教弟子一问一答的形式，逐层递进，层层剖析名老中医诊疗思维。在师徒的一问一答中，常见问题和疑难问题均得以解析，读者如身临其境，深入领会名老中医临证思辨过程与解决实际问题的思路和方法，犹如跟师临证，印象深刻、领悟透彻。"大医传承文库·名老中医经验传承系列"在扎根理论、处方挖掘、典型病例等研究结果的基础上，生动还原了名老中医的全人道术，既包含名老中医学医及从医过程中的所思所想，突出其成才之路，充分展现了其学术思想形成的过程及临床诊疗专病的经验，又讲述了名老中医的医德医风等经典故事，总结其擅治病种的经验和典型医案。"大医传承文库·名老中医特色诊疗技术系列"展示了名老中医的特色诊法、推拿、针灸等特色诊疗技术。

以上各个系列的成果，期待为读者生动系统地了解名老中医的道术开辟新天地，并为名老中医传承事业做出一份贡献。

以上系列专著在大家协同、团结奋斗下终得以呈现，在此，感谢科技部重点研发计划的支持，并代表项目组向各位日夜呕心沥血的作者团队、出版社编辑人员一并致谢!

总主编　谷晓红

2023年3月

编写说明

《慢性肾衰竭全国名老中医治验集萃》是"国家重点研发计划——基于'道术结合'思路与多元融合方法的名老中医经验传承创新研究"（NO.2018YFC1704100）之一"东部地区名老中医学术观点、特色诊疗方法和重大疾病防治经验研究"（NO.2018YFC1704102）的重要成果。

名老中医是中医理论和临床实践的杰出代表，兼收并蓄前人经验，善于抓住疾病本质，思维严谨，用药精准，是中医从业人员的学习楷模。继承发扬名老中医的学术思想，提高中医临床疗效水平势在必行。为系统呈现名老中医群体治疗慢性肾衰竭的经验，本书荟萃了来自全国6个地区的8位国家级名老中医，分别是国医大师吕仁和教授、张大宁教授、南征教授，全国名中医黄文政教授、刘宝厚教授、张炳厚教授，名老中医杨霓芝教授、高彦彬教授。他们在肾病治疗领域独具特色，在全国享有盛誉。他们的学术经验荟萃，将会对中医从业人员诊治慢性肾衰竭具有重要的指导作用。

该分册分别从医家介绍、学术观点、临床特色、病案精选四方面对8位名老中医的临床经验进行了阐述。医家简介部分介绍了名医的学术背景、地位及成就。学术观点部分展现了名医独特的学术观点及其源流与发展过程。临床特色部分展现了名医诊治的特色，如特色诊疗、常用方药、特殊药物剂量、药物配伍等。其中精要部分，如吕仁和教授创立"微型癥瘕"病机学说及"三型九候辨证论治体系"；张大宁教授创立"肾虚血瘀病机理论与补肾活血排毒治法"；南征教授提出"毒损肾络"病机学说及"解毒通络、益肾导邪"治法；黄文政教授提出"肾主藏精泄浊"，创立"疏利少阳三焦"的治疗大法；张炳厚教授提出本病"肾阴常虚"，治以"培补真阴"为要；刘宝厚教授的"病位病性辨证"诊治方法；杨霓芝教授的"气虚血瘀浊毒病机及益气活血蠲毒治法"；高彦彬教授善从络病论治，提出"肾元亏虚、肾络瘀结、浊毒内停病机理论及益气固肾通络排毒治法"。或发皇经典之古义，或融会现代之新知，蔚为大观。

验案精选部分则选取了反映医家临床的经典案例，体现了他们特有的诊疗思维。该部分通过专家按语的形式对验案进行点评，辨析患者脉证，详解诊断依据，阐释立法思路、药物加减变化等。全案例整体分析与各诊次解读相结合，体现诊次之间的动态变化，展现名医临证思维方法。此外，书中还实景再现展示了名老中医临床诊疗与弟子跟诊记录的全貌，体现"道术结合"的传承内涵。同时，从人文关怀的层面，还原了名老中医如何用其认识感知世界的丰富经验来关切患者生命及与之共情的过程，提高了全书的高度和温度，是中医从业人员学习不同名老中医辨治肾脏病道术的专业书籍。

在本书出版之际，衷心感谢各位名老中医的大力支持，衷心感谢吕仁和、张大宁、南征、黄文政、刘宝厚、张炳厚、杨霓芝、高彦彬工作室站的同心协力与密切配合！并向为本项工作提供支持的所有人士表示衷心感谢！

高彦彬
2023 年 12 月

目　录

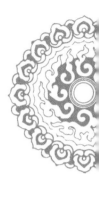

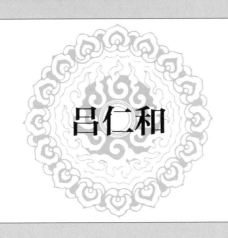

吕仁和

一、医家简介

吕仁和（1934—2023），男，山西原平人，国医大师，首都国医名师。北京中医药大学教授，主任医师，博士研究生导师，博士后合作导师，第三、第六批全国老中医药专家学术经验继承工作指导老师。北京中医药大学东直门医院首席教授、肾病内分泌中心顾问，享受国务院政府特殊津贴，国家中医肾病重点专科、国家中医药管理局中医肾病重点专科、中医内分泌重点学科学术带头人，首届临床传承博士后导师，中国中医科学院学部委员，曾任世界中医药学会联合会糖尿病专业委员会首届会长，中华中医药学会糖尿病分会首届主任委员、肾病专业委员会顾问，北京中医药学会肾病专业委员会和糖尿病专业委员会首届主任委员，卫生部新药审评委员会委员。

吕仁和教授为北京中医学院首届毕业生，师从施今墨、秦伯未和祝谌予三位教授，并在西医专家张乃峥、汪家瑞教授指导下从事医、教、研工作8年，临床主张对肾病、糖尿病及其神经血管并发症等进行分期辨证、综合治疗；创立肾病"微型癥瘕"病机理论，提出了肾病"虚损劳衰"分期学说，以及慢性肾炎、肾衰竭分期辨证方案、临床辨证用药的"六对论治"等观点。临床善于治疗慢性肾脏病及内分泌代谢病，疗效显著。

二、学术观点

（一）提出"慢关格"病名，创立三型九候辨证论治体系

在孜孜不倦地悉心钻研《内经》等中医经典著作后，吕仁和教授领悟到慢性肾衰竭的治疗需要"古为今用"，所谓古为今用，即传承经典，加以创新，创新必须有理、相似、实用。慢性肾衰竭是多种肾脏疾病发展到晚期的共同结局，常表现为多器官、多系统损害，水电解质紊乱和酸碱平衡失调，病情进展常可以导致终末期肾衰竭尿毒症，表现为呕吐、食欲减退、大小便

不通等症状。中医古籍中的"关格"与之类似，因此吕仁和教授提出"慢关格"的病名，创立了"慢关格"三型九候辨证论治体系。

小便不通名曰关，呕吐不止名曰格，二者并见名曰关格。"关格"一词，源于《内经》，经过历代医家认识及阐发，可归纳为以下四点：①脉诊术语，《素问·六节藏象论》曰："人迎与寸口俱盛四倍以上为关格，关格之脉赢，不能极于天地之精气，则死矣。"②阴阳之气盛极之危象，《灵枢·脉度》曰："阴气太盛，则阳气不能荣也，故曰关；阳气太盛，则阴气弗能荣也，故曰格；阴阳俱盛，不得相荣，故曰关格。"③大小便不通，《诸病源候论》曰："关者，大小便不通也。大便不通谓之内关，小便不通谓之外格，二便俱不通，为关格也。"④上下不通，《伤寒论》曰："关则不得小便，格则吐逆。"现在对关格的认识多取上下不通之意，吕仁和教授认为，关格首先是由于先天不足，素体肾虚，或各种原因（外感、内伤）内损于肾，导致肾精亏虚，不能分清泌浊，浊毒不能下泻反而上泛；其次是由于水湿内停、瘀血阻络、浊毒互结，壅塞三焦，使气机不得升降。本虚与标实又互为因果，周而复始，加重病情。早期症状常不典型，可仅见乏力、夜尿频多、食欲减退。重症患者，虚损劳衰不断加重，则可继发心悸、喘脱及呕血、便血、痉厥、神昏等，可直接危及生命。

慢关格则由水肿、癃闭、淋证等疾病反复不愈、迁延日久或失治误治而引起，主要病位在肾。基本病机是肾元衰败，气化不利，湿浊毒邪内停，阻滞气机升降出入。肾元衰惫，气化不利，则小便不通；湿浊毒邪内蕴，上逆犯胃，则呕吐。病理性质为本虚标实，肾元衰败为本，湿浊毒邪为标。初起时病位在脾肾，病至后期可以损及多个脏腑。若肾阳衰败，寒水上犯，凌心射肺，久则转变为心悸、气喘；若阴虚或阴阳俱虚，肝阳化风，或湿浊邪毒上蒙清窍，则可表现为眩晕、转筋，甚至发生神昏痉厥之变。正如《证治汇补》指出："既关且格，必小便不通，旦夕之间，陡增呕恶，此因浊邪壅塞三焦，正气不得升降，所以关应下而小便闭，格应上而生呕吐，阴阳闭绝，一日即死，最为危候。"提出了慢关格浊邪壅塞三焦、正气不得升降的病机与险恶的预后转归。

针对慢关格的治疗，清代医家何廉臣《重订广温热论》指出："溺毒入血，血毒攻心，甚或因毒上脑，其症极危，急宜通窍开闭，利溺逐毒，导赤泻心汤调入犀珀至宝丹，或导赤散合加味虎杖散，调入《局方》来复丹二三钱，尚可幸全一二。此皆治实证之开透法也。"提出尿毒入血的观点，选方用药，寓有前后分消浊毒之意。启发当代医家重视通腑降浊法。吕仁和教授勤求古训，在此基础上重视明辨标本缓急，采用攻补兼施、标本兼顾的综合治法。从正虚的角度来看，肾元虚衰、气血亏虚为慢关格患者共有，而从邪实的角度来分析，湿浊邪毒又贯穿于慢关格各个阶段。所以，吕仁和教授临床上在重视对慢关格分期辨证的同时，更习惯把本病分为"气血阴虚，浊毒内停""气血阳虚，浊毒内停""气血阴阳俱虚，浊毒内停"三型，结合其他临床常见的九种证候进行辨证论治。

1. 分型——三型

（1）Ⅰ型（气血阴虚，浊毒内停）

临床特征为神疲乏力，面色苍黄，怕热，便干，舌体偏瘦，舌质暗淡，苔黄，脉弦。治应滋阴降浊，益气养血。方药常用六味地黄丸口服，1 次 1 丸，每日 1 次。还可用八珍汤合调胃承气汤加减煎汤送服。若双目干涩、眩晕，则将六味地黄丸改为杞菊地黄丸，用量相同；或用吕仁和教授滋阴保肾汤（黄精、生地黄、白芍、丹参、牛膝、地龙、生大黄等）。

（2）Ⅱ型（气血阳虚，浊毒内停）

临床特征为神疲乏力，面足浮肿，畏寒肢冷，肤色苍黄粗糙，舌胖暗淡，边有齿痕，苔白脉细。治应助阳降浊，益气养血。方药常用济生肾气丸口服，1 日 2 次，1 次 1 丸。还可用八珍汤合温脾汤加减煎汤送服，或用吕仁和教授助阳保肾汤（人参、附片、生姜、当归、猪苓、茯苓、陈皮、半夏、山药、熟大黄等）。

（3）Ⅲ型（气血阴阳俱虚，浊毒内停）

临床特征为不耐寒热，面足浮肿，肌肤甲错，时有恶心，舌胖有裂纹，舌苔黄白，大便干稀无常，脉弦滑。治应调补阴阳，益气养血，降浊利水。方药常用济生肾气丸，早服 1 丸，六味地黄丸，晚服 1 丸。还可用人参养荣汤合大承气汤加减煎汤送服，或用吕仁和教授调补保肾汤（黄芪、太子参、当归、丹参、陈皮、半夏、猪苓、生大黄等）。

2. 分候——九候

慢性肾衰竭临床常可见 9 种证候。

（1）肝郁气滞证：主症常因情志不舒，出现胸胁苦满，口苦咽干，胸闷太息，纳饮不香，舌暗苔黄，脉弦。治应疏调肝脾，理气解郁。方药常用加味逍遥丸口服，每日 3 次，每次 3g，用四逆散加减煎汤送服。

（2）血脉瘀阻证：主症为腰脊酸痛或刺痛，夜间加重，口唇舌暗，或有瘀斑，脉沉重。方药常用丹参三七片口服，每次 5 片，每日 3 次。用桂枝茯苓丸煎汤送服。

（3）湿热阻滞证：主症为胸脘痞闷，或腹部胀满，纳饮不香，大便溏，面足浮肿。舌胖嫩红，苔黄白厚腻，脉数。治应健脾和胃，清热利湿，方药常用平胃散合茵陈五苓散加减。

（4）痰湿不化证：主症为胃脘停饮，背部发冷，时有咳痰，纳饮不香，疲乏无力，形体消瘦，舌胖苔白，脉沉数。治应补中益气，健脾化湿。补中益气丸口服，每日 3g，每日 3 次，配合苓桂术甘汤加泽泻煎汤送服。

（5）胃肠结滞证：主症为湿热不化，外感不解，邪入少阳，气机不畅，深入阳明，症见往来寒热，胸胁苦满，口苦咽干，大便秘结，苔黄，脉数。治应和解清热，缓泻结滞。主方为大柴胡汤加减。

（6）浊毒伤血证：因浊毒内停，化热伤血，主症为鼻衄、齿衄、肌衄等。治应解毒活血，凉血止血。主方用犀角地黄汤加三七粉。

（7）水凌心肺证：因浊毒内停，水湿不化，上凌心肺，主症为胸闷气短，心悸，咳痰，甚则咳喘不能平卧，舌暗，苔滑腻，脉数。治应补气养心，泻肺利水。主方为生脉散合葶苈大枣泻肺汤加减。

（8）肝风内动证：因浊毒内停，化热伤阴，肝热动风，故主症为转筋，抽搐，震颤，失眠，眩晕，甚则头痛神昏，舌暗红，苔黄，脉弦。治应平肝息风，清热泄浊。主方为天麻钩藤饮加减。若抽搐甚者加羚羊角粉、大黄。

（9）毒犯心包证：主症为身热烦躁，神昏谵语，痰盛气粗，舌暗淡胖，苔黄厚腻，脉细数。治应清热开窍，化浊解毒。主方为至宝丹，用西洋参煎汤化服。

总之，慢关格后期，肾元虚损劳衰，肾虚的同时兼肝、脾、心、肺多脏同病，气血亏虚普遍存在，同时可以兼阴虚、阳虚，甚至是阴阳俱虚。标实除了浊毒内停外，还可以由于浊毒内停导致诸多标实证候。临床治疗中对待表证应该遵从"急则治标，缓则治本"的原则。其中如气滞不解，诸症不除，血瘀不化，则诸症加重。痰湿、浊毒不除则病情加重。至于出血不止，水凌心肺不消，肝风内动不息，毒入心包不清则危及生命。当然，慢性肾衰竭终末期尿毒症患者，必要时也可接受血液透析和肾脏移植疗法，以延长生命。

（二）创建慢性肾衰竭络脉"微型癥瘕"病机学说

慢性肾衰竭具有发病率高、并发症多、病因复杂、根治困难的特点，所以单纯应用一方一药就想根治慢性肾衰竭是不现实的。吕仁和教授在具体制定慢性肾衰竭的诊疗方案时，主张遵循"古为今用，洋为中用"的学术理念，传承经典精华，汲取现代医学知识，与时俱进，开拓创新，着眼于患者的长远利益，重视整体认识疾病和评价疗效。通过长期临床实践及总结，创建了慢性肾衰竭络脉"微型癥瘕"病机学说。

慢性肾衰竭存在络脉病变。络者，络脉也。络有广义、狭义之分。广义之络，包含经络之络与脉络之络，经络之络是对经脉支横旁出的分支部分的统称，脉络之络多指血脉的分支部分；狭义的络，仅指经络的络脉部分。络病学说所涉及的络，一般系广义的络。络脉是气血汇聚之处，其生理功能不外聚、流、通、化，即可以贯通营卫、环流经气、渗透气血、互化津血，是内外沟通的桥梁。络脉是内外之邪侵袭的通路与途径，邪气犯络或久病入络，均会导致络脉瘀滞，瘀血、气滞、痰湿、热毒等诸邪瘀滞于络脉中，阻碍气机升降和气血运行，故诸病由生。故络病是慢性疾病传变的中心环节。与其他脏腑一样，肾之络脉，同样具有运行气血之功能，更与肾主藏精、主水、主一身之气化的功能密切相关。由于病邪来犯，久病入络，邪毒留恋，损伤络脉，则可能会导致络脉病变，进一步则可以直接导致肾体受损，肾用失司，进而出现肾脏主藏精、主水、主气化等功能的失调。

"微型癥瘕"是慢性肾衰竭进展的重要病理因素。癥瘕者，自《内经》《难经》就有相关论述，大体属于"积聚"之类。"聚者，聚也，聚散而无常也""瘕者，假也，假物以成形也""积者，积也，积久而成形也""癥者，征也，有形而可征也"是对癥瘕（积聚）的精辟论述。《灵枢·百病始生》云："凝血蕴里而不散，津液涩渗，著而不去，而积皆成矣。"《难经》则以积聚分脏腑，认为"积乃主脏所生，痛不离其部，上下有终始"。与"聚者六腑所成，始发无根本，上下无留止，痛无常发"不同。至《诸病源候论》别立"癥瘕"之名，以不动者为癥，动者为瘕。后世多认为癥瘕实为积聚之别名，凡是有形的肿块而坚着不移的，即可称为癥瘕。《景岳全书》也言："坚硬不移者，本有形也，数有形者曰积……其病多在血分。"肾之络脉病变，癥瘕形成，则属微型癥瘕的一种，是络病的病理产物之一。血行不畅、络脉失养、气血瘀滞、津凝痰结、热毒蕴结等病理变化是肾络癥瘕形成的关键。肾络通畅，能升能降，能开能阖，能出能入，能收能放，各种精微物质得以输布于全身内外，以维护机体的各种生理活动，由于络脉是气血、水精、津液、营卫运行的通道，其内气血甚丰，任何病邪久蕴络脉，必然导致化火、结热、成毒，形成络脉毒滞证，病久必然败坏形体。正是叶天士在《温热经纬》所说"久则络血瘀气凝滞……瘀浊水液相混"之义也。肾络癥瘕，多以内外因为病之始，亦有经病入络，更有脏腑久病入络者。络脉亏虚，则气机不畅，不能御邪，邪毒入络，形成微型癥瘕，邪毒所以入络，因络虚所使。亦有因情志失调使气化功能失常，造成络脉气滞、血逆，聚而成为肾络癥瘕，毒害肾之大络、小络、孙络，则病生也。癥瘕久聚，常表现为多络脉毒滞证，如毒滞脑络证、毒滞心络证、毒滞肺络证、毒滞肾络证、毒滞肝络证、毒滞胃络证及下肢络脉毒滞证等，肢体经络无处不至，因而导致慢性肾衰竭渐进性发展。

络脉"微型癥瘕"病机与西医学中慢性肾衰竭肾脏病理变化相一致。首先，现代实验研究证实，络脉瘀阻与血液的黏稠凝滞状态及动脉硬化有关，血液流变学的指标普遍增高，红细胞变性，血小板聚集，血脂增高，体内血栓易于形成。络脉绌急则与血管内皮功能紊乱有关，缩血管因子血管内皮素明显增高，舒血管的生物活性物质一氧化氮、降钙基因相关肽等明显降低。久病入络的病理基础是血瘀证，病理实质可能是微循环障碍。络病是血或与血相关的病证，可能与西医学中的微小血管病变、微循环障碍有关。肾小球由毛细血管网组成，血液灌流量大，血管细长，血流阻力增大，血流速度缓慢，血液黏度增高。由于这一解剖和生理特点，在病理状态下，使气血运行不畅，瘀血停聚，癥瘕形成，瘀阻络伤。正符合中医学邪入络脉，影响脏腑的病机。另外，利用现代检查方法，借助光镜、电镜等观察到，肾脏组织在病理状态下，发生了形态学的改变，如细胞外基质积聚、血管袢闭塞、球囊粘连、局灶或节段性肾小球硬化与肾间质纤维化等，从微观角度来看，亦可归属于"癥瘕"范畴。肾脏疾病中存在的血流动力学改变、高凝状态、血脂代谢异常等可认为与络病瘀阻形成相关。最后，慢性肾衰竭病变后期的共同通路——肾纤维化，涉及炎症细胞浸润、肾内固有细胞损伤、活化增殖及表型转化、促纤维化因子的分泌及细胞外基质（ECM）聚积与降解失衡等多个环节。在这个过程中，大量 ECM 在肾内沉积，肾小管及间质毛细血管减少、荒废，完整肾单位进行性减少，肾小球滤过率进行性下降，最终导致肾功能丧失。虽然细胞损伤活化及促纤维化因子分泌增加是引起肾脏纤维化的直接原因，但纤维化最终是由基质成分在细胞周围大量沉积而导致的。细胞外基质堆积符合瘀毒阻络、微型癥瘕形成之病机。

基于慢性肾衰竭络脉"微型癥瘕"病机学说，吕仁和教授提出散结消聚的基本治法。应该指出的是，肾脏纤维化的过程中，虽然存在瘀血情况，但其并不同于一般的血瘀证，而是肾脏微型癥瘕形成的过程。癥瘕已成，宜消宜散，非仅用活血之法可治疗。《临证指南医案》说："考仲景于劳伤血痹诸法，其通络方法，每取虫蚁迅速飞走诸灵，俾飞者升，走者降，血无凝着，气可宣通，与攻积除坚，徒入脏腑者有间。"指出了络病治疗和一般活血化瘀、攻积除坚之不同，从而突出强调了络病辨证及通络治疗的独特临床价值，治疗中多用虫类搜剔、辛香通络的药物，取得了良好效果。而对于癥瘕的治法，前人也有颇多发明。《医宗必读》说："积之成也，正气不足，而后邪气踞之……初、中、末三法不可不讲也。初者，病邪初起，正气尚强，邪气尚浅，则任受攻；中者，受病渐久，邪气较深，正气较弱，任受且补且攻；末者，病魔经久，邪气侵凌，正气消残，则任受补。盖积之为义，日积月累，非伊朝夕，所以去之亦当有渐，太亟伤正气，正气伤则不能运化。而邪反固矣。"叶天士《临证指南医案》言："总之，治癥瘕之法，用攻伐宜缓宜曲，用补法忌涩忌呆。"吴崑《医方考》论述癥瘕治法曰："古方有用曲、柏者，化水谷也，用三棱、鳖甲者，消癥瘕也，用水蛭、虻虫者，攻血块也。"何梦瑶《医碥》言："莪术、三棱、鳖甲，专治积聚。"可见，在肾脏疾病的治疗中，需抓住疾病本质，"欲伏其所主，必先其所因"，注重消癥散结治疗，以阻止肾络微型癥瘕形成，临床才能取得更好的效果。

综上所述，吕仁和教授将络病理论与癥瘕理论进一步发展，认为肾络从某种意义上可以理解为肾脏的泌尿功能，并提出慢性肾衰竭的根本病机为外感六淫、内伤七情、饮食不节、起居无常等因素造成人体正气亏虚，或毒阻血脉，或气虚血滞，久病入络，造成气滞、血瘀、毒留而形成微型癥瘕，聚积于肾络，即形成络脉微型癥瘕，损伤肾脏本身，进而影响肾脏的功能，从而导致各种肾脏疾病的产生。肾之络脉病变、形成微型癥瘕是肾病络病机制的主要结构载体，细胞及亚细胞结构、活性蛋白、细胞因子、基因等又是癥瘕形成的主要影响因素。血行不畅、络脉失养、气血瘀滞、津凝痰结、络毒蕴结等病理变化是络脉病变、微型癥瘕形成的关键。中医治疗应从络而治，重视散结消聚等药物。慢性肾衰竭络脉"微型癥瘕"病机学说是关于肾脏疾病中医学病因病机方面的理论，是络病理论和癥瘕学说的结合与发展。慢性肾衰竭络脉"微型癥瘕"病机学说的提出，为肾脏疾病的防治，探索有效的治法和方药，为我们更加深入地了解肾脏疾病本质，提高对肾脏疾病辨病辨证治疗的水平都有重要指导意义。更为我们学习、研究和发展中医学树立了典范。

三、临床特色

（一）运用"二五八"方案诊治慢性肾衰竭经验

慢性肾衰竭是多种肾脏疾病发展到晚期的共同结局。从肾功能代偿期开始，病情就常呈进行性发展趋势，日久可以进展到终末期尿毒症。吕仁和教授应用"二五八方案"诊治复杂严重的慢性肾衰竭患者，获得良好疗效，甚至可使病情逆转。

所谓"二五八方案"，"二"即两个治疗目标，包括长寿和健康，着眼于整体和长远，着眼于肾脏及全身多脏器的保护，而不以单纯控制肌酐或尿蛋白为目标。

"五"即五项观察指标：①血生化如肌酐、尿素氮、血脂。②尿液检测如白蛋白、尿白蛋白肌酐比、24小时尿蛋白。③血压。④体重。⑤症状（包括慢性肾衰竭本身症状和多种并发症）。同样是着眼于整体评价，能全面反映病情的实际控制水平。

"八"即八项治疗措施，具体包括三项基本治疗措施和五项选择措施。三项基本措施是指合理的饮食治疗、适当的运动治疗、平衡心态的心理治疗，应教会所有慢性肾衰竭患者。五项选择措施是中医药治疗、口服西药治疗、肾脏替代治疗或皮下促红细胞生成素注射、针灸按摩治疗、气功锻炼等。临床上，可根据患者具体病情，选用一种或同时选用几种治疗措施。其中中医药治疗措施有改善症状、整体调治、副作用小、有效防治多种并发症等优势，其特色是整体治疗结合个体化治疗。

在八项治疗措施中，吕仁和教授认为，合理的饮食调养与药物治疗具有同等重要的作用。经验告诉我们，有许多药物治疗有效的患者，由于忽视了饮食起居的调养而使病情加重或复发，教训是很深刻的。吕仁和教授常叮嘱患者低盐、低脂、优质低蛋白饮食，热量保持30kcal/kg体重，蛋白质含量为30g/d左右，少吃肉类、海鲜，外出用餐加食苦瓜、南瓜、萝卜、豆芽、白菜、扁豆、生菜等，适当多饮牛奶。保持心情舒畅和情绪稳定。另外，由于慢性肾脏病表现为蛋白从尿中大量丢失，因而治疗上多强调补充蛋白质，有氮质血症时，要减少食物中蛋白的摄入，限制到每天 0.5g/kg，当血压下降，尿量增至每天 1000mL 以上时，水、盐、蛋白质的限制则可以适当放宽，直至解除饮食禁忌。限制摄入高磷食物，禁食动物内脏及南瓜子等干果，适当增加摄入含钙高的食品，如海带等。动物蛋白如瘦肉等含磷较高，可通过先煮肉，弃汁炒肉的方法，减少磷的摄入。提倡低脂、高纤维、高维生素饮食，禁食动物油，尽量少吃肥肉，多吃玉米面、荞麦面等粗粮或甘薯、芋头、海带、蔬菜等高纤维素和高维生素食物。血糖控制较好者，也可吃桃、梨、橘、柚、橙、苹果等水果。

对于气虚明显的患者，吕仁和教授还常嘱其用黄芪 60g 与母鸡同炖，然后去黄芪吃鸡肉、喝鸡汤；或将鲫鱼、鲤鱼放入米醋蒸食，有利于水肿消退。但应注意不可暴饮暴食，尤其不能过食辛辣肥甘之品。同时，应该注意保暖防潮，避免劳累过度和感染。

吕仁和教授常用五项指标分析病情，所以能全面、系统、深入地掌控疾病，发现治疗的希望所在，常用八项治疗措施综合治疗，充分发挥多种治疗措施的最佳协同作用。"二五八"方案既为诊治慢性肾衰竭提供了重要指导，又为我们学习、研究和发展中医学树立了典范。

（二）慢性肾衰竭缓解期论治经验

慢性肾衰竭缓解期，即饮食能下，二便能通，此时正气已伤，邪实未尽，治疗中除应继续解除病因、对症处理外，中医药可充分发挥作用，有助于肾功能恢复。

1. 肝肾气阴两伤

症见神疲乏力，腰膝酸软，口苦咽干，头晕目眩，急躁易怒，尿黄，便干，舌红苔黄，脉弦细数。治以益气养阴，滋补肝肾。

处方：黄精 15g，玄参 15g，生地黄 15g，赤芍、白芍各 15g，菊花 10g，枸杞子 10g，陈皮 10g，厚朴 6g。日 1 剂，水煎分服。

2. 脾肾气阳两伤

症见神疲乏力，腰膝酸软，虚浮畏冷，四肢沉重，纳谷不香，食后饱胀，小便清长，舌胖淡暗，苔白，脉弱。治以益气健脾，助阳补肾。

处方：党参10g，白术10g，猪苓、茯苓各20g，泽泻15g，桂枝10g，陈皮10g，半夏10g，木香10g，砂仁6g，生姜6g，炒山药10g，炒车前子10g（包）。日1剂，水煎分3次服。

3. 气血阴阳俱伤

症见神疲乏力，畏寒肢冷，腰膝酸软，面色苍黄，纳谷不香，舌胖淡暗，苔白滑，脉弱。治以补气养血，兼顾阴阳。

处方：生黄芪10g，当归10g，桂枝6g，白芍10g，陈皮10g，半夏10g，茯苓15g，山药10g，熟地黄6g。日1剂，水煎分2次服。

缓解期治疗当随症加减，若肝气郁滞，症见口苦咽干，胸胁满闷，纳谷不香，常有太息，急躁易怒，舌暗苔黄，脉沉弦细，大便偏干。则加疏肝解郁、和胃降气的药物。

处方：柴胡6g，枳壳、枳实各8g，赤芍、白芍各15g，苏梗10g，茯苓10g，陈皮10g，半夏10g，厚朴6g。日1剂，水煎分2次服。

瘀滞得解，则转为补益。若气滞血瘀，症见胸胁苦满，脘腑饱胀或有刺痛，夜间加重，口唇、眼圈发暗，舌暗或有瘀斑，二便不畅，纳谷不香，脉弱，则加理气活血药物。

处方：苏梗10g，茯苓10g，半夏10g，陈皮10g，厚朴10g，香附10g，川芎15g，木香10g，焦三仙各10g。日1剂，水煎分2次服。

气滞解后，转为补气活血。若痰气交阻，症见胸胁胀满，脘腹痞闷，太息常作，痞满难除，咯痰则舒，按下腹部关元穴觉胃脘憋胀疼痛，舌胖有齿痕，苔白黏腻，脉象弦滑，则加行气化痰药物。

处方：柴胡10g，苏梗10g，陈皮10g，半夏10g，竹茹10g，厚朴6g，石菖蒲10g，莱菔子10g，郁金10g。日1剂，水煎分2次服。

气胀解后，转为补益。若积食不消，症见嗳腐吞酸，大便酸臭，脘腹胀满，恶心纳呆，苔黄厚腻，脉象弦滑，加消导和降药物。

处方：陈皮10g，半夏10g，苍术6g，厚朴6g，茯苓10g，木香6g，槟榔6g，生谷芽10g，神曲10g，生山楂10g，生甘草6g。日1剂，水煎分2次服。当食积消除后，应注意少食多餐，忌生冷黏腻饮食。

除随症加减外，吕仁和教授还强调对症选加药物，以达到缓解症状的目的。如出血不止，通用三七粉3~6g（分冲），血余炭10g（包煎）；吐血者加生大黄6g；咯血加紫珠草30g；便血加地榆炭30g，灶心土60g；尿血加小蓟30g，生地黄炭20g，茅根20g，炒蒲黄10g（包），茜草炭20g；鼻衄加黄芩10g，生石膏30g，荷叶炭15g，侧柏炭30g；齿衄加玄参15g，石斛30g。凡因气虚失摄的出血，可用党参30g或人参15~30g；中气下陷之出血，可用生黄芪30~60g；红花炭对各种出血都有效，常用量3~5g。

对于出汗、自汗常用黄芪30g，麦冬10g，生龙骨30g，生牡蛎30g，麻黄根30g，浮小麦30g。盗汗常用黄芪30g，生地黄20g，熟地黄20g，黄芩6g，黄连3g，黄柏10g，麦冬10g，当归15g。汗出恶风常用桂枝10g，白芍20g，生姜6g，生甘草6g，大枣3枚，蝉蜕6g。大便干结者，生大黄、番泻叶最为常用。还可选用生何首乌、玄参、全瓜蒌配元明粉、蚕沙配皂角刺、肉苁蓉等，润而不燥。大便溏者，加炒山药10g，炒车前子10g。泄泻严重者可临时加罂粟壳10g，泻止即停。恶心，加陈皮10g，半夏10g，生姜6g，竹茹10g。尿少，加桑白皮30g，车前子20g（包），猪苓、茯苓各30g，泽泻、泽兰各15g。

（三）糖尿病肾病肾衰竭治疗经验

糖尿病肾病的发生与患者素体肾虚、饮食失宜、情志郁结、失治误治等因素有关。病机在早、中、晚三期各有其矛盾的特殊性，并且处于一个永恒的变化过程中。早期以阴虚热结为主，日久则伤阴耗气而致气阴两虚、肾气不固；气阴不足，经脉失养，由虚致瘀，导致血脉不通、络脉瘀阻。病变以肾为中心，更因肝肾同源、金水相生、肾脾乃先后天之本，常表现为肝肾同病、肺肾同病、脾肾同病。中期肾元进一步受损，气虚及血，阴损及阳，而致气血俱虚、阴阳俱损。血不利则为水，致痰湿、血瘀互结。病情继续发展至晚期，肾体劳衰，肾用失司，气血阴阳俱衰，血脉不通，浊毒内停，五脏受损，三焦受阻，升降失常，水湿泛滥，转为气机逆乱之关格。从早期微量蛋白尿至尿毒症往往要经过 10~30 年的时间，吕仁和教授根据糖尿病肾病各期正邪的特点，主张分阶段、分层次，以正虚辨证型，以邪实定证候，采取中西医结合的综合防治措施。早期糖尿病肾病临床多以气滞血瘀证多见，治宜行气活血，可用血府逐瘀胶囊、血塞通片，或用黄芪、山栀等中药。中晚期糖尿病肾病，常伴有高血压、肾性贫血，发展缓慢，脾肾亏虚、血脉瘀阻证多见，治宜健脾补肾、活血化瘀，常用济生肾气丸加减；若偏阳虚者，治宜温肾助阳，常用金匮肾气丸；偏阴虚者，治宜滋阴益肾，常用六味地黄丸；阴阳气血俱虚者，治宜滋阴助阳、益肾填精，常用龟鹿二仙胶（人参、枸杞子、龟甲胶、鹿角胶）化裁。为保护肾脏，应改善肾脏的周围环境，可适当加用通经活络、行气活血的药物，如狗脊、川断、川牛膝、丹参、桃仁、红花、水红花子等。糖尿病肾病肾功能衰竭期，其主要病机是气血阴阳俱虚、浊毒内停、血脉不通，治宜益气养血、泄浊解毒、活血通络，常用太灵丹化裁（太子参、灵芝、丹参、牡丹皮、赤芍、熟大黄、红花、桃仁、生黄芪、当归、枳实、甘草）。合并肾病综合征者，以热毒内蕴、血脉瘀阻证多见，治宜清热解毒活血，常用茵陈、栀子、丹参、牡丹皮、赤芍、柴胡、黄芩、生黄芪、当归、猪苓、太子参、甘草等药物，也可用雷公藤多苷。除中药治疗外，糖尿病肾病蛋白尿亦须注意心理、活动、饮食及血糖控制，并配合西医治疗。对于高蛋白饮食导致蛋白尿的糖尿病患者，吕仁和教授强调治宜平衡阴阳、调理脏腑、扶正祛邪，食疗方面肾阳虚者，常用枸杞子、桑椹；肾阴虚者，常用木耳、银耳；脾虚者，常用白扁豆、薏苡仁、山药；脾胃有热者，常用"拌三仙"（生花生、黑木耳、芹菜）。

（四）应用"药串"治疗慢性肾衰竭浅析

吕仁和教授长期从事慢性肾脏病临床工作，在应用"药串"治疗慢性肾衰竭方面积累了丰富经验。"药串"是指相对固定的三味药或三味药以上的药物组合，作为中药配伍的独立单元，是针对一定病证，从提高临床疗效的角度出发，从历代医家用药经验中提炼出来的并经过临床验证的、有一定理论依据和配伍法度的药物固定配伍，并不是几味药物的简单组合。

药串的来源，包括几味药组成的经验方、古代名方的核心配伍及现代医家创制的经验药物配伍组合等。其构成与配伍，以中药药性理论，即四气五味、升降浮沉、归经、有毒无毒等相关理论为基础，并表现为相须配伍、相使配伍、气血配伍、寒热配伍、辛甘配伍、酸甘配伍、动静配伍、刚柔配伍、润燥配伍、补泻配伍、引经配伍等多种配伍形式。

药串配伍，较之应用单味中药，可以更好地发挥药物协同作用、调节作用、相辅作用、相制作用，并有改变单味药功能、扩大疗效范围和引药归经等特殊作用。

1. 丹参、桃仁、红花、水红花子

四药合用，具有活血消癥的功效，主治瘀血阻络。临床症见腰酸刺痛，面色暗淡，口唇紫暗，舌淡暗，有瘀斑。丹参性微寒、味苦，活血而不留瘀，祛邪而不伤正，有祛瘀止痛、活血通经之功效。《神农本草经》记载丹参"主心腹邪气，肠鸣幽幽如走水，寒热积聚；破癥除瘕，止烦满，益气"。配伍桃仁、红花、水红花子，增强活血化瘀之力。桃仁得春气最重，即得生气最足，有降气逐血之功，能化瘀生新，凡血结、血秘、血燥、瘀血、流血、蓄血、血痛、血瘕之证，用之立效。其药性缓和，无峻利克伐之弊。红花活血通经，祛瘀止痛。水红花子味咸性寒，能破瘀消积，健脾利湿，用于腹中积痞，食积不消，胃脘胀痛。丹参、桃仁、红花、水红花子配伍应用，以消肾络癥瘕，其功益彰。常用剂量为丹参30g，桃仁10g，红花10g，水红花子10g。

2. 太子参、灵芝、丹参

此三药为吕仁和教授临床常用组合，并取名"太灵丹"。太子参性平偏凉，既能补气，又能滋阴；灵芝性平，可补益气血，疗虚劳；丹参性微寒，凉血补血，"一味丹参，功同四物"。三药配伍，补益气血却不温燥，对于慢性肾脏病肾阴阳不足，但虚不受补，症见乏力、汗出、口渴喜饮、咽部疼痛、舌边尖红者尤为适宜。现代药理研究证明，太子参和灵芝都具有提高免疫力和抗衰老的作用，而丹参对心脑血管具有很好的保护作用。三药合用组成太灵丹，用于青年人可提高免疫力，用于老年人可抗衰老、延年益寿。易外感，虚劳者，加红景天、西洋参、藏红花等补气养血；咽痛明显者，加连翘、桔梗、金银花等清热解毒利咽。

3. 苏梗、香橼、佛手、丹参

苏梗善于行气宽中；香橼疏肝解郁，宽中理气；佛手芳香辛散，苦温通降，以醒脾开胃，疏肝和胃，理气快膈。吕仁和教授认为，肾为胃之关，饮入胃后，主要依赖肾的蒸腾气化作用，若肾的气化功能正常，则开阖有度。故三药配合，既能醒脾开胃、调理脾胃升降，又能理气化湿，辅以丹参，气血同调，使胃的受纳功能恢复，对于慢性肾衰竭水湿阻滞、脾胃不和、肝胃气滞者尤为适宜，能起到升清降浊、恢复肾之气化的作用。除此之外，吕仁和教授善用香橼、佛手治疗冠心病心绞痛，以胸闷憋气为主症者，屡试不爽。配合苏梗走气分，以行气宽中，丹参走血分，一气一血，气血同调。常用剂量香橼 10g，佛手 10g，苏梗 10g，丹参 30g。

（五）慢性肾衰竭患者气功及"十八段锦"日常保健推广

气功是一种起源于中国的健身治病的方法，古称吐纳、导引、静坐、行气、服气等。慢性肾衰竭患者常有尿频量多、混浊如脂膏、口舌干燥等肾气不足症状，吕仁和教授提倡坚持导引、练习呼吸，以内养肾气。

其姿势为站立，两脚分开与肩同宽，两脚平行，足趾抓地，微屈膝髋。两目半合半开，舌抵上腭。两手从体侧缓缓放于脐下丹田部位，两手重叠，左手在上，右手在下。开始时自然呼吸，神意内守，自觉手下微热时，改为腹式呼吸，吸气时小腹外凸，呼气时收腹提肛，意守掌下，如此 15 ~ 20 分钟。收势时两目缓缓睁开，两手缓缓从丹田部位放于体侧，抖动四肢，放松全身关节。

练习的基本要求是心要清，息要静，身要松（放松），并灵活调整动静、快慢、松紧等。长期习练还应遵循以下 5 项基本原则。

1. 松静自然

"松"，是指身而言；"静"，是指心而言。"自然"是针对练习的各个环节提出来的，姿势、呼吸、意守、心情和精神状态都要舒展、自然。松静自然不仅是确保练习取得功效的重要法则，而且也是防止练习出错的重要保障。

2. 动静相兼

动静相兼是指"动"与"静"的有机结合，这里的"动"是指"动功"，"静"指的是"静功"。动静相兼，要根据习练者的体质、精神状态和练习的不同阶段，灵活地调整动功和静功的比重。有的人应以动功为主，有的人应以静功为主。就是对同一个人来讲，在不同的练习阶段，有时侧重于动功，有时则应侧重于静功。究竟怎样选择，一方面靠老师指导，另一方面靠自己的体验进行调整。

3. 练养结合

练养结合是指练习和自我调养结合起来。练习对增强体质，促进身心健康的作用是非常明显的。然而，只顾练习，不注意调养，就违背了练养结合的原则，也就达不到预期的健身效果。两者必须密切结合，才能相得益彰。

4. 循序渐进

动作虽然简单，但要熟练掌握，需要通过一段时间的练习才能逐步达到。练好吐纳，不能急于求成，不要设想几天之内就能运用自如，必须由简到繁，循序渐进，逐步掌握全套功法。应倡导打好基础，练习功法一步一个脚印，勤于动脑，善于总结，不骄不躁。这是确保功效早日显现的重要保证。

5. 持之以恒

一旦习练者自己偏离习练的法则，或操之过急，或时练时停，或巧取捷径，习练将半途而废。纠正要靠自己的决心和毅力，要在端正练习态度的前提下，纠正练习者的心理状态。只有这样，才能收到点滴功效的累积效应。

除静态呼吸吐纳外，吕仁和教授整合了古代八段锦、太极拳及近代一些健身运动方法，编制了一套"十八段锦"健身功法。练习十八段锦，通过全身各部位轻缓而有力的活动，起到健身防病的作用，特别适合体质较弱、难以承受重体力活动或没有条件进行锻炼的脑力劳动者练习，对慢性肾衰竭患者尤为适用。

十八段锦可以整体练习或分级、分段来练习，因为每段都有着各自的治疗和健身作用。锻炼时可急可缓，可快可慢，可多可少，可轻可重，按各人合适的规律、节奏进行即可，不受他人影响。练习时不需要专门设备，只要有两平方米的场地，在空气不污浊的情况下即可进行。十八段锦共分为初、中、高三级，每级为六段。初级六段分别为起势、双手托天理三焦、五劳七伤向后瞧、拳击前方增气力、掌推左右理肺气、左右打压利肝脾；中级有十二段（包括初级六段），分别为拳打丹田益肾气、左右叩肩利颈椎、左右叩背益心肺、金鸡独立养神气、调理脾胃需单举、摇头摆尾去心火。高级十八段（包括初级六段、中级六段），分别为双手按腹补元气、双手攀足固肾腰、左右开弓似射雕、捶打膻中益宗气、全身颤动百病消、气收丹田养筋骨。与气功结合，长期练习，对慢性肾衰竭患者大有裨益。

（六）基于奇经八脉理论治疗肾衰竭腰痛

在慢性肾衰竭的病程中，多种原因都可能导致督脉不通、带脉不畅的病机变化，临床出现腰酸肢重，倦乏神萎，或腰腹重坠感，胁腹满闷，或腰腹冷痛等表现。吕仁和教授常从奇经八脉论治，重视壮督益肾、梳理带脉的治疗方法，临床屡有效验。

腰痛与奇经八脉的循行有关。奇经八脉纵贯全身，维系十二经脉，影响人体五脏六腑、皮肉筋骨。《难经》提到十二经脉如"江河"，奇经八脉如"湖海"，"江河"满溢于"湖海"，奇经八脉与十二正经之间相互补充调节，从而使机体达到阴阳平衡。叶天士又提出"奇经八脉，隶于肝肾为多""肝血肾精受戕，致奇经八脉中乏运用之力"，提倡"久病宜通任督"。吕仁和教授认为在奇经八脉中，尤以冲、任、督、带四脉与腰府关系最为密切。此四脉皆循于腰间，治疗当调理冲任，梳理带脉。

1. 奇经八脉与肝肾密切相关

李时珍《奇经八脉考》云："督及阳脉之海，其脉起于肾下胞中，至于少腹，乃下行于腰、横骨围之中央，系溺孔之端。"《素问·骨空论》云：

"与太阳起于目内眦……入循膂络肾。"是指督脉从上而下者与足太阳经相通，从下而上者与足少阴经相通，均到达肾。督脉上属于脑，下属于肾，是肾与脑的主要通路，肾藏精，脑主髓，精髓转化亦通过督脉。因此当督脉的功能失调时则会出现如《素问·骨空论》中所述"督脉……实则脊强反折，虚则头重高摇之"之类的症状。督脉统领一身之阳，亦行精血，因此从督脉的主病来看，不仅有脊强反折、头重、头痛等表现，还会出现精神萎靡不振，头晕或昏沉，健忘乏力，腰酸膝软等症状，这是由于督脉循行脊里，直贯头脑的缘故。所以对督脉病的调治多从填精补髓或温补元阳着手。带脉者，起于季胁足厥阴之章门穴，同足少阳循带脉穴，围身一周，如束带然。对于带脉的病变，《难经·二十九难》云："带之为病，腹满，腰溶溶若坐水中。"《素问·痿论》亦云："带脉不引，足痿不用。"可见带脉为病时可出现腰腹或胁腹胀满，下肢软弱不利等表现。由于带脉与肝经的腧穴联系，生理上与肝胆共同维系着人身气血的畅达，因此带脉的畅通与否亦直接或间接地影响肝胆的疏泄功能，甚至影响全身气机运行。因此临床还可见到胸胁胀满，或脘胁郁闷欲伸、气短等表现。可见对带脉病变的治疗应疏养兼顾。

2. 基于奇经八脉论治的用药特点

吕仁和教授临床用药主要通过调治肝肾来调理督带二脉，主张对督脉的病变宜温补，而对于带脉则应以调养为主，尤以梳理为重。临证常选用狗脊、川续断、杜仲、肉桂、牛膝等壮督益肾，五味子、山药、芡实、金樱子等固摄下焦，熟地黄、枸杞子等入肝肾、填精髓以治督脉。创制验方脊瓜汤，药物组成：狗脊、续断、牛膝、桑寄生、木瓜。

脊瓜汤原名为脊膝续断汤，源于清代景东旸《嵩崖尊生全书》中的立愈汤，用于治疗一切腰痛。原文曰："若夫腰引项脊，尻背如重状……须温散。"方中桑寄生强筋壮骨，《神农本草经》载桑寄生"主腰痛……充肌肤，坚发齿，长须眉"。《名医别录》又言："桑寄生主金疮，去痹。"均强调了桑寄生补肝肾、强筋骨、止痛安胎的作用。续断，因能续折接骨而得名。《神农本草经》指出"川断续筋骨"。《名医别录》认为川断可止痛，生肌肉。桑寄生与续断均入肝肾经，两者配伍则补肝肾、强筋骨之力更强。狗脊配伍续断、桑寄生，能增强补肝肾之力，三者共奏强腰壮骨之功。牛膝分川牛膝和怀牛膝，怀牛膝补肝肾作用较川牛膝强，但吕仁和教授关注到怀牛膝曾有含肾毒性物质的报道，故临床常代以川牛膝。此外，川牛膝善于活血通经，可载药下行。对于慢性肾脏病肝肾不足所致的腰腿疼痛、屈伸不利、筋骨酸痛者效果尤佳。木瓜有舒筋活络、和胃化湿的功效。牛膝与木瓜均入肝经，前者偏于补肾，后者偏于补脾，两者合用则肝、脾、肾三脏同补。

四、验案精选

（一）慢性肾衰竭案

吴某，女，59 岁。1998 年 2 月 24 日初诊。

主因：发现蛋白尿 8 年，加重伴肌酐升高 4 年。

现病史：患者自 1990 年出现晨起颜面浮肿、腰膝酸痛，尿常规示尿蛋白（＋），未予重视。4 年前开始出现双下肢可凹性水肿，查肾功能示肌酐 145μmol/L，尿素氮 7.1mmol/L，诊断为慢性肾小球肾炎、慢性肾功能不全。服用中西药物治疗，肌酐仍持续升高。现为求进一步治疗，来我院门诊就诊。

刻下症：双下肢可凹性水肿，眼睑浮肿，面色晦暗，乏力，纳差，恶心呕吐，腹胀，腰酸痛，大便偏干，2～3 日一行，小便量少，全身皮肤瘙痒，口中黏腻。舌质暗红，苔白腻，脉沉数。

辅助检查：肾功能示肌酐 495μmol/L，尿素氮 19.3mmol/L。血常规示红细胞 2.41×10^{12}/L，血红蛋白 72g/L。尿常规示尿蛋白（＋）。

西医诊断：慢性肾衰竭，慢性肾小球肾炎，慢性肾功能不全失代偿期，肾性贫血。

中医诊断：慢关格（气血阴阳俱虚，浊毒内留）。

治法：益气活血，利湿泄浊。

处方：生黄芪 10g，当归 10g，陈皮 10g，法半夏 10g，丹参 15g，猪苓 30g，泽兰 30g，泽泻 30g，狗脊 15g，熟大黄 10g。14 剂，水煎服，每日 1

剂，早晚分服。

医嘱：饮食忌鸡、鸭、鱼类，主食量为每日 150~250g，可加牛奶、粉丝、粉条，减少体力活动，保持情绪稳定。

1998 年 4 月 14 日二诊。服上方加减 42 剂后，患者双下肢肿明显减轻，现仍觉脘痞、腹胀、口苦口干，舌质红，苔薄腻，脉沉细数。复查肾功能示尿素氮 14.85mmol/L，血肌酐 424.32μmol/L。

处方：生黄芪 10g，当归 10g，陈皮 10g，法半夏 10g，丹参 30g，川牛膝 20g，枳壳 10g，枳实 10g，熟大黄 15g，栀子 10g，狗脊 10g。每日 1 剂，水煎温服，早晚各 1 次。

2000 年 9 月 28 日三诊。自 1998 年 9 月 14 日始隔日服药 1 剂，后水肿完全消退，脘痞、腹胀、恶心、呕吐等症状逐渐改善。目前患者面色好转，体力尚可，可轻度活动，偶有气短，纳可，无腹胀，大便质可，日 1~2 次，夜尿 2 次，偶有皮肤瘙痒，舌质暗红，苔白略腻，脉沉弦。复查肾功能示尿素氮 8.39mmol/L，血肌酐 270.04μmol/L。血常规示红细胞 3.4×10^{12}/L，血红蛋白 108g/L。

处方：太子参 15g，生地黄 10g，川牛膝 15g，牡丹皮 15g，丹参 15g，猪苓 15g，栀子 10g，白鲜皮 30g，枳壳 10g，枳实 10g，陈皮 10g，法半夏 10g，熟大黄 10g，白蒺藜 10g，地肤子 10g。隔日 1 剂，水煎温服。

后长期服用中药汤剂治疗，血肌酐波动于 240~250μmol/L，病情至今稳定。

【按语】慢性肾衰竭是各种慢性肾脏疾病持续进展到后期的共同结局，表现为代谢产物潴留、水电解质及酸碱平衡失调和全身各系统症状。目前对于慢性肾衰竭的治疗缺乏有效手段，病情发展往往难以控制，最终导致终末期肾脏病，被迫采取肾脏替代治疗。吕仁和教授认为慢性肾衰竭属于中医学慢关格范畴，是由于多种肾病日久不愈，瘀滞伤肾而成肾络微型癥瘕，肾元受损，浊毒内生，浊毒进一步损伤肾体，影响肾功能，肾脏虚损劳衰不断加重，终致浊毒壅塞，脏腑虚衰至极。

本案患者慢性肾病病程日久，长期未予重视，初诊时双下肢、眼睑浮肿，乏力明显，面色晦暗，舌质暗红，气虚血瘀之征象明显，而皮肤瘙痒、口黏、纳差、呕恶、腹胀等均为肾体用失司，浊毒内停，壅滞三焦气机所致。故治疗以益气活血、利湿泄浊为法，《医门法律》曰："阴脉不和，则血留之；血留之则阴气盛矣。阴气太盛，则阳气不能荣也，故曰关。阳气太盛，则阴气不能荣也，故曰格。以主客之法治之，治主当缓，治客当急。"病情在缓急之间，故当主客并治。药用黄芪、当归，取当归补血汤之意，益气养血，气足则血行，加丹参、泽兰增强活血化瘀之力，更伍猪苓、泽泻、泽兰利水泄浊以缓水湿泛溢之标实，熟大黄通腑泄浊，兼能清热解毒、通降胃气；湿浊邪毒具有黏腻之性，最易阻滞气机，故以二陈汤之核心陈皮、法半夏燥湿化痰，行气和胃；再用狗脊补益肝肾，温肾强督，顾护肾元，微微生火。诸药合用，共奏益气活血、利湿泄浊之功。二诊时，患者水肿明显减轻，说明水湿泛溢肌肤之标实缓解，而湿浊阻滞气机，脾胃升降失和仍然存在，故在原方基础上，减少猪苓、泽泻、泽兰等利水之品，加用枳壳、枳实行气降逆，和胃止呕，栀子增强清热解毒之力，全方仍以益气活血、化湿泄浊解毒为主。患者经过吕仁和教授长期规律调治后，肌酐下降，肾功能改善，但本病属于慢性虚损性疾病，难以根治，肾元虚损可逐渐由肾气亏虚发展为气血阴阳俱虚，同时浊毒、瘀血、痰热等病理因素一直存在，故调整处方，在益气活血、和胃降浊的基础上，加入补肾、祛风、除湿、止痒之品，故用太子参、生地黄气阴双补、脾肾同调；丹参、牡丹皮活血化瘀，兼以清热凉血；白蒺藜、白鲜皮、地肤子祛风清热，燥湿止痒。后经多年调治，患者病情一直稳定。

【跟诊手记】本案患者是一位中年女性，病程较长，早期未予重视，渐至病情深重。吕仁和教授在临床治疗慢性肾衰竭时，十分重视分期辨证，在参考肾功能检查及患者症状的基础上，将本病分为早期（虚损期）、中期（虚劳期）、晚期（虚衰期）。早期，风热邪毒损伤肾络，瘀血、痰湿、气滞等逐渐搏结，形成微型癥瘕，治疗以疏风清热、活血通络为主；中期，微型癥瘕已成，肾元开始受损，治疗以活血化瘀通络为主；晚期，肾元虚衰，浊毒内生，气血受损，治疗以扶正祛邪、泄浊解毒为主。在分期辨证的同时，吕仁和教授还会进行分型辨证，即以本虚辨证型，标实辨证候。一般分为三种证型，即气血阴虚、气血阳虚、气血阴阳俱虚；标实则较多，可有九候，包括气滞、血瘀、湿热、痰湿、郁热、浊毒等。本案患者分期当属于虚衰期，结合临床表现，辨证为气血阴阳俱虚、浊毒内停，还兼有水湿泛溢、瘀血阻络、脾胃气滞等。急则治标，缓则治本，故初诊时以益气活血、利水泄浊为主；二诊时水湿减轻，气滞突出，故增强了和胃降浊之力；三诊时，患者标实基本缓解，故围绕基本病机，增强扶正之力。

此案中吕仁和教授始终以气血为本，因气血是人体生命活动的重要物质基础，正常情况下，气主煦之，血主濡之，气机调畅，血行和顺，则百病不生。病理情况下，气血运行发生异常，则必然影响到脏腑功能的正常发挥，而产生各种病变，出现一系列复杂症状，正如朱丹溪所谓"气血冲和，万病不生，一有怫郁，诸病生焉"。慢性肾衰竭气血亏虚，浊毒内停的基本病机必然影响机体，导致气血失和，产生气虚、气滞、血虚、血瘀等病理变化。因此，吕仁和教授在慢性肾衰竭的治疗中非常重视调理气机。慢性肾衰竭易发生"三焦壅滞，正气不得升降"的病机，除本案中补气、理气外，吕仁和教授还善用宽胸理气、疏肝理气、调中理气和宽肠理气四法。其中，疏肝理气是最常用的治法，因为肝主疏泄、调畅气机，故调气多从肝着手。此外，脾胃为气机升降之枢纽，所以调中理气的治法临床上也较为常用。宽胸理气法适用于胸中气机阻滞或痰痹胸阳、气血瘀滞证，临床表现为心胸憋闷、背沉、时发心痛或心痛彻背、气短、心悸等症状，常用大七气汤、瓜蒌薤白半夏汤等方剂，常用药物如苏梗、佛手、瓜蒌、香附、香橼等。临床可根据具体病情加川芎、丹参、桃仁、红花、当归等活血化瘀药，或加太子参、麦冬、五味子等养阴益气、宁心安神的药物。疏肝理气作为临床常用治法之一，适用于肝郁气滞证，临床表现为胸胁脘腹胀满，少腹胀痛不舒，情志抑郁等。善太息，或口苦、咽干、心烦易怒者，常用方为加减四逆散、丹栀逍遥散等，常用药物如柴胡、枳壳、枳实、赤芍、白芍、甘草等。若为女性患者月经不调则加当归、川芎；若有腹胀，得矢气胀减者，加厚朴理气消胀；少腹胀痛则加香附、乌药温理气机；心火盛加黄连；肝火盛加山栀。调中理气法适用于脾胃气滞证，临床表现为脘腹胀满疼痛，心下胀闷不适，或有呕逆者，常用方剂为香苏散、五磨饮子、大七气汤、二陈汤等，常用药物如陈皮、枳壳、枳实、厚朴、木香、苏梗、香橼、佛手、砂仁等。一般说来，理气药剂量不可太大，以免辛燥伤阴、辛散破气，吴鞠通所谓"治中焦如衡，非平不安"，应时时记之。若兼有宿食停滞，嗳腐吞酸者，可配合保和丸，或随方加用鸡内金、焦三仙、炒莱菔子等消食导滞之品。宽肠理气法适用于大肠传导失常，肠腑气滞证，临床表现为腹部胀满，大便秘结，排便不爽，腹胀得矢气稍减，旋即又胀，其至腹部聚起包块者。常用方剂有厚朴三物汤、六磨汤、木香顺气丸等，常用药物如枳壳、枳实、厚朴、木香、槟榔、炒莱菔子、大黄等，服药后以大便畅行为顺。兼热结者，可加生大黄、元明粉，或用番泻叶泡茶饮用；兼阴虚者，可用生地黄、玄参、麦冬等增液行舟。

案中佐以当归、丹参活血化瘀，药性相对平和，祛瘀而不伤正。适用于瘀血形成时间较短的患者，症见腰背疼痛，部位固定不移，舌质淡暗或有瘀点，脉象弦涩。若血瘀重证，瘀血阻络，见肌肤甲错、肤色黧黑、刺痛，痛有定处，舌质紫暗，脉象沉涩者，则常用地龙、水蛭、土鳖虫等通络逐瘀药物。诸药力专效宏，可破瘀通络以急去标实，使瘀去正安，故吕仁和教授强调临床应用常须视血瘀轻重、正气强弱，做到中病即止，慎勿过用伤正。若病久络脉瘀阻，机体络脉出现气滞湿阻，浊毒留滞，血行不畅，而至局部癥瘕形成，则应使用具有化瘀散结作用的药物，散络中之顽结宿瘀，如三棱、莪术、夏枯草、大黄、鬼箭羽、穿山甲等药物。总之，活血化瘀虽为祛邪之法，实为扶正而用，故处处须以不伤人体正气为要，祛邪的目的亦是为了扶正。

除调理气血外，吕仁和教授更注重去除浊毒，浊毒是肾元虚衰、肾用失司的产物，也会进一步损伤肾体、耗伤肾元，形成恶性循环。因此吕仁和教授治疗慢性肾衰竭，并不一味补肾固肾，而是通过和胃降浊、利湿化浊、通腑泄浊、化瘀消癥、清热散结等方法促进湿浊邪毒外解消散，从而达到祛邪以扶正的目的。

（二）高血压性肾损害案

李某，男，70岁，2002年11月11日初诊。

主诉：头晕伴腰酸、双腿无力7年，食少恶心3个多月。

现病史：患者7年前因头晕、腰酸、双腿无力，于体检时发现高血压病，后长期服用降压药（具体不详），未规律监测血压，血压控制不满意。3个月前无明显诱因出现食少、恶心，欲呕吐，无腹胀腹痛，无呕血或黑便。

刻下症：头晕头痛，腰膝酸软无力，视物模糊，咽干，面色萎黄，周身疲乏，食少，恶心欲吐，眠一般，大便偏干，小便正常。舌质暗红，苔薄黄略腻，脉弦细滑。

既往史：高血压病史7年，否认其他慢性病或传染病病史，否认重大外伤、手术、输血史。

辅助检查：血压180/80mmHg，血肌酐255μmol/L，血尿素氮11.27mmol/L，尿酸583.90mmol/L。B超检查提示肝血管瘤，右肾泥沙样结石，左肾囊肿。

西医诊断：高血压性肾损害，慢性肾功能不全氮质血症期，肝血管瘤，肾石症，肾囊肿。

中医诊断：眩晕（阴虚肝旺），慢关格（肾元虚衰，湿浊内停，气血受伤）。

治法：滋补肝肾，化湿泄浊，益气养血。

处方：枸杞子10g，菊花10g，茵陈30g，猪苓30g，丹参15g，牡丹皮15g，枳实10g，枳壳10g，赤芍20g，白芍20g，陈皮10g，半夏10g，生黄芪15g，当归10g。14剂，每日1剂，水煎服。

西药予氨氯地平片降压治疗。

医嘱：清淡饮食，忌食豆制品、醇酒厚味、动物内脏等。

2002年11月25日二诊。患者服药14剂后头晕头痛消失，恶心欲呕好转，食欲转佳，自述乏力减轻，大便每日1次，不成形，质黏，口苦。前方加藿香10g，黄芩10g。14剂，每日1剂，水煎服。

2003年1月5日三诊。乏力进一步好转，大便已成形，口苦缓解，血压控制在 120～130/80～90mmHg。仍以原方出入，坚持服用中药半年余。2003 年 7 月复查血肌酐 226μmol/L，血尿素氮 5.16mmol/L，尿酸 394.27mmol/L，无明显头晕不适，嘱坚持服药，后病情平稳。

【按语】高血压肾损害是血压升高导致肾小球内皮细胞受损，或小管上皮细胞受损引起的肾损害。中医古籍中并无对高血压肾损害的详细记载，其可归属于"水肿""眩晕""腰痛""虚劳""关格"等范畴，多因高血压病治不得法，久病及肾，久病入络，导致络脉瘀结，使肾体受损、肾用失司所致。肾气化功能失常，水液停聚，浊毒内生，湿浊困脾，阻碍气机升降出入，又易损伤脾胃，导致升降不行，清浊不分，又可进一步损伤脾胃，故治疗上补益脾肾的同时，又须泄浊化湿，和胃降逆。

本案患者高血压病 7 年余，本有阴虚肝阳上亢之病机，7 年来血压控制不佳，就诊时血压 180/80mmHg，高血压日久，耗伤正气，损伤肾元，肾之络脉瘀结。肾主水气化功能失常，水液不得正常代谢敷布，停聚局部，湿浊内生，湿邪困脾，阻滞气机升降，脾胃受损，升清降浊功能失调，则见恶心呕吐、纳呆不欲饮食；腰为肾之府，肾虚失用，即腰酸腰痛；肝阳上亢，可见头晕头痛；脾肾之气受损，水湿浊毒等实邪阻隔，清窍失养，不通则痛，不荣则痛，亦可见头晕头痛；脾主肌肉，脾虚肌肉失养，则腿软无力。

《景岳全书》指出："头眩虽属上虚，然不能无涉于下。盖上虚者，阳中之阳虚也；下虚者，阴中之阳虚也。阳中之阳虚者，宜治其气……阴中之阳虚者，宜补其精。"并指出眩晕"虚者居其八九，而兼火兼痰者，不过十中一二"，提出"无虚不作眩"之说，正合此证。结合舌脉，舌质暗红，苔薄黄略腻，脉弦细滑。四诊合参，证属阴虚肝旺，肾元虚衰，湿浊内停，气血受伤。治当滋补肝肾，化湿泄浊，益气养血。吕仁和教授以补血二仙丹为主方，以达到补气活血消癥的目的，"补血"即李东垣当归补血汤之意，黄芪、当归二药补益气血兼能活血，补而不滞，使气血相生，气行则血行。针对浊毒内生，肾络血瘀，复以牡丹皮、丹参、赤芍凉血活血化瘀，以疗肾络癥瘕。以枸杞子、菊花补益肝肾，清肝明目。茵陈、猪苓利水渗湿，使湿浊从小便而走。陈皮、半夏燥湿化痰和胃，以消中焦痰湿。枳实、枳壳、赤芍、白芍，行气活血降浊，有四逆散之意。此方既补益肝肾气血，又以行气、活血、化痰、渗利之法分消湿热浊毒瘀血，补泻兼施，标本同治。二诊患者诸症悉减，可知初诊时用药之精当，后患者守原方出入治疗，病情平稳。

【跟诊手记】本案患者为老年男性，高血压 7 年且控制不佳，初诊时血压 180/80mmHg，血肌酐 255μmol/L，血尿素氮 11.27mmol/L，且伴有恶心欲呕，已出现高血压肾损害。且尿酸 583.90mmol/L，亦存在高尿酸血症。初诊时存在肝、脾、肾俱虚的同时，又有痰饮、水湿、瘀血、浊毒等实邪阻滞，症见头晕头痛、恶心欲呕等，若失治误治，易出现水肿、关格之变。吕仁和教授初诊以其经验方补血二仙丹为主方，临床上吕仁和教授治疗肾气不足、瘀血阻络的慢性肾衰竭患者，有乏力、腰痛、口唇紫暗、舌暗有瘀斑等表现的，常用此方加减。本案中患者存在阴虚肝旺、高血压的病变基础，具有头晕头痛的症状，故加枸杞子、菊花补益肝肾、平肝潜阳、清肝明目，对于湿浊、痰湿、气滞见症则分别以茵陈、猪苓利水渗湿，陈皮、半夏燥湿化痰，枳壳、枳实行气导滞。吕仁和教授治病强调"通""补"二法，肾脏病病程较长，病机复杂，多见虚实夹杂，常见肝、脾、肾多脏器虚损的同时，又有痰饮、水湿、瘀血、浊毒等病理产物蕴结，故在补益脏腑气血阴阳的同时，还须以化痰、利水、活血等通法去除脏腑血脉的壅滞，恢复气机的升降出入。常见的补益方剂如六味地黄丸、肾气丸、四君子汤等即运用了通补结合的配伍方法。本案中吕仁和教授所用的经验方中黄芪补气兼能利水，当归补血活血，更有牡丹皮、丹参、赤芍凉血活血，亦体现了吕仁和教授通补结合的思路。同时，吕仁和教授亦注重生活方式的调理，患者素嗜辛辣肥甘之品，好饮酒，就诊时血尿酸指标已升高，尿酸过多会加重肾脏负担，且尿酸本身可导致肾损伤，中医学认为过食醇酒厚味亦可引起湿热痰饮内伤，加重病情，故吕仁和教授嘱其注意清淡饮食，少食动物内脏、海鲜、肉类、肉汤等易升高尿酸的食物，补充优质蛋白，保证营养，可适当饮牛奶，少吃豆制品。

（三）糖尿病肾病肾衰竭案

王某，女，60 岁，2013 年 7 月 30 日初诊。

主因发现血糖升高 16 年，尿中蛋白 6 年就诊。患者于 1996 年因外阴瘙痒就诊于当地医院，查空腹血糖 12mmol/L，诊断为 2 型糖尿病，予二甲双胍口服治疗，具体剂量不详，血糖控制不佳。2007 年发现尿中有泡沫，在当地医院查尿蛋白（+），服用多种药物（具体不详），症状未见改善。目前应用生物合成人胰岛素注射液早 18IU、晚 16IU 控制血糖，现寻求中医治疗。

刻下症：乏力，腰酸腿痛，口干口黏，纳眠可，小便有泡沫，夜尿 3 次，双下肢水肿，大便正常，日 1 次。舌质暗，苔黄腻，脉弦数。

既往史：高血压病史 20 年。

辅助检查：尿蛋白（++++），随机血糖 9.9moml/L，生化检查示血肌酐 113μmol/L，尿素氮 7.08mmol/L。

西医诊断：慢性肾功能不全（代偿期），糖尿病肾病 IV 期，糖尿病视网膜病变，高血压病。

中医诊断：消渴病肾病，肾衰病（气血两虚，血脉不和，湿热内阻）。

治法：益气养血，活血化瘀，清热利湿。

处方：当归补血汤合五苓散加减。生黄芪 50g，当归 10g，丹参 30g，茵陈 30g，栀子 15g，炒苍术 10g，白术 10g，茯苓 30g，猪苓 30g，白芍 30g，泽兰 30g，川牛膝 30g，甘草 10g。14 剂，水煎服，早晚分服。

医嘱：胰岛素用量早晚各减 2IU。

2013 年 8 月 13 日二诊。服上方后，患者诉口干口黏、双下肢水肿好转，尚有腰酸腿痛，小便多泡沫，舌质暗，苔黄腻，脉弦数。尿蛋白（++++），血肌酐 89.4μmol/L，尿素氮 5.16mmol/L。

处方：狗脊 10g，川断 10g，川牛膝 30g，丹参 30g，川芎 15g，赤芍 10g，牡丹皮 10g，枳实 10g，熟大黄 10g，土茯苓 30g，泽兰 30g，猪苓 30g，茵陈 30g，栀子 10g。

2013 年 9 月 6 日三诊。服上方后患者诉腰酸腿痛好转，小便尚多泡沫，大便稀，每日 2~3 次，查尿蛋白（++），继服上方。

随诊 3 年，血肌酐维持在 80μmol/L 左右。

【按语】

《外台秘要》引《古今录验》言："渴而饮水不能多，但腿肿，足先瘦小，阴痿弱，数小便者，此肾消病也。"肾消病，实际上就属于DKD等多种糖尿病并发症并存的情况。《太平圣惠方》云："三消者，一名消渴，二名消中，三名消肾……斯皆五脏精液枯竭，经络血涩，荣卫不行，热气留滞，遂成斯疾也。"指出消肾病性为本虚标实，本虚为五脏精液枯竭，标实为血脉瘀结，热气留滞。《圣济总录》云："肾消，以渴而复利，肾燥不能制约言之。此久不愈，能为水肿痈疽之病。"指出肾消可因肾失固摄，封藏失职所致。又指出："消渴病，肾气受伤，肾主水，肾气虚衰，气化失常，开阖不利，水液聚于体内而出现水肿。"提示消渴病日久伤肾，肾虚气化不行，导致水肿。《景岳全书》云："下消者，下焦病也，小便如膏如脂，面黑耳焦，日渐消瘦，其病在肾，故又名肾消也。"明确指出肾消病位在肾。吕仁和教授认为DKD是消渴病久治不愈，久病及肾，久病入络，络脉瘀结，形成微型癥瘕，使肾体受损，肾用失司所致。肾元既虚，湿浊邪毒内生，更伤肾元，耗伤气血，败坏脏腑，阻滞气机升降，进而形成关格危候，所以临床治疗不仅应重视补肾，同时应重视活血化瘀散结。

本案患者确诊为2型糖尿病已有16年之久，其体内蓄积的糖毒对肾脏已造成了极大的损害，进入消渴病肾病中期。消瘅期的基本病机是五脏柔弱，正气损伤，气血阴阳亏虚，导致微型癥瘕形成，微型癥瘕形成后又会进一步加重气血阴阳亏虚，因此散结消聚、益气扶正是消渴病肾病的重要治法之一。该患者出现乏力，腰酸腿痛，口干口黏，小便有泡沫，夜尿3次，双下肢水肿等症状，提示证属气血两虚，血脉不和，湿热内阻，治宜益气养血、活血化瘀、利湿解毒。故初诊时以当归补血汤合五苓散加减。当归补血汤可以益气养血，丹参活血化瘀，茵陈、栀子、茯苓、猪苓、泽兰清热利湿消肿，苍术、白术健脾化湿，白芍、甘草缓急止痛，川牛膝补肝肾。二诊时患者诉水肿减轻，尚有腰腿酸痛，小便多沫，加狗脊、川断补肝肾，土茯苓利湿浊，大黄、炒枳实泄浊毒。纵观全方，标本兼治，虚实同调，故取得较好疗效。

【跟诊手记】

糖尿病肾病合并慢性肾功能衰竭者,常虚损劳衰不断加重,气血两虚,瘀阻脉络,浊毒内停为其重要病机,故益气养血、活血化瘀、泄浊解毒为吕仁和教授治疗该病的常用方法,临床灵活变通运用,可起到保护肾功能、降低血肌酐、延缓肾衰竭进一步发展的作用。此外,吕仁和教授在整理古代文献的基础上,参照西医学相关认识,结合临床实际,提出糖尿病肾病微型癥瘕病理假说,认为糖尿病肾病的发生、发展实质上是消渴病治不得法,迁延不愈,伤阴耗气,痰、郁、热、瘀互结,积聚于肾之络脉,形成微型癥瘕,由瘕聚渐成癥积的过程。糖尿病肾病的肾脏病理改变主要呈弥漫性或结节性肾小球硬化,利用现代检查方法观察到肾脏组织发生了多种改变,如肾小球肥大、系膜基质增多、肾小球基底膜和肾小管基底膜增厚、Kimmelstiel – Wilson结节、肾小囊玻璃滴状改变、肾小球毛细血管微血管瘤形成、肾小球出入球小动脉玻璃样变、小动脉硬化等。这些病理改变符合中医聚而成形,久而成积的病理变化,可归属于中医学"癥瘕"的范畴,但与中医传统四诊中宏观看到或触到的有形结块有别,是借助光镜、电镜等仪器观察到的微观病理改变,所以称之为微型癥瘕。以微型癥瘕理论为指导,在辨证施治的基础上,强调活血化瘀、软坚散结的治法,常随症加用赤芍、川芎、桃仁、红花、水红花子、当归、丹参、刘寄奴、夏枯草、鬼箭羽、三棱、莪术、水蛭、土鳖虫等药。现代药理学研究显示,活血化瘀药物可以改善结缔组织代谢,对增生性病变有不同程度的软化和吸收作用;可改善微循环,增强纤维蛋白溶解酶系统活性,降低纤维蛋白稳定因子活性,抑制血小板的黏附聚集,增强网状内皮系统的吞噬功能,促进病变组织的吸收消散等。吕仁和教授团队以此为理论指导,研制了止消通脉宁(由黄芪、生地黄、夏枯草、大黄等组成)、止消温肾宁(由黄芪、鬼箭羽、淫羊藿、大黄等组成)、止消保肾宁(由黄芪、山茱萸、姜黄、大黄等组成)等治疗糖尿病肾病的系列成方。

临床研究方面,研究团队分别应用吕仁和教授止消通脉宁、止消温肾宁、止消保肾宁颗粒剂,采用多中心前瞻性随机对照研究,结果发现:建立在降糖降压基础上的中医辨证论治方案,可显著延缓DKD病程进展,防止早期糖尿病肾病发展到临床期，降低临床期糖尿病肾病发展到肾衰竭尿毒症或血肌酐翻倍的风险，疗效优于血管紧张素Ⅱ受体阻滞剂厄贝沙坦。针对 DKD 肾衰竭患者的研究发现：建立在降糖降压基础上的中医辨证论治方案，不仅可改善患者的症状，提高生存质量，而且可明显降低血肌酐等肾功能指标，疗效优于对照组氯沙坦。初步显示中医药在防治 DKD 方面的优势，相关成果获中华中医药学会科学技术进步奖二等奖 3 项。

实验研究方面，我们通过建立多种糖尿病肾病动物模型，包括链脲佐菌素诱导加单侧肾切除、链脲佐菌素诱导加四分之三肾切除、自发性糖尿病大鼠加单侧肾切除等模型，并通过细胞培养、分子生物学技术，对中医药包括止消通脉宁、复方芪卫颗粒等治疗糖尿病肾病的作用机制开展了深入研究。研究发现：中药具有抑制蛋白非酶糖基化、抑制醛糖还原酶活性、改善肾血流动力学、降低肾脏高滤过、抑制肾脏肥大、抑制细胞外基质的增加、对细胞因子表达的调控、抗脂质过氧化、纠正脂质代谢紊乱、改善微循环等多方面作用。

如通过检测肾组织一氧化氮（NO）及分析 NO 聚合酶 mRNA 表达观察了止消通脉宁对糖尿病肾病大鼠肾血流动力学异常的影响，结果发现：止消通脉宁可以降低糖尿病大鼠血浆及肾组织匀浆中 NO 水平，通过抑制 NO 合成而改善肾血流动力学异常，降低肾小球高滤过率。如观察止消通脉宁对糖尿病肾病大鼠肾脏胶原非酶糖化机制的影响，结果发现：止消通脉宁能显著降低糖尿病肾病大鼠肾脏皮质胶原含量及糖基化中间产物 5 - 羟甲基糠醛含量及糖基化的终产物 AGEs 含量，提示中药可通过抑制糖尿病大鼠肾脏组织蛋白非酶糖基化，而阻止糖尿病肾病的发生与发展。采用 RT - PCR 技术研究还显示：中药对糖化终产物受体（RAGE）的基因表达有调控作用。而针对改善多元醇通路的研究结果显示：止消通脉宁可影响醛糖还原酶（AR）活性，提高山梨醇脱氢酶（SDH）活性，并可显著降低糖尿病肾病大鼠肾组织中山梨醇的含量，增加肌醇含量，提高 $Na^+ - K^+ - ATP$ 酶活性。表明止消通脉宁可通过改善糖尿病肾病大鼠肾组织多元醇代谢，阻止糖尿病肾病发生发展。研究还发现，通过 STZ 诱导的糖尿病大鼠模型观察止消通脉宁对肾小球细胞外基质的影响，结果表明止消通脉宁可明显抑制Ⅳ胶原合成，抑制系膜基质增加，明显减轻肾小球基底膜增厚，进一步采用血清药理学方法观察止消通脉宁对高糖培养的系膜细胞增殖及分泌细胞因子 IL－1、IL－6、TNF－α 和细胞外基质 FN、LN、Ⅳ型胶原的影响，结果表明止消通脉宁有抑制高糖培养的系膜细胞增殖及分泌 IL－1、IL－6、TNF－α、FN、LN、Ⅳ型胶原的作用。而止消通脉宁对糖尿病肾病大鼠肾功能、肾脏病理、肾小球基底膜及系膜基质增生、Ⅳ型胶原沉积、Ⅳ型胶原 mRNA 表达的影响的研究则发现：中药止消通脉宁可显著改善糖尿病肾病大鼠肾功能，减轻肾小球系膜基质增生，降低肾小球硬化率，减少肾小球细胞外基质中Ⅳ型胶原沉积，并对肾组织Ⅳ型胶原 mRNA 表达有调控作用。

离体高糖环境系膜细胞培养和分子生物学研究方面，吕仁和教授团队建立了类似人类糖尿病环境的体外高糖培养的系膜细胞模型，利用血清药理学的方法，观察了止消通脉宁药物血清对高糖培养的系膜细胞增殖、胶原合成、细胞外基质（Ⅳ型胶原、LN、FN）及相关细胞因子（IL－6、IL－1、TNF等）的影响，研究结果显示止消通脉宁可抑制高糖培养的系膜细胞及其细胞外基质增殖及分泌 IL－6、IL－1、TNF－α、LN、FN，抑制细胞外基质中Ⅳ型胶原、转化生长因子（TGF－β）mRNA 表达。其实，糖尿病肾病发生发展过程中，肾组织糖基化产物的形成，山梨醇的增多，细胞外基质的增殖，Ⅳ型胶原、LN、FN 的积聚，均可理解为微型癥瘕形成病机的不同方面，由聚散无常、可逆发展到固定不变、不可逆，实质上就是瘀聚不断发展，终成癥积的过程。所以，化瘀散结法应得到充分重视。这些研究都从不同侧面对吕仁和教授糖尿病肾病微型癥瘕形成学说的科学内涵进行了初步阐释，并从不同层次揭示了中医药防治糖尿病肾病的作用机制。

（四）多囊性肾病肾衰竭案

患者，男，64 岁。1994 年 7 月 31 日初诊。

主诉：发现尿蛋白升高 24 年。

现病史：患者 1970 年因膀胱癌行部分膀胱（2/5）切除术，术后行正规化疗，出院时尿蛋白（++）。20余年间尿蛋白持续阳性，未治疗。为求中医治疗来门诊就诊。

刻下症：尿中泡沫多，口干口苦，纳眠可，小便正常，大便不畅，舌体胖，苔薄腻，脉弦。既往有高血压病史30年，血压波动在160～180/100mmHg。

辅助检查：血糖正常，血肌酐212.16μmol/L，尿糖（+++），尿蛋白（+++）。

西医诊断：慢性肾功能不全。

中医诊断：肾衰病（阴虚血瘀，痰浊内停）。

治法：养阴活血，化浊通腑。

处方：葛根10g，佩兰10g，猪苓30g，泽兰12g，泽泻12g，茵陈20g，石韦30g，黄连10g，丹参30g，红花10g，桃仁10g，厚朴6g，熟大黄10g。每日1剂，水煎服。

1998年12月18日二诊。患者服前方21剂，血肌酐降至150.28μmol/L，后自行停药。近期又自感乏力，头晕，耳鸣，胸胁胀痛，腰腿酸软，偶有抽搐，便干，血肌酐291.72μmol/L，尿蛋白（++），尿糖（++）。B超示双肾萎缩，左肾多发性囊肿。放射性核素肾图示左肾功能差。辨为气血阴虚，肝郁气滞，胃肠结滞。治以益气养血、疏肝理气、和胃泄浊。药用生黄芪10g，当归10g，牡丹皮30g，丹参30g，川芎15g，天麻6g，香附10g，乌药10g，陈皮10g，半夏10g，山药15g，熟大黄10g，木香10g。隔日1剂，水煎服。

2001年1月15日三诊。两年来患者持续依二诊方加减治疗，隔日1剂，血肌酐维持在221μmol/L左右。现仍疲乏，头晕，耳鸣，腰膝酸软，便干，偶有皮肤瘙痒，抽搐，血肌酐为257.24μmol/L。考虑肾元虚衰，湿热浊邪内灼血分，治以益气养血、活血凉血、泄浊解毒。药用生黄芪30g，当归10g，牡丹皮20g，丹参20g，玄参30g，生地黄20g，猪苓30g，白鲜皮30g，川芎30g，槐角20g，酒大黄10g（后下），枳壳10g，枳实10g，赤芍10g，白芍10g。隔日1剂，水煎服。

用药14剂后，大便通畅，皮肤瘙痒等诸症减轻。随访至今，病情稳定。

【按语】多囊肾是肾脏疾病中进展相对缓慢的一种疾病,其发病多与遗传相关。中医认为多囊肾多属先天禀赋不足,后天失养,脾肾不能运化蒸腾水液,淤积于肾,则肾大、肾胀。治疗上,要重视其标本虚实和病程早晚,早期以健脾益肾、利水渗湿、理气活血为主,晚期以固护肾元、保肾泄浊为要。其中健脾益肾,恢复脾肾运化水液的功能,使水湿得以下泻,延缓其进展,防止出现关格危候。

本例患者曾行膀胱部分切除术,本有正气受损,先天禀赋有亏,后天失养,脾肾功能失常,脾不运化水湿,肾失气化,水湿淤积于肾,则肾脏胀大;脾运化失权,水谷精微下流,肾气损伤,不能固摄,肾中精气下流,则见尿中泡沫、蛋白尿;脾肾亏虚,津液代谢失常,津不上承,故见口干;湿热熏蒸肝胆,胆汁外溢上泛,则见口苦。综观舌脉,舌体胖,苔薄腻,脉弦,四诊合参,辨证属阴虚血瘀、痰浊内停,治当养阴活血、化浊通腑。方中佩兰芳香化湿,泽泻、茵陈、石韦利水渗湿通淋,黄连苦寒燥湿,泽兰活血利水,猪苓利水消肿,诸药合用,分消湿浊,桃仁、红花、葛根、丹参活血化瘀,以消肾络癥瘕,熟大黄具有推陈致新、通腑泄浊之用。二诊时因长期停药,病情有所加重,根据 B 超检查结果可确诊为多囊肾。对于多囊肾,吕仁和教授主张分型辨证论治,患者自觉乏力,胸胁胀痛,头晕耳鸣,腰酸腿软,大便干结,辨证属气血阴虚,肝郁气滞,胃肠结滞,治以益气养血、疏肝理气、和胃泄浊。方用吕仁和教授常用方补血二丹汤,补气养血活血;香附、乌药为吕仁和教授常用药对,可疏肝解郁,行气止痛,治各种原因引起的胸胁腹部胀满疼痛,用之颇效,配木香增加行气之力;陈皮、半夏、山药健脾燥湿化痰;天麻平肝息风以治眩晕耳鸣;大黄通腑泄浊。三诊患者肌酐较为平稳,另有皮肤瘙痒,大便仍干,抽搐较多,考虑为湿热瘀毒煎灼血分,肠道失润,故大便干,筋脉、皮肤失养,故抽搐、瘙痒。故于前方中加玄参、生地黄凉血养阴,槐角清血分之热,白鲜皮清热燥湿解毒。因肝郁气滞症状不显,去香附、乌药等行气药,改用枳实、枳壳、赤芍、白芍、猪苓,加强活血利水、行气泄浊之效。后患者长期加减治疗,病情稳定。

【跟诊手记】

本案患者为老年男性，膀胱癌膀胱部分切除术后，B 超检查发现多囊肾，另有高血压病病史，多种因素导致肾功能受损。中医典籍中并无关于多囊肾的相关论述，但是吕仁和教授认为《内经》中关于所谓"肾胀"的描述与多囊肾的主症特点类似。《灵枢·胀论》曰："肾胀者，腹满引背央央然，腰髀痛。"与多囊肾后期肾脏功能受损，骨代谢异常，腰背疼痛类似。吕仁和教授认为多囊肾属肾元先天不足，后天失养，肾用失司，主水气化功能失常，脾失健运，不能运化水液，水液淤滞肾中，则肾胀、肾大，久病气血虚损，水湿酿生浊毒瘀血，阻滞气机，气机升降失常，可导致关格重证。

对于多囊肾的治疗，吕仁和教授强调分型辨证论治，主张根据阴阳气血虚衰情况，分为气血阴虚、气血阳虚、气血阴阳俱虚三型辨证论治。气血阴虚型多见腰酸痛、神倦乏力、头晕怕热、大便干等症状，治疗可用黄精、生地黄、白芍、丹参等养阴活血；气血阳虚型多见腰酸腰痛、畏寒肢冷、腹胀便溏等症状，治疗可用黄芪、当归、附子、干姜等补气温阳、活血泄浊；若二者症状并见，则为气血阴阳俱虚型。兼证方面，多囊肾常合并出现腹胀腹痛，以腹中积块为主的气滞血瘀证或以膀胱刺激症状为主的膀胱湿热证。如本患者即属于三型中的气血阴虚型，又兼有肝郁气滞的表现，故吕仁和教授处方时既有补血二丹汤加玄参、生地黄等清热滋阴，活血泄浊，又有香附、乌药、木香等行气疏肝解郁，前后主次分明。这种对病分型、分不同兼证的辨证思路，也体现了吕仁和教授"六对论治"的诊疗思路与方法。同时吕仁和教授也重视生活调护与综合治疗，以本患者为例，每次必嘱其要坚持低蛋白饮食，保证足够的能量摄入，不可过饥过饱，坚持气功锻炼，愉悦身心。

（五）痛风性肾病肾衰竭案

李某，男，60 岁。2002 年 1 月 23 日初诊。

主因左脚趾跖关节红肿疼痛反复发作 2 年，加重 1 天就诊。

现病史：患者 2000 年无明显诱因出现左脚趾跖关节红肿疼痛，就诊于当地医院，查血尿酸升高，具体不详，诊断为高尿酸血症，痛风性关节炎。予西药对症治疗，2年间关节疼痛时有发作，未规律服药及复查血尿酸。1天前出现左脚趾跖关节红肿疼痛，为求进一步治疗遂来就诊。

既往史：高血压病病史10余年，未规律监测血压。

家族史：否认家族高尿酸血症病史。

刻下症：口苦，头晕，咽干，伴胸胁胀满，腰痛酸困，小便黄赤，大便不畅，体型肥胖，喜食辛辣油腻，性情急躁，舌质暗红，苔薄腻略黄，有沫，脉弦滑，血压160/95mmHg。

辅助检查：空腹血糖6.8mmol/L，总胆固醇5.8mmol/L，低密度脂蛋白胆固醇4.0mg/dL，甘油三酯、高密度脂蛋白胆固醇正常，血尿酸576μmol/L，血肌酐143μmol/L，尿蛋白（±）。B超示脂肪肝、胆囊炎。

西医诊断：代谢综合征，高尿酸血症，痛风性肾病。

中医诊断：痛风（肝经郁热，湿热下注，瘀血阻络）。

治法：疏肝理气，清热除湿，活血通络。

处方：四逆散合四妙散加味。柴胡9g，赤芍25g，白芍25g，枳壳9g，甘草6g，苍术12g，白术12g，黄柏9g，生薏苡仁25g，土茯苓30g，金钱草15g，萆薢12g，威灵仙12g，秦艽12g，川牛膝15g，怀牛膝15g，熟大黄12g。7剂，每日1剂，水煎服。

嘱患者清淡饮食，忌食海鲜、牛羊肉、啤酒等，保持情志舒畅，同时予氨氯地平控制血压。

2002年1月31日二诊。患者诉关节红肿疼痛明显改善，大便较前通畅，口苦、咽干等症状均有减轻，双目干涩，舌暗红，苔腻略黄有沫，脉弦，原方加草决明15g，茵陈12g，泽泻12g。14剂，每日1剂，水煎服。

2002年2月15日三诊。患者诉精神佳，体力改善。原方继用28剂，每日1剂，水煎服。

2002年3月20日四诊。复查血尿酸480μmol/L，空腹血糖5.6mmol/L，血肌酐114μmol/L，转氨酶正常，血脂指标好转，尿蛋白转阴。予加味逍遥丸合二妙丸、新清宁等中成药，并予菊花10g，草决明15g，泡水代茶饮。

患者规律服药，病情持续平稳，关节疼痛未复发。

【按语】近年来随着人们饮食结构的改善，高尿酸血症的发病率有逐年上升的趋势，高尿酸血症是痛风性肾病的发病基础。机体内的嘌呤代谢障碍，尿酸生成过多或排泄减少，导致血液中尿酸水平升高而形成尿酸盐结晶，尿酸盐沉积在肾组织中引起相应损害，从而出现痛风性肾病，临床可表现为高血压、氮质血症、蛋白尿、血尿、夜尿、水肿等。据报道，长期痛风的患者中41%伴有不同程度的肾损害。痛风性肾病根据其表现可归属于中医学的痛风、血尿、关格等病证。中医认为，痛风性肾病多由饮食不节，损伤脾胃，痰湿内生，阻滞气血经络，日久气滞、血瘀、痰湿互结，痹阻关节，损伤肾络，从而出现关节红肿疼痛、血尿、蛋白尿、夜尿频多等表现。本案患者形体肥胖，饮食失宜，痰湿内蕴，加之平素情志不畅，郁而化热，湿热痹阻关节气血经络，不通则痛，故见关节红肿热痛、胸胁胀满、腰痛酸困；湿热上蒸，则口苦、咽干、双目干涩；湿热下注，则小便黄赤；热结肠腑，通降不行，则大便欠畅；湿热伤肾，肾失开阖，故见尿中蛋白，舌质暗红，苔薄腻略黄，有沫，脉弦滑，亦提示痰湿、郁热、血瘀之症结所在，治以疏肝理气、清热除湿、活血通络，予四逆散合四妙散加味。四逆散为疏肝理气之名方，其中赤芍、白芍合用，兼具凉血活血、养阴柔肝止痛之效，既契合病机，又针对症状。四妙散为清热利湿的代表方剂，与四逆散相合，理气则湿易去，利湿则气亦畅，共奏疏肝理气、清热化湿之功。然高尿酸血症长期失治，气病及血，久病及肾，气滞、血瘀、痰湿之标实难解，脾肾之本虚难安，病势往往较深，单纯予四逆散合四妙散恐收效甚微，痰湿、气滞、血瘀互结，久则酿毒，伤及气血。故加土茯苓、萆薢、金钱草化瘀利湿解毒，秦艽、威灵仙、怀牛膝祛风除湿、强筋壮骨；熟大黄清热活血、利湿通腑之效兼备，可改善患者大便不畅的症状。诸药合用，功专而效彰。

【跟诊手记】本案患者为老年男性，平素饮食不节，情志不畅，加之未遵医嘱规律控制尿酸，导致痛风性肾病的发生。吕仁和教授临床善用"六对论治"思想辨治肾脏病，即对病论治、对病辨证论治、对病分期辨证论治、对症论治、对症辨证论治、对症辨病与辨证相结合论治。针对痛风性肾病这一疾病，结合西医学对其病理生理的认识及药理学进展，有针对性地选用一些具有改善高尿酸血症的药物即对病论治，如研究发现土茯苓、萆薢等可以降低血尿酸；秦艽、威灵仙可溶解尿酸盐结晶而改善疼痛；生薏苡仁可促进尿酸排泄，辨证选用以提高疗效。对病辨证论治即结合中医对痛风性肾病的病机认识，谨守其基本病机，治疗不离利湿的基本治法，再根据个体情况或理气、或活血、或清热、或补肾等。对病分期辨证论治即以理化指标为依据，对疾病进行分期，用以明确疾病的阶段性，评估疾病的严重性，如痛风性肾病由高尿酸血症发展而来，Ⅰ期为高尿酸血症期，Ⅱ期为肾功能代偿期，Ⅲ期为肾功能失代偿期即尿毒症期。Ⅰ期病情轻浅，多为肝郁气滞、阴虚肝旺、痰湿困脾等证，预后较好；Ⅱ期由Ⅰ期迁延不愈而来，病机相对复杂，常兼见气滞、血瘀、痰湿、肾虚等多种病理因素，难以单独运用疏肝理气、清热化湿等法取效；Ⅲ期临床常以气血阴阳亏虚为本，浊毒内留为标，较为棘手，须中西医结合治疗尚可延长患者生存时间。对病分期辨证论治可以抓住疾病的发展规律，根据各阶段的独特病机有针对性的辨证论治，从而提高临床疗效。对症论治即根据症状直接选用针对性的药物，快速减轻患者痛苦，如本案患者大便欠畅，直接选用具有导滞通腑功效的熟大黄进行治疗。而对症辨证论治是对于复杂的、难以消除的顽固症状，根据其病因、病位、病程、病情等方面的不同，在对症论治的基础上进一步辨证论治。《内经》中"魄门亦为五脏使"的理论提示我们要从多角度论治肠腑疾病。本案患者二诊时大便欠畅的症状明显改善，除熟大黄具有通腑效果外，还有方中其他药物疏肝行气、清热利湿、活血化瘀等多种辨证治法的相辅相成，标本兼顾。对症辨病与辨证相结合论治是中医学同病异治思想的具体体现，例如，临床中血尿症状可以出现在许多疾病中，如泌尿系结石、狼疮肾炎、IgA肾病、紫癜性肾病等，治疗过程中既要对症辨证，也要对病辨证，二者兼顾方能收获满意疗效。患者二诊诸症悉减，在原方基础上加草决明、茵陈、泽泻以提高疏肝清热利湿之效，患者后续病情稳定。本案是吕仁和教授运用"六对论治"思想治疗痛风性肾病较为经典的案例，值得深入学习和品读。

（六）马兜铃酸肾病肾衰竭案

朱某，女，58岁，教师。2005年11月8日初诊。

主因发现血肌酐升高2年，伴乏力体倦就诊。患者曾有龙胆泻肝丸用药史5年，初无明显不适，后体检时发现血肌酐升高。为求进一步治疗，遂来就诊。

刻下症：乏力体倦，口苦咽干，大便干结，小便正常，舌质暗，舌苔腻，脉沉。

辅助检查：ECT检查示双肾血流灌流差，肾实质功能受损。肾小球滤过率16mL/L，血肌酐345.9μmol/L，血尿素氮10.08mmol/L，血尿酸463.3mmol/L，β_2微球蛋白4.2mg/L，尿蛋白（+++）。血常规示红细胞2.6×10^{12}/L，血红蛋白8.3g/L。

西医诊断：马兜铃酸肾病，慢性肾功能不全（失代偿期）。

中医诊断：慢关格（药毒伤肾，湿浊内生，气血受损）。

治法：益气养血，理气活血，和胃泄浊。

处方：生黄芪30g，当归10g，陈皮10g，半夏10g，红花10g，桃仁10g，水红花子10g，香附10g，乌药10g，枳壳、枳实各6g，熟大黄10g，生甘草6g。14剂，每日1剂，水煎服。

2006年1月13日二诊：乏力好转，活动时乏力，纳差，反酸，贫血，血压130/75mmHg。复查血肌酐228.30μmol/L，血尿素氮17.08mmol/L，尿酸373.2mmol/L，β_2微球蛋白2.4mg/L，尿蛋白（+），红细胞3.6×10^{12}/L，血红蛋白11.1g/L。进一步治疗，上方加瓦楞子20g，焦三仙各10g。28剂，每日1剂，水煎服。

2006年2月14日三诊：乏力进一步好转，食欲渐增，已无明显反酸，轻度入睡困难，于上方加西洋参9g。28剂，每日1剂，水煎服。

其后，长期坚持服用中药治疗，乏力等症状明显改善，血肌酐波动于210~220μmol/L，化验指标除血尿素氮外，均明显好转，而且长期稳定。

【按语】马兜铃酸肾病是一种由马兜铃酸引起的进展迅速的肾间质性肾

炎，其主要特征是短期大量或长期小剂量的含马兜铃酸药物服用史，伴血肌酐升高、严重贫血、蛋白尿等。临床中根据马兜铃酸肾病的临床表现、病理学改变、进展速度可以分为急性马兜铃酸肾病、慢性马兜铃酸肾病和肾小管功能障碍型马兜铃酸肾病。本案患者即慢性马兜铃酸肾病，乃久服龙胆泻肝丸，药毒伤肾所致。肾主一身之元阴元阳，药毒伤肾，则一身之气血阴阳俱衰，湿浊邪毒内生，进一步损伤肾气，故见乏力体倦；肾体受损，开阖失司，精微下漏，故见尿中有蛋白；气虚、阳虚则肠腑传导无力、失于宣通，血虚、阴虚则肠腑失于濡养，故见大便干；湿浊毒邪上犯，故口苦、咽干；舌质暗、舌苔腻、脉沉亦为肾气亏虚、湿浊内蕴之象。本病总属肾经不足，气血阴阳俱虚，浊毒内留，经络不通之证，治以益气养血，理气活血，和胃泄浊。方中黄芪、当归出自李东垣的当归补血汤，为补气生血的基础方，有形之血不能速生，无形之气所当急固，补气方能生血。肾气虚弱，失于温煦，血运无力，日久则易导致气机涩滞、瘀血阻络、湿浊内蕴，故当理气、活血、除湿化浊三法并举，加陈皮、半夏即取二陈汤之意，健脾除湿泄浊；桃仁、红花活血化瘀；香附、乌药、枳实、枳壳行气和胃，更辅以水红花子，兼具化瘀健脾利湿之功。除上述诸法外，由于肾主一身之气化失权，必致湿浊邪毒内生，故对于马兜铃酸肾病，尤其是肾功能不全的患者，吕仁和教授常用大黄、甘草，即《金匮要略》大黄甘草汤入汤剂，以通腑泄浊，推陈致新。患者二诊时化验指标明显改善，针对纳差、反酸等症状，随方加入瓦楞子和焦三仙消食制酸，效如桴鼓。

【跟诊手记】本案为马兜铃酸肾病患者，吕仁和教授针对此类疾病，提倡分阶段、分层次辨证论治，通过西医学的肾功能指标明确疾病的阶段性，分为肾功能正常期和肾功能损害期；运用中医学四诊合参的方法明确不同证型分层次论治。此外，吕仁和教授也指出，对于马兜铃酸肾病患者，要重视扶正固本与泄浊解毒之法并用。由于本病为药物引起，药毒伤肾，势必存在肾虚的病机。肾虚气化失常，湿浊邪毒内停，即使药毒病因消除后，湿浊邪毒仍可不断损伤肾气，耗伤气血，败坏五脏则兼见湿热、气滞、血瘀、水湿诸证，因此临床中应处理好扶正固本与泄浊解毒的关系。扶正固本以护肾为主，吕仁和教授喜用当归补血汤中的黄芪、当归配伍益气养血，对改善患者临床症状、理化指标均有一定的效果，扶正固本应缓缓图之，或辅以养阴、温阳、气血阴阳同补，切不可壅补太过，否则更伤脾胃之气。对于泄浊解毒之法，吕仁和教授经常强调大黄的灵活运用，大黄具有清热解毒、凉血活血、导滞攻下、消癥散结、泄浊解毒等诸多功效，《神农本草经》言大黄"主下瘀血，血闭，寒热，破癥瘕积聚，留饮，宿食，荡涤胃肠，推陈致新，通利水谷，调中化食，安和五脏"。大黄有生用、熟用、酒制之别，使用得法，则邪去正安，正气渐复。对于老年人或久病体虚的患者，常从小剂量起用熟大黄，同时配合健脾、扶正药物，达到益气泄浊解毒的目的；而对于身强力壮者则可考虑应用生大黄。由于湿浊毒邪缠绵，易与各种病邪相合而变生他证，故大黄又常可与清热解毒利湿之品同用，如金银花、蒲公英、板蓝根、白花蛇舌草、车前草、土茯苓、猪苓、苦参、苍术、藿香、佩兰、半夏等，随症选用。

（七）膜性肾病肾衰竭案

张某，男，50 岁。2009 年 8 月 10 日初诊。

主因双下肢浮肿半年，加重伴血肌酐升高 2 个月。

现病史：半年前出现双下肢可凹性水肿，无肉眼血尿、泡沫尿，未予重视。2009 年 4 月查尿常规示尿蛋白（++），尿潜血（-）。肾功能示肌酐 137μmol/L，尿素氮 6.7mmol/L。诊断为肾功能不全，对症处理后浮肿好转。2 个月前浮肿加重，颜面、四肢、躯干、阴囊水肿，腹腔少量积液。于某医院查尿常规示尿蛋白（+++）。生化检查示白蛋白 20.6g/L，甘油三酯 5.77mmol/L，总胆固醇 6.87mmol/L，肌酐 124μmol/L，尿素氮 9.02mmol/L。诊断为肾病综合征，肾功能不全（失代偿期）。2009 年 7 月 21 日行肾穿刺示Ⅲ期膜性肾病。2009 年 7 月 19 日始口服甲泼尼龙 48mg，每日 1 次，浮肿未见明显好转。为求进一步诊治来诊。

刻下症：双下肢、颜面、阴囊可凹性水肿，时有胸闷憋气，双腿沉重，腰酸，手指抽筋，眠差易醒，入睡困难，大便调，小便量少，24 小时尿量不足 800mL。舌淡胖，苔白腻，脉沉弱。

西医诊断：肾病综合征，膜性肾病，低蛋白血症，高脂血症，慢性肾功能不全失代偿期。

中医诊断：肾水（肝肾亏虚，水湿内阻）。

治法：补益肝肾，清热利湿，活血通络。

处方：菊花 10g，枸杞子 10g，丹参 30g，牡丹皮 10g，赤芍 15g，银柴胡 10g，猪苓 30g，白花蛇舌草 30g，泽兰 30g，川牛膝 30g，红花 10g，桃仁 10g，茵陈 30g，山栀 10g。14 剂，水煎服，每日 1 剂，早晚分服。

医嘱：低盐低脂、优质低蛋白饮食，规律作息，保持心情愉悦。

2009 年 8 月 28 日二诊。服前方 14 剂后，水肿较前减轻，胸闷、憋气缓解，但觉胃部不适，偶有胃痛，纳可，乏力，偶有心慌，活动后加重，咽干，口中无味，二便调。大腿内侧皮肤瘙痒。舌淡胖，苔白腻，脉沉弱。复查尿常规示尿蛋白（+++）。前方加黄芪 30g，当归 10g。14 剂，水煎服，每日 1 剂，早晚分服。西药予口服阿法骨化醇软胶囊 0.25μg，每日 1 次。

2009 年 10 月 19 日三诊。服前方 14 剂后，双下肢水肿较前明显减轻，胃脘痞满、疼痛，纳可，无反酸、烧心，口淡无味，大便调，大腿内侧及背部皮肤瘙痒。舌淡胖，苔白腻，脉沉细数。

处方：旋覆花 10g（包煎），代赭石 10g，川牛膝 30g，白蒺藜 10g，白术 15g，猪苓 30g，白花蛇舌草 30g，白鲜皮 20g，香橼 10g，佛手 10g，九香虫 10g，瓦楞子 30g。14 剂，水煎服，每日 1 剂，早晚分服。

2009 年 11 月 6 日四诊。患者自觉全身关节疼痛，尤以髋关节为甚，无小腿抽筋。双下肢及足背轻度可凹性水肿，腰酸腰痛。无胃脘痞满、胀痛，纳可，大便偏干，日行 2 次，小便调，睡眠尚可。血压控制尚可（130/60mmHg）。舌淡红，苔薄白，脉沉细。复查尿常规示尿蛋白（+++）。

处方：猪苓 30g，白花蛇舌草 30g，丹参 30g，川牛膝 30g，芡实 15g，金樱子 15g，羌活 30g，瓦楞子 30g，佛手 10g，车前子 30g（包煎），生甘草 10g，银柴胡 10g。14 剂，水煎服，每日 1 剂，早晚分服。

2009 年 12 月 1 日五诊。患者诉全身疼痛，关节、腰部、足跟明显，小便调，大便日 1～2 次，下肢轻度浮肿，睡眠欠佳。复查生化示白蛋白 26.8g/L，肌酐 85μmol/L，尿素氮 4.55mmol/L，甘油三酯 3.09mmol/L，总胆固醇 5.56mmol/L，高密度脂蛋白胆固醇 1.00mmol/L。尿常规示尿蛋白（+++）。舌淡红，苔薄白，中根部略腻，脉弦。四诊方加秦艽 15g，威灵仙 10g。14 剂，水煎服，每日 1 剂，早晚分服。

后患者关节疼痛缓解，停用激素，长期服用中药治疗多年。

【按语】膜性肾病是原发性肾病综合征最常见的病理类型之一，大多隐匿起病，以水肿为首发症状，病程进展缓慢，病理表现以电镜下基底膜外侧排列有序的电子致密物沉积，基底膜不均匀增厚形成"钉突"为特征。基于本病常见的水肿、蛋白尿、低蛋白血症等临床表现，当归属于中医学肾水病范畴，可由肾气不足、邪毒外侵或内生所致，肾络受损，气血运行障碍，痰湿、瘀血、浊毒等内结而成微型癥瘕，发为本病。本案患者初诊时病程已有半年，肝肾亏虚，气化不利，三焦水道失调，水湿内生，泛溢肌肤而见双下肢、颜面、阴囊水肿；水饮内停，凌心射肺，故见胸闷、憋气；肾失封藏，精微不能固守，下泄膀胱而见大量蛋白尿。且患者正处于激素冲击疗法阶段，吕仁和教授认为，激素治疗常易出现阴伤、热毒、瘀血三种证候，故初起以清热利湿、活血化瘀为法，兼补益肝肾治疗本虚。药用菊花、银柴胡、山栀疏风散热、清热解毒，牡丹皮、丹参、赤芍、红花、桃仁活血化瘀、通络散结，不仅针对本病微型癥瘕病机，还能降低血液黏度，防止肾病综合征血栓形成等并发症，更能减轻激素的不良反应；而泽兰、川牛膝能活血利水，《金匮要略·水气病脉证治》言："血不利则为水，名曰血分。"血脉通利，则气血津液输布正常，水肿可消；茵陈、猪苓、白花蛇舌草利湿泄浊、清泄浊毒；又以枸杞子、川牛膝补益肝肾治疗病本。本方以活血化瘀为主，体现了吕仁和教授重视血瘀病机在本病中的重要作用。二诊时患者水肿减轻，效不更方，加入当归补血汤，增强益气活血之力。三诊时，患者水肿明显减轻，新出现皮肤瘙痒、胃脘胀满疼痛、口中无味等症，考虑水湿消减，浊毒仍留，湿热困阻中焦，气机逆乱，故以理气和胃、泄浊解毒、祛风除湿为法，药用旋覆花、代赭石化痰降逆，香橼、佛手宽胸散结、疏肝行气、燥湿和胃，猪苓、白花蛇舌草利湿泄浊解毒，白术健脾燥湿、顾护中焦，九香虫温胃行气止痛，瓦楞子制酸止痛、化痰散结，白鲜皮、白蒺藜祛风除湿止痒，仍以川牛膝活血化瘀、补益肝肾。四诊时，患者皮肤瘙痒、脘痞较前好转，激素导致的关节疼痛明显，激素有助湿生热、伤阴致瘀之弊，故在保留前方部分理气化痰、泄浊解毒之品的基础上，加滋阴固肾之水陆二仙丹，以生甘草、银柴胡助清虚热，车前子增强利湿解毒之功，更以丹参、羌活活血祛风止痛。五诊时，患者仍诉关节疼痛明显，故加威灵仙、秦艽以祛风湿、止痹痛。

【跟诊手记】

本案患者是中年男性，发病之初未予重视，水肿逐渐加重，肾功能已有损害，行肾穿刺检查明确诊断为膜性肾病，表现为肾病综合征，于外院进行激素冲击疗法后，症状改善不明显。吕仁和教授治疗肾病综合征，经常使用"三段加减法"配合激素的治疗思路。在第一段，即患者开始使用激素冲击疗法时，常出现阴伤、热毒、血瘀三种证候，结合肾脏病肾络微型癥瘕的病理基础，中药治疗以清热利湿、活血通络为主，同时根据患者病程久、腰酸、眠差、脉沉弱等肝肾亏虚的特点，兼用补益肝肾之品以治病本。经过第一段治疗，患者水肿明显改善，蛋白尿减少。但是，一方面肾病日久，肾元不足，浊毒仍然内留；另一方面，激素会导致脾胃气虚、血脉瘀阻。而在该患者身上湿热浊毒困阻中焦的证候较为突出，出现脘痞、胃痛、皮肤瘙痒等，故调整处方，以理气和胃、祛湿泄浊为法。经过前两段治疗，患者病情基本稳定，但肾络微型癥瘕一旦形成，就难以完全消除，损伤肾体，影响肾用，致使气血运行不畅，湿热浊毒久羁，肝脾肾亏虚。且激素最易耗阴助热，损伤肝肾阴精，出现关节肢体疼痛、大便干等表现。因此，本阶段治疗以补肾固本、泄浊解毒为主，兼清热利湿、行气活血。

应用糖皮质激素等类固醇类药物治疗肾脏病是目前西医学的普遍手段。此类药物具有的诸如垂体功能减退、肾上腺功能异常、神经系统异常、心律失常等全身性不良反应也为人熟知。这些不良反应往往会让患者烦苦不堪，生活质量及幸福指数下降，特别是儿童患者，智力发育会受到不同程度的影响，但临床中缺乏较为明确有效的手段缓解和减轻患者的痛苦。虽然近来有研究表明应用中医药能缓解或减轻激素类药物的不良反应，但往往都是统合性的治疗方案，施用起来较为复杂，缺乏靶向性和针对性，患者依从性不高。吕仁和教授通过长期临床实践，结合现代药理研究，认为羌活是针对激素不良反应的特效药。羌活可散风寒，除风湿，止痹痛，可深入络脉，去除风邪。现代药理研究表明，羌活中含有挥发油、香豆素类化合物及其他化合物成分，具有抗炎、解热、镇痛、调节垂体－肾上腺系统、抗心律失常、抗心肌缺血、改善脑血液循环、抗血栓形成、抗菌、抗氧化等作用，有调节和保护垂体－肾上腺系统的作用。临床中可配伍益智仁安神益智，起到共同保护神经、提高学习记忆力等作用。

从本案患者的就诊经历来看，随着治疗深入，症状明显改善，指标逐渐好转，但仍有新的症状出现，反映出证候的动态变化。吕仁和教授在诊治过程中，能够准确把握患者当前的病机特点，看似改弦易辙，实则是在不同治疗阶段针对疾病标本虚实的侧重不同进行了调整，但是"肾络微型癥瘕"这一核心病理因素一直存在，故活血通络、泄浊解毒之法贯穿治疗始终。

（肖永华 蒋里 王世东 李佳玥 整理）

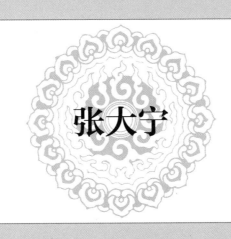

张大宁

一、医家简介

张大宁（1944—），男，主任医师、教授、博士研究生导师、博士后合作导师。国医大师、中央文史馆馆员、国际欧亚科学院院士，国家授衔中医肾病学专家，首批享受国务院政府特殊津贴专家。20世纪90年代至今，张大宁连续担任中央保健医生，负责中央领导的医疗保健工作，被中央授予"优秀中央保健医生"称号。现任天津市中医药研究院名誉院长、首席专家，天津市中医肾病研究所所长。国家级名老中医，国家卫生健康委员会公共政策专家咨询委员会委员，国家中医药管理局中医药改革发展专家咨询委员会委员。第三、第四批国家级师带徒名老中医，第四、第五批全国老中医专家学术经验继承工作指导老师，第一批中医药传承博士后合作导师。

张大宁教授提出的"肾为人体生命之本""心-肾轴心系统学说""肾虚血瘀论与补肾活血法"等理论，已被中西医学术界所公认。尤其是他在20世纪80年代初率先提出的"补肾活血法"理论，经过40多年中西医多学科的共同研究，现已在100多种病证的治疗中得到广泛应用，获得了满意效果。1998年8月，经中国科学院与有关方面提名，国际天文学联合会批准，把中国科学院新发现的8311号小行星命名为"张大宁星"，这不仅是中国，而且是世界上第一颗以中医学家命名的小行星。2011年，经中国科学技术协会、国家中医药管理局、民政部特别批准，中华中医药学会成立了全国自然科学二级学会——补肾活血法分会，这是第一个以个人提出的治法命名的医学学会。

二、学术观点

（一）肾为生命之本

中医学从《内经》开始，即重视心在五脏中的地位，提出"心为君主之官，神明出焉"，而对肾的生理功能重视不足，认为"肾者，作强之官，伎巧出焉"，虽提出"肾为先天之本"，但并未解释其为什么为先天之本。

张大宁教授强调，所谓先天，有两方面的含义，既指肾气的强弱禀于父母，又指自身肾气的强弱将影响其子女。而"作强之官，伎巧出焉"则可以理解为"作强，强于工作的能力"；伎，同"技"，泛指体力因素；"巧"指智力因素。至《难经》时代，医家对肾在人体的地位才有所重视，提出了命门学说，强调了肾阳在人体中的重要作用。

张大宁教授认为"肾为先天之本"之说不足以概括肾脏的生理功能，更不能使人们认识到肾脏在人生命活动中的重要地位，从而提出"肾为人体生命之本"的观点。具体而言：其一，肾为先天之本，本是根本之意，犹如大树之根，先天之本始为人体生命之本；其二，人体包括五脏六腑、四肢百骸，其功能活动无不与肾脏有着直接或间接的联系。人体所有生命活动都与肾有关，肾不仅是"先天之本"，更应称为"生命之本"。张大宁教授认为，"肾为生命之本"是对肾脏功能最恰当的描述，是对肾脏功能的高度概括。

（二）"心－肾轴心系统"学说

中医学认为，心位居上，属火属阳，主血、藏神；肾位居下，主水属阴，主藏精。二者的主要关系表现为心肾相交、精血相生、精神互用三方面。二者之间的动态平衡有赖于两脏的升降有序，心火须下降于肾，使肾水不寒；肾水须上济于心，使心阳不亢。唐代著名医家孙思邈曾引用道家的理念，用"心肾相交，水火既济"来说明这种关系，"水升火降"的相对平衡是维系心肾正常生理功能、相互关系及人体生命活动的基本保证，阴阳平衡人体才能健康。

张大宁教授根据心与肾之间的关系，于1964年提出了"心－肾轴心系统"学说。心肾之间，水火相交，阴阳互根，调节反馈，相互维系，彼此制约，上下互动，往来回复，周而复始，内系脏腑，连通经脉，旁及百骸，外达周身，如轴而转，若枢而运，循环不已，故曰轴心理论。"心－肾轴心系统"表示在心为主导的条件下，心肾之间相互促进、相互制约的相对平衡关系。"轴心"表示此系统在人体生理病理过程中起着重要的轴心作用。

张大宁教授对心肾的实质及相互关系进行了大量的理论研究和临床试验，研究结果和试验数据证明，心－肾轴心理论是客观的，它揭示了机体生命活动的基本规律。大脑皮质及中枢对机体生理活动的调节作用，应涵盖在中医学"心"的功能中；肾是以下丘脑－垂体－皮质系统和下丘脑－垂体－性腺系统为主，包括部分植物性神经系统、甲状腺及泌尿系统、肾脏的大范围系统。

心肾之间的"心火下降，下交于肾（心对肾的调节）"，指神经中枢对下垂体、肾上腺皮质和性腺等的调节机制；而"肾水上升，上达于心"则是指肾上腺皮质或性腺通过垂体或直接作用于神经中枢的机制，即所谓反馈机制。

（三）肾虚血瘀论与补肾活血法

肾虚与血瘀几千年来一直作为独立的病因病机指导着中医临床，但始终未能将二者完整、有机地统一起来。张大宁教授认为临床上出现的肾虚与血瘀不是孤立存在的，肾虚必兼血瘀。肾虚是本，血瘀是标；肾虚为因，血瘀为果。反过来血瘀又构成新的致病因素，从多方面加重肾虚的程度，形成恶性循环，而产生各类疾病。而肾虚血瘀作为一种病理改变，是产生多种疾病的病理基础，是疾病的非特异性表现，是疾病的共性。因此就形成了"肾虚血瘀论"。肾虚血瘀是导致多种慢性疾病发生的根本病理机制，是气血功能失调的结果，中医气血关系的理论又为解释肾虚血瘀的机制提供了依据；肾虚血瘀是人体衰老的生理特性及病理基础，"虚－瘀－衰老"将是人体衰老模式的重要组成部分；肾虚血瘀是"久病及肾"和"久病多瘀"的结果，也就是说肾虚血瘀是各类慢性病某一特定阶段的病理基础。

补肾活血法是建立在"肾虚血瘀论"的基础上，针对"肾虚血瘀论"的病理机制提出的治疗大法，针对疾病的非特异性治疗的一种治疗方法。临床研究发现，该方法对多种疾病都有很好的疗效。补肾活血法不是"补肾法"与"活血法"的简单机械地叠加或同用，而是将补肾法与活血法有机结合、高度统一。通过补肾促进活血，应用活血加强补肾，两者相互协同，达到改善肾虚血瘀病理变化的目的，使机体阴阳平衡，邪去正存的一种新的治疗大法。

三、临床特色

（一）以辨证为核心

慢性肾衰竭多因各种慢性肾脏疾病反复不愈，迁延日久所致。一般来说，先天不足、感受外邪、劳倦内伤、饮食不节、久病正虚等都会直接或间接地导致或影响本病。从病机上讲，脾肾阳虚、肝肾阴虚、湿毒内停、肝风内动、气滞血瘀、邪陷心包等，都为临床所常见。但在诸多病因病机中，张大宁教授认为要紧紧抓住三个主要病机，即肾虚、血瘀与湿毒，而肾虚从肾气不足到肾阳虚损，至肾元衰败；血瘀从血瘀气滞到瘀血内停，至瘀毒互结；湿毒从湿毒内蕴到湿毒上逆，至湿毒泛滥，是慢性肾衰竭病机发展的重要过程。也就是说，"虚、瘀、毒"的逐渐加重，是慢性肾衰竭从轻到重的根本病因病机。当然，张大宁教授也再三强调，慢性肾衰竭是一个综合症状群，从中医学理论讲，也涉及诸多脏器，如初期脾肾，中期肝肾，后期损及多个脏器，形成肾元衰败、肝风内动、内陷心包等本虚标实的多种病机。但辨证之要在于抓重点，举重则旁轻，抓本则标明，择其要者，一通百通，不择其要，杂乱无穷。为此，张大宁教授在临床辨证上重点抓住肾虚、血瘀及湿毒三大基础，再结合不同患者的症状、舌脉等，主次兼顾，立法施治。

在主症的问诊上，慢性肾衰竭早期患者重点抓水肿、尿少、眩晕及一般肾虚症状，很少有特异性症状。中期以后重点抓夜尿的增多和畏寒肢冷两个症状。一般来讲夜尿应占 24 小时尿量的 1/3，但随着肾衰竭的加重，夜尿量可至 1/2 甚至更多，畏寒肢冷亦多常见，尤其老年人更为突出，这些均系肾虚进一步亏损所致。到晚期患者，重点抓恶心呕吐、皮肤瘙痒、小便清长无味，各种出血倾向等，最后则出现气短不能卧、神昏谵语、昏迷至死。恶心呕吐一症，早期表现为晨起刷牙时恶心，而后才逐渐发展为吃饭或喝汤药时恶心呕吐，不少患者都误认为是胃病，按慢性胃炎治疗，从而耽误了病情。皮肤瘙痒一症系由湿毒外泛肌肤所致，一般以胸背部为主，尤以遇热时为甚，而老年双下肢瘙痒者则与肾衰竭无关。小便清长无味多出现在慢性肾衰竭晚期，系由肾元亏损，不能排泄体内毒素所致，此时患者可有尿少、尿闭，也可以尿量正常。为此，不少患者常对自己是否是肾衰竭表示怀疑，实际上此时尿液有量无质，尿液已无氨味，肾元已败。出血可表现为齿衄、鼻衄、肌衄、咯血、呕血、便血等，亦为肾元亏虚、气不摄血所致。至于气短不得卧者，多为心阳心气不足，邪入心包的先兆，最后则邪入心包，神昏谵语，昏迷至死。

从中医学角度看，腰痛应是肾虚重要的特异性症状，但是张大宁教授进行了大量的临床研究后发现，在慢性肾衰竭的全过程中，腰痛发生率不足35%，故不应把腰痛作为重要主症处理。

慢性肾衰竭的望诊，张大宁教授提出了"望诊四要"，即"一望面色二看舌，三望舌下四甲错"，所谓"望而知之者谓之神"。面部望诊为"望诊四要"之首，面部的色泽荣润或枯槁，真实反映了体内脏腑，尤其是肾中精气的盛衰。一望面色，就慢性肾衰竭而言，张大宁教授将面色分为较正常、萎黄、㿠白与黧黑4种。即开始时面色较为正常，而后出现萎黄、㿠白，最后面色黧黑，病情由轻至重。二望舌，张大宁教授认为慢性肾衰竭患者在舌体、舌质与舌苔的表现方面，要注意虚、瘀、湿三个方面。主要为舌体胖大者为脾肾阳虚，舌质红绛者为肝肾阴虚，瘀血内阻，舌苔黄腻或白腻者均为湿毒内蕴。三望舌下，张大宁教授非常重视舌下望诊。舌下望诊最早记载于隋代巢元方的《诸病源候论》，曰："身面发黄，舌下大脉起青黑色。"宋代陈自明又有"舌下之脉黑复青"的描述，之后《察病指南》中论有"舌下脉青而黑，子母皆死"等，这些均为以后舌下脉络诊法奠定了基础。正常人舌下位于舌系带两侧各有一条纵行的大脉络，即舌下脉络，其直径 1.6 ~ 2.7mm，长度不超过舌尖至舌下肉阜连线的 3/5，颜色暗红。望舌下脉络主要是指其长度、形态、色泽、粗细及舌下小血络等变化。张大宁教授认为，舌下脉络短细色淡者为肝肾不足、气血虚弱；粗胀青紫，甚至紫黑者为血瘀，色越深者瘀越重，可结合望舌综合分析。但有时舌下脉络变化早于舌的变化。我们曾在临床上统计过98例慢性肾衰竭患者，其中从舌下脉络统计89%为血瘀证，且随着病情加重，其血瘀证的比例呈上升趋势，所以舌下望诊应是诊断瘀血的重要一环。四甲错，即望肌肤甲错。慢性肾衰竭患者由于肾虚血瘀、气血虚弱，致使肌肤不得营养，加之湿毒邪泛，所以呈现一种肌肤甲错的现象。临床上多表现在四肢，且先从下肢开始，逐渐波及上肢。

张大宁教授非常重视脉诊，认为脉诊是中医诊断疾病的一种重要方法，不可忽视，那种认为"切脉已经过时，做做样子而已"的说法是绝对错误的。在慢性肾衰竭中，首先要重视尺脉，尺脉候肾，左尺脉以决肾阴，右尺脉以决肾阳，二者配合，可判断人体元阴元阳之根。张大宁教授认为，切尺脉时，先要重视其有根与无根：有根者，虽沉而有力，有力而势柔，势柔而数缓，数缓而律齐（这里的数指数字）；无根者，沉而无力，微而欲散，或浮大而空，虚弱欲绝。左关弦细者多虚阳上扰，右关濡弱者多脾虚湿停，寸、关、尺三部俱沉细欲绝者，多为死候。

（二）"补肾、活血、排毒"为总则

张大宁教授在补肾活血法的基础上，基于大量临床病例的调查分析，发现不同疾病、不同症状中，不仅存在着肾虚血瘀的共性，而且随着病程的延长、病情的加重及年龄的增长，腑气不通、浊毒内蕴，也成为普遍存在的病理学基础。

"排毒"同"补肾活血法"一样，也是一个非特异性的治疗大法。不论是通过调节五脏的功能，还是利用六腑"以通为用"的特点，"排毒"是一个治疗各类慢性病的共同原则。所以，张大宁教授进一步提出了"补肾、活血、排毒三合一"的新概念。

张大宁教授在治疗各类肾病时将"补肾、活血、排毒"的思路贯穿始终。他认为，补肾活血排毒法要遵循三字原则，即平、缓、畅。具体来说，即补肾要平，活血要缓，排毒要畅。只有遵循以上原则才能发挥更好的疗效。

首先，补肾应选用平补之品，根据辨证选用补骨脂、女贞子、墨旱莲、杜仲、菟丝子、覆盆子、沙苑子、仙茅、淫羊藿等补肾之品。张大宁教授用药的另一特点是重用黄芪，黄芪用量一般为 30～120g，黄芪具有补肾益气健脾的功效，对消除蛋白尿有特效。另外，药理研究证明其有利尿、降压作用，能提高机体免疫力、调节机体新陈代谢、增加机体对各种复杂刺激因子的适应性与耐受性，能增加肾血流量，改善肾功能，降低尿素氮、肌酐、胆固醇等，从而改善机体整体状况，使病情稳定，疗效巩固。

其次，大剂量应用活血化瘀药川芎、丹参、赤芍、五灵脂、生蒲黄等，不仅符合慢性肾脏疾病的重要病理环节，而且有局部调整肾血液循环，扩张及改善肾血管和提高肾血流量的作用。特异性地运用一些温性的活血破血药如三棱、莪术、穿山甲等，对改善肾微循环，促进纤维组织吸收，防止肾小球玻璃样变及纤维化有积极的作用。张大宁教授对活血精品藏红花、川芎等的应用更是有独到之见。他还认为运用活血化瘀法宜早，越早疗效越好，不应等患者出现明显的血瘀证时才用。

在"排毒"的环节中，张大宁教授运用中医学通腑排毒的治法，借鉴"活性炭"的吸附原理，独创了各种"炭类药"治疗慢性肾衰竭，如大黄炭、海藻炭等对减少体内毒素的蓄积，降低肌酐、尿素氮有很好的作用。他研制的"肾衰排毒散"是目前高效、无毒、无不良反应的中药新型吸附排毒剂，且避免了患者灌肠之苦及操作烦琐、易感染之弊。此外，他还在行气药的使用上有独特见解，认为柴胡行全身之气，乌药行下焦之气，大腹皮行气利水兼有通便的功能。在肾病治疗中有气行则血行、水行、浊行之妙用。在健脾固涩药的运用上，他重用白术、芡实、金樱子、莲子肉、覆盆子、煅牡蛎等，这些药物具有修补肾小球滤过膜、降低蛋白尿、调节钙磷代谢、防止及改善肾性骨病发生及发展的作用。

（三）升清降浊

慢性肾脏病的发展过程中不仅涉及肾，还涉及其他脏腑，脏腑之间相互依赖、相互协作、相互影响。随着病情的发展，肺、脾、肾衰败，三焦气化失司，饮食不但不能化生津液精微，输布于人体脏腑及四肢，反而转化为湿浊、水毒等，由于升降开阖失常，当升不升，当降不降，当藏不藏，当泻不泻，精微不摄而外漏，水湿不泻而潴留，瘀血阻于肾络，脏腑功能受损与浊邪弥漫互为因果，引发诸症。

升清降浊功能失调的程度随着病情的进展而加重，故升清降浊法不仅可以应用于慢性肾脏病的治疗，而且还应贯穿治疗的始终。张大宁教授根据病情的轻重运用升麻 10～30g。通过升清阳，将精微物质上提，浊阴之物随之而降，恢复各脏腑的生理功能，加快肾脏病的治疗过程，提高疗效。

（四）特色煎煮法

根据对治疗慢性肾脏疾病常用方药煎煮次数后的含量测定，张大宁教授研制了一套独特的"张氏煎煮法"，即根据不同剂量的生药，使用一定量的水，2 次煎煮混合后再以文火浓缩到 300mL、600mL、900mL、1200mL、1800mL 不等（根据患者年龄），每日分别以 50mL、100mL、150mL、200mL、300mL，每日 2 次口服，一剂药服 3 天，不但充分发挥了药效，而且节约了费用，避免了中药的浪费。

（五）肾性贫血的中药选择

肾性贫血是慢性肾衰竭的常见症状，指各种因素造成肾脏红细胞生成素（EPO）产生不足或尿毒症血浆中一些毒性物质干扰红细胞的生成和代谢所导致的贫血。临床上血肌酐大于 308μmol/L（3.5mg/dL）时即可伴发贫血。一般认为，由于慢性肾衰竭患者病程长，耐受力强，所以有时贫血很严重时，尚可维持较正常的生活。从中医学角度讲，肝藏血，肾藏精，乙癸同源，精血互化。肾精亏虚，不能化生肝血，从而导致肝血亏虚。反之，肾衰竭患者有鼻衄、便血等出血倾向，又可导致肝血不足，而加重肾精的亏损。所以滋补肝肾、涵养精血是治疗肾衰竭贫血的大法。此外，脾主运化水谷以生血，脾气又能统血，所以健脾补气亦为治疗肾衰竭贫血的又一大法。临床上常以六味地黄丸合四物汤，再佐黄芪、党参等，疗效较佳。我们在临床上曾治疗一位尿毒症患者，血红蛋白低于 50g/L，长期使用 EPO 无效，而单使用补肾生血胶囊而使贫血得以纠正。

四、验案精选

（一）补肾活血法治疗 IgA 肾病案

谭某，男，37 岁。2019 年 4 月 30 日初诊。

主因发现蛋白尿、尿潜血 2 个月来诊。

现病史：患者 2 个月前体检时发现尿检异常，尿常规示尿蛋白（＋＋），尿潜血（＋＋），肝肾功能、双肾彩超、肿瘤标记物等检查均正常，无水肿、腰痛等。遂就诊于某医院，以慢性肾炎收入院治疗。查尿常规示尿蛋白（＋＋），尿潜血（＋＋），肾脏穿刺示系膜增生性肾小球肾炎，肾功能及血浆蛋白均正常，考虑系膜增生性肾小球肾炎，拟强的松治疗，患者拒绝并出院。出院后自觉乏力、腰酸痛症状加重，伴泡沫尿，为寻求中西医结合系统治疗，遂就诊于我院。

刻下症：腰酸痛，乏力，尿中泡沫多，大便日 1 次，血压 120/95mmHg。

既往史：慢性咽炎病史 10 年。2019 年 3 月 3 日查血尿素氮 4.44mmol/L，血肌酐 91.7μmol/L，尿蛋白（＋＋），尿潜血（＋＋）。2019 年 3 月 25 日肾脏穿刺示系膜增生性肾小球肾炎，IgA 肾病（Lee 分级Ⅲ级）。2019 年 4 月 28 日查血尿素氮 5.63mmol/L，血肌酐 105.5μmol/L，尿蛋白（＋），尿潜血（＋＋），24 小时尿蛋白定量 1.3g。

西医诊断：IgA 肾病，慢性肾功能不全。

中医诊断：腰痛（脾肾两虚兼血瘀）。

治法：健脾益肾，活血化瘀。

处方：生黄芪 90g，土茯苓 30g，荠菜花 30g，丹参 30g，川芎 30g，莪术 30g，大黄 30g，大黄炭 60g，茵陈 60g，五灵脂 30g，蒲黄炭 30g，海藻炭 30g，芡实 10g，蒲公英 60g，败酱草 30g，五味子 60g，决明子 30g，升麻 10g。水煎服，3 日 1 剂。

2019 年 7 月 9 日二诊。患者仍乏力，腰酸痛，尿中泡沫多，活动后明显。无恶心呕吐、水肿。纳寐可，二便调，24 小时尿量约 1700mL。舌暗红，苔薄黄，脉弦。血压 110/80mmHg。血肌酐 85μmol/L，尿酸 477mmol/L，24 小时尿蛋白定量 0.52g。上方生黄芪改为 120g，去莪术，加女贞子 30g，墨旱莲 30g。

2019 年 9 月 10 日三诊。乏力、腰酸痛好转，泡沫尿减少，24 小时尿量 2000mL。纳寐可，二便调，舌暗红，苔薄白，脉细。血压 120/70mmHg。尿常规示尿蛋白（＋），尿潜血（＋＋），血尿素氮 7.5mmol/L，血肌酐 71μmol/L。上方生黄芪改为 90g，去女贞子、墨旱莲，加白术 30g，陈皮 30g。

2019 年 11 月 5 日四诊。乏力明显改善，无腰酸痛，无水肿。纳寐可，二便调。舌淡红，苔薄白，脉细。血压 120/70mmHg。2019 年 11 月 3 日查尿常规示尿蛋白（±），尿潜血（＋＋），24 小时尿蛋白定量 0.28g，血尿素氮 6.48mmol/L，血肌酐 73μmol/L，血尿酸 357μmol/L。上方去败酱草、决明子，加女贞子 30g，墨旱莲 30g。

2020 年 1 月 7 日五诊。乏力、腰酸痛等诸症缓解，泡沫尿消失。双下肢不肿。舌淡红，苔薄黄，脉细。血压 110/70mmHg。2020 年 1 月 6 日查尿常规示尿蛋白（±），尿红细胞（＋），24 小时尿蛋白定量 0.22g。上方去蒲公英。

【按语】

IgA 肾病和慢性肾炎相比临床表现并不显著，一些患者是在偶然情况下于体检中发现血尿，而此病可反复发作，治疗难度较大。最终可能导致肾功能不全，所以治疗的关键在于抑制血尿的进一步发展。该病辨证以脾肾气虚为主，而饮食不当、气候因素等均可加重湿热之邪，导致血尿反复发作，病久必致瘀，瘀血不仅是病理产物，而且是致病因素，瘀血存在可导致新血无法归经，则血尿无法清除。而凉血活血治疗能减少血尿，同时缓解肾纤维化，保护肾功能。血尿出现的主要病机为正气先虚，导致外邪侵袭，长期就会导致气机阻滞，气血运行不畅并瘀积在脉内，最后溢出脉外，由小便排出，而凉血活血法活血清利，标本兼治，脾主健运，气机条达，瘀血消散。方中黄芪具有补益肺、脾、肾之功，补而不滞，丹参活血凉血，祛瘀而不伤正；川芎为血中之气药，活血行气，气行则血行，可改善肾小球微循环；土茯苓解毒除湿，通利关节；大黄行气通腑，泻火解毒，研究表明大黄可降低慢性肾衰竭大鼠血清肌酐及尿素氮水平，改善机体蛋白质代谢的紊乱状态，对肾脏代偿性增生有一定的保护作用。蒲公英药性平和力缓，味甘寒，久用不伤阴。女贞子、墨旱莲甘凉平补，育阴生津，补而不滞，润而不腻，平补肝肾之阴。诸药合用，补肾活血，凉血排毒，标本兼顾，效果优于单纯西医治疗。

【跟诊手记】

张大宁教授认为，血尿多因热扰血分、伤及脉络所致，病位在肾与膀胱。其主要病机为热蓄肾与膀胱。但热有虚实之分，临床应首辨虚实，再辨外感与内伤，张大宁教授结合临床证型提出了独特的治疗方法。

（1）泻火法：火热灼伤阴络，是导致尿血的主要病因。外感实火者，治宜清热泻火，使火去营血自安；内伤虚火者，治宜滋阴降火潜阳，使阴复火平而血自宁。

（2）补虚法：久病尿血者，易致阴阳气血俱虚，摄纳无权，更致尿血经久不愈。在辨证论治的基础上，或益气养血，或健脾补肾，或温阳摄血。同时，适当加入固涩收敛或升提之药如牡蛎、龙骨、金樱子、升麻等，以增强止血之力。但应指出的是，此种收涩之品不可妄用或久用，否则邪不易去，且又留瘀。

（3）止血法：肾与膀胱受损出血，是尿血的主要病机。根据病情，急则治标，对防止阴血重伤，气随血脱之危证，具有重要意义。

在用以上各法止血的同时，要注意不能留瘀。血止之后，要细察有无瘀血阻滞等现象，必要时要重视活血化瘀的应用。特别是尿血反复发作时，更有留瘀为患之可能，故当适当配伍活血化瘀之品。

张大宁教授治疗血尿还强调局部与整体相结合。所谓局部主要指尿的色、质及尿道的症状。如尿色鲜红为血热，尿色淡红或无血色者为气血虚弱，尿中血色较暗或尿中夹有血丝、血块者为血瘀，尿中夹有砂石者为石淋。尿道症状可见尿频、尿急、尿痛伴小腹拘急疼痛。所谓整体指全身症状，中医学的两大特点是整体观念和辨证论治。张大宁教授在临床中重视对整体的调节，通过整体的调节来促使局部的平衡。辨证论治是在整体观念指导下对疾病的分析和处理。张大宁教授同时强调在注重整体治疗的同时，也要对局部或某些特定的症状进行治疗。基于上述观点，他创立了治疗血尿的止血基本方，以止血为主要原则，止血活血同用，将其与整体辨证相结合，取得了满意的疗效。

张大宁教授治疗血尿重视舌脉。他强调，脏腑、气血、津液的虚实及疾病的发展变化均能客观地反映在舌脉上。如舌质红者为热邪内盛，舌质越红表示热象越重；舌质转淡为热象减轻，淡舌亦见气血亏虚；久病血瘀或有外伤者，气血壅塞不通，舌质紫暗或有瘀斑，特别是舌下系带可见瘀象；舌淡、边有齿痕为气虚湿阻；舌苔黄厚为内蕴湿热等。诊脉时强调轻重取脉，重视结合四季主脉及三部脉的不同，结合患者整体情况，辨证论治，收到很好的疗效。

张大宁教授在辨证论治的基础上，将本病分为以下几型。以止血基本方为基础方剂治疗血尿，止血兼活血。根据尿中血色、出血量，结合全身情况整体辨证。

（1）血热型：尿血鲜红，小便黄赤，口渴喜饮，心烦少寐，舌红少苔，脉数。证属热邪盛于下焦，结于膀胱，下迫尿道，血液外溢。治以清热凉血止血，釜底抽薪。药用止血基本方加野菊花、大蓟、小蓟、蒲公英、牡丹皮、黄芩、玄参等。

（2）虚弱型：尿血色淡伴倦怠少食，肌肉瘦削，腰膝酸软，头晕耳鸣，怔忡少寐，舌淡苔白，脉细弱。证属脾肾亏虚。脾气亏损，统血无权，肾虚不足，封藏失司，固摄无力而致血溢脉外。治以补益脾肾，固摄止血。药用止血基本方加阿胶、山萸肉、当归、党参、补骨脂等。

（3）瘀血型：尿血色暗伴腰痛固定不移，或少腹刺痛拒按，或低热，舌紫暗，苔薄白，脉沉涩。证属瘀血阻络证。久病入络，气机阻滞，行血无力，瘀血凝聚，络破血溢，血不归经。治以活血化瘀为主，药用止血基本方加墨旱莲、丹参、当归、桃仁、柴胡、川楝子等。

（二）补肾活血法治疗糖尿病肾病案

赵某，女，69 岁。2019 年 5 月 29 日初诊。

主因发现肾功能异常 3 个月来诊。

现病史：患者 3 个月前发现肾功能异常，血肌酐 158μmol/L，未予重视和治疗。近 1 个月来，时常恶心、纳少，甚则呕吐，呕吐物为胃内容物。2019 年 5 月 28 日化验时发现肾功能恶化，血肌酐 528μmol/L，血尿素氮 12.1mmol/L，血红蛋白 79g/L，空腹血糖 8mmol/L，遂来就诊。

刻下症：恶心，呕吐，纳少，乏力，腰酸痛，面色㿠白，形体肥胖，口干，大便秘结，尿少，下肢微肿，舌红苔黄厚，脉濡。

既往史：糖尿病病史 6 年，空腹血糖最高 12mmol/L，口服降糖药后血糖控制尚可。

西医诊断：糖尿病肾病Ⅴ期，慢性肾衰竭（尿毒症）。

中医诊断：关格（脾肾亏虚，湿浊内蕴）。

治法：补肾活血，祛浊排毒。

处方：生黄芪炭 30g，五灵脂 30g，蒲黄炭 30g，海藻炭 30g，大黄 30g，大黄炭 30g，车前草 30g，黄连 20g，竹茹 10g，赤芍 30g，白术 30g，黄精 30g，茵陈 6g，半枝莲 30g，车前子 30g。14 剂，水煎服，3 日 1 剂。

饮食禁忌：嘱饮食清淡，以优质低蛋白饮食为宜，禁食海鲜、羊肉、辛辣刺激制品。

2019 年 6 月 29 日二诊。患者服上药后恶心明显改善，无呕吐，纳食较前增加，大便通畅，每日 2 次，仍乏力，腰痛，口干，时有心烦、汗出，夜寐不佳，下肢微肿，尿量正常，舌红，苔薄黄，脉沉。血红蛋白 92g/L，血肌酐 435μmol/L，血尿素氮 15.6mmol/L。上方加女贞子 30g，墨旱莲 30g，天花粉 20g，陈皮 30g，滋阴清热。5 剂。

2019 年 7 月 16 日三诊。乏力、腰痛好转，口干、心烦、汗出减轻，无恶心呕吐，下肢微肿，夜寐不佳，纳可，大便调，尿量如常，舌红苔薄，脉沉，血红蛋白92g/L，血肌酐374μmol/L，血尿素氮16.25mmol/L。上方去黄连、竹茹，再予5剂。

【按语】

肾虚血瘀是一切慢性疾病的共同病理特征，虚、瘀、湿、毒是慢性肾衰竭的四大病机，对糖尿病肾病的患者，因病程之长短不同，有肾阴虚、肾气阴两虚和肾阴阳两虚之分。本案患者发现糖尿病6年，病程较长，久病及肾、久病入络，故患者必有肾虚血瘀。患者面色㿠白、乏力、腰痛、口干、心烦汗出、舌红均为肾气阴两虚之症，虽无明显瘀血症状，但根据张大宁教授肾虚血瘀论，必有瘀血阻络。肾主气化，肾虚则蒸腾气化无权，致湿邪内生，日久蕴成浊毒，阻于中焦，清阳不升，浊阴不降，胃失和降，可见恶心呕吐，纳食少而发为"格"，大便秘结，小便量少而发为"关"。患者以恶心纳少为主症就诊，参照病史及其他症状和理化检查，辨证为肾虚血瘀、浊毒内蕴之证，治疗时以益气滋阴、活血化瘀、祛浊排毒为大法。取糖肾2号益气滋阴，活血破血，取"四炭"吸附毒素，黄连、竹茹、茵陈、半枝莲辅助"四炭"清利湿热、去除浊毒。二诊时浊毒内阻之症状明显缓解，心烦、汗出症状明显。本患者肾虚以气阴两虚为主，故加女贞子、墨旱莲、天花粉滋阴清热补肾，加陈皮理气，防止滋腻之品碍胃助湿，数剂之后诸症缓解。

【跟诊手记】

张大宁教授认为，肾虚血瘀、浊毒内阻是糖尿病肾病的病理基础，大量临床资料表明，糖尿病肾病患者均有不同程度肾虚和血瘀的表现，以及浊毒内蕴的症状。因此，在治疗糖尿病肾病时采用以补肾活血、降浊排毒为主的方法，辨证论治：①脾肺气虚型：治以活血化瘀，补益脾肺，养阴益气。②脾肾气虚型：治以补肾活血，补益脾肾。③脾肾阳虚、水湿泛滥、湿浊上逆型：治以补肾扶正，活血化瘀，利水消肿，降浊排毒。④心脾两虚型：治以活血化瘀，补益心脾。⑤脾阳不足、水湿潴留型：治以活血化瘀，补肾扶正，温补脾阳，利水消肿。针对糖尿病肾病晚期肾衰竭的患者，张大宁教授抓住肾虚血瘀、湿浊内阻的主要病机，重用补肾活血祛浊之品。补肾重视脾肾双补，多用冬虫夏草和生黄芪，对肾阴不足者加用二至丸，不腻不燥，使肾虚得到有效改善；活血善用三棱、莪术等破血逐瘀之药，因久病之瘀，深入脏腑，遍及经络，非破血逐瘀之品不能胜任；祛浊排毒多用炭剂，如蒲黄炭、大黄炭、生黄芪炭、海藻炭等，不仅有补气活血、祛浊软坚之功效，而且有很好吸附毒素的作用。补肾、活血、降浊之药合用，使糖尿病肾病患者的各种症状得到改善，相应之生化检查指标也趋于正常。

（三）补肾活血法治疗水肿案

李某，男，57 岁。2019 年 3 月 6 日初诊。

主因双下肢间断浮肿 10 年来诊。

现病史：患者 10 年前出现双下肢浮肿，休息后好转，不伴腰痛、泡沫尿等，未系统检查，未予重视及治疗。后患者自觉双下肢浮肿逐渐加重，休息后不缓解，并逐渐出现尿中泡沫增多，遂于 2019 年 2 月 25 日在某医院查尿常规示尿蛋白（+++），尿潜血（+），尿比重 1.03，尿酸碱度 5.0，肌酐 138.6μmol/L，血尿素氮 19mmol/L，血尿酸 613.6μmol/L，总蛋白 71g/L，白蛋白 50g/L。血常规示血红蛋白 139g/L，红细胞 3.45×10^9/L，胆固醇 5.8mmol/L，甘油三酯 1.75mmol/L。双肾 B 超示右肾 119mm × 55mm × 54mm，左肾 118mm × 56mm × 49mm，双肾动脉血流阻力增高。考虑慢性肾炎肾衰竭。为求中西医结合治疗，慕名来诊。

刻下症：双下肢浮肿，视物尚可，无心前区不适，无皮肤瘙痒，纳可，大便日 1 次，质干，夜尿 4 次，舌暗，苔白有齿痕，脉沉。血压 155/80mmHg，时有肢体抽动。

既往史：糖尿病病史 5 年，平时血糖控制不理想，发现高血压 2 年，血压最高 180/120mmHg，服降压药后血压正常。2017 年曾做冠状动脉支架手术。

西医诊断：慢性肾衰竭。

中医诊断：肾衰病，水肿（肾虚血瘀，湿浊内蕴）。

治法：补肾活血，降浊排毒。

处方：生黄芪 90g，土茯苓 30g，荠菜花 30g，丹参 30g，川芎 60g，莪术

30g，五灵脂 30g，蒲黄炭 30g，大黄 30g，大黄炭 60g，五味子 60g，茵陈 60g，决明子 60g，海藻炭 30g，蒲公英 60g，半枝莲 60g，覆盆子 60g，砂仁 30g，败酱草 60g。水煎服，3 日 1 剂。

另予肾康宁胶囊 6 粒/次，每天 3 次；肾衰排毒胶囊 3 粒/次，每天 3 次；黄葵胶囊，5 粒/次，每天 3 次；别嘌醇片 2 粒/次，每天 2 次。

2019 年 5 月 29 日二诊。双下肢肿减轻，乏力，轻度腰痛，皮肤瘙痒，双下肢肌肉抽搐，纳可，寐安，大便日 1~2 行，尿量可，夜尿多，尿中泡沫多，舌质暗红，苔黄腻，脉沉弦，血压 130/90mmHg。血常规示血红蛋白 114g/L，红细胞 7.9×10^9/L。尿常规示尿蛋白（+++），尿潜血（+）。血肌酐 105μmol/L，血尿素氮 15.2mmol/L，血尿酸 340μmol/L。上方黄芪加至 120g，去败酱草，加白术 30g，冬瓜皮 60g，茯苓 60g，茯苓皮 60g，升麻 20g。另予雷公藤多苷片，1 片/次，每天 3 次；保肝片，5 粒/次，每天 3 次。

2019 年 8 月 14 日三诊。双下肢浮肿，尿中泡沫多，后背皮肤瘙痒，纳寐可，小便调，大便干，舌淡暗，边有齿痕，苔薄白，右脉沉，左脉滑。血压 130/80mmHg。2019 年 8 月 12 日查尿常规示尿蛋白（+++），24 小时尿蛋白定量 1.5g，总蛋白 65g/L，白蛋白 39.7g/L，血肌酐 122μmol/L，血尿素氮 18.31mmol/L，血尿酸 522μmol/L，血钾 5.78mmol/L。

处方：生黄芪 90g，土茯苓 30g，荠菜花 30g，丹参 30g，川芎 60g，五灵脂 30g，蒲黄炭 30g，大黄 30g，大黄炭 60g，五味子 60g，茵陈 60g，覆盆子 30g，白术 30g，海藻炭 30g，蒲公英 60g，半枝莲 60g，水蛭 10g，败酱草 60g。水煎服，3 日 1 剂。另予速尿 20mg，每天 1 次。

2019 年 11 月 27 日四诊。后背痒，双下肢微肿，夜尿 3~4 次，大便日 1 次，时有肢体抽搐。舌暗红，苔薄黄，脉细。血压 120/70mmHg。2019 年 11 月 25 日查尿常规示尿蛋白（+++），血肌酐 124μmol/L，血尿素氮 8.3mmol/L，血尿酸 350μmol/L，血钾 5.01mmol/L。上方去败酱草、半枝莲，加郁李仁 60g，火麻仁 60g，肉苁蓉 60g，决明子 90g。余同前。

【按语】

慢性肾衰竭是多种肾脏疾病后期的表现，属中医学"关格""水肿""虚劳""腰痛"范畴。肾虚血瘀是一切慢性病之共同证候特点，肾病水肿的病机为肾虚、血瘀、水湿内停，最后导致水瘀互结，在整个发病过程中，肾虚、血瘀、水湿往往互相作用，所以水肿顽固难消。肾虚和水肿多为因果关系，肾虚是因，水肿是果，肾虚是本，水肿是标。反过来水肿又防碍了肾脏的气化功能，加重了水肿。血水同源、血不利则为水体现了瘀血致水的观点。所以患者浮肿难消，按之凹陷，且伴乏力、腰痛、舌暗苔白、脉沉。正是因为肾虚、血瘀、水湿内停同时存在，才导致肾病水肿顽固难消，只有补肾温阳、活血化瘀、利水消肿并用，才能使坚冰逐渐融化，水肿逐渐消退，单纯使用利水之品不能达到消肿的目的，故对顽固性水肿一定要重用、久用才能见效。

【跟诊手记】

水肿是临床肾脏疾病最常见的临床表现，而顽固性水肿通常难收成效，张大宁教授认为在肾脏病中水肿的基本病机为肾虚血瘀，水湿内停，最终导致水瘀互结，水瘀互结是肾病水肿的重要病机。脏腑皆有虚实，独肾只虚不实，肾脏发病，其肾必虚；而且肾病多病程长，病情缠绵，久病及肾，肾脏更虚。《素问·痹论》有"病久入深，营卫之行涩"的论述，说明疾病日久，深入营血，从而影响血液的运行，导致瘀血产生。故可认为，慢性肾脏病的主要病机是肾虚和血瘀。

因此，针对上述病机，张大宁教授提出治疗肾病水肿应采用补肾活血、祛湿利水的治疗大法。水肿与肺、脾、肾皆有关，肾虚是根本原因，肾中阳气亏虚，气化失司为主要原因。临床中，张大宁教授多用温补肾阳之品，以达到助阳化气的目的。张大宁教授善用冬虫夏草，该药甘温而不燥，平补肺肾之阴阳，止血化痰，为诸劳虚损调补之要药。《本草从新》：甘平保肺益肾，止血化痰，已劳嗽；《本草纲目拾遗》：冬虫夏草性温暖，补精益髓，保肺气，实腠理。《药性考》：味甘性温，秘精益气，专补命门。肾病水肿的患者使用冬虫夏草既可以平补肺肾，使三焦通调，气化有权，从而利于水肿的消除。血瘀是肾病水肿的重要致病因素，针对血瘀的病机，张大宁教授多用三棱、莪术、丹参、川芎等活血之品。三棱、莪术破血行气、消积止痛。《本草纲目》：三棱、莪术治积块疮硬者，乃坚者削之也。说明二者对顽固的瘀血亦可消除。但须注意的是三棱"能泻真气，真气虚者勿用"，而莪术"虽为泄剂，亦能益气"，所以二者合用既可去除脏腑经络中的瘀滞，又可避免耗伤正气。丹参活血调经、祛瘀止痛、凉血消痈、除烦安神，有"一味丹参，功同四物"之说。川芎活血行气，祛风止痛，是"血中气药"。诸药合用，共奏补血行气、活血化瘀之功，活血化瘀作用强却不伤正气。另外，张大宁教授十分重视益气法和行气法在治疗肾病水肿中的作用。气为血之帅，气行则血行，气滞则血瘀，气虚亦可致血瘀。同时气对津液运行也有推动作用，气旺则津液运行正常，气滞则津液运行不畅，气虚则津停液阻。张大宁教授非常重视气的调节作用，治疗肾病水肿时益气和行气并用，益气重用黄芪，行气多用柴胡。《珍珠囊》中记载："黄芪甘温纯阳，其用有五：补诸虚不足，一也；益元气，二也；壮脾胃，三也；去肌热，四也；排脓止痛，活血生血，内托阴疽，为疮家圣药，五也。"张大宁教授在临床中黄芪用量一般为60～120g，且疗效确切。柴胡也是一味治疗肾病水肿的良药。《本草纲目》记载柴胡可"推陈致新，久服轻身明目益精……宣畅气血"。张大宁教授治疗肾病水肿多利水而不逐水。肾病水肿严重者即使遍身浮肿，甚者胸水、腹水并存，但是鉴于其为本虚标实之证，所以用药不可攻伐太过，所以不用峻下逐水之品，宜用苍术、白术等健脾燥湿，茯苓健脾渗湿，陈皮、茯苓皮、桑白皮、生姜皮、槟榔、大腹皮等行气利水消肿。

（张勉之　王莹　马丽　卢爱龙　整理）

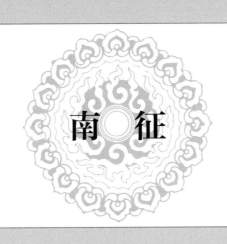

南 征

一、医家简介

南征（1942—），男，主任医师，长春中医药大学终身教授、博士研究生导师。首届全国名中医，第四届国医大师，享受国务院政府特殊津贴专家，国家卫生健康委员会、国家中医药管理局糖尿病重点专科、重点学科学术带头人，第三至第七批全国老中医药专家学术经验继承工作指导老师，中国代谢病防治协同创新平台顾问，世界中医药学会联合会糖尿病专业委员会名誉会长、内分泌专业委员会顾问，中国民族医药学会朝医药分会名誉会长。吉林省疫情防控中医救治专家组顾问，吉林省中医药学会高级顾问，吉林省中医药防治艾滋病专家组组长。南征教授师承首届国医大师任继学教授，尽得其学。从事中医诊疗工作59年，提出了"滋阴清热、益气养阴、活血化瘀"三法为一法治疗消渴、"消渴肾病"中医病名、"毒损肾络"病机学说及"一则八法"综合管控疗法。擅长糖尿病及其并发症，以及心、脑、肾等疑难重症的治疗。出版著作50余部，发表论文近300篇。

二、学术观点

慢性肾衰竭是各种慢性肾病因久治不愈或失治误治发展到后期的病理阶段。南征教授认为毒损肾络、邪伏膜原、命门火衰是本病的关键病机。其病因不外乎先天禀赋不足、外感所伤、饮食不节、劳逸失度等，导致气滞、痰凝、血瘀、湿浊之邪合而成毒，损伤肾络，肾间动气大伤，肾之体用皆损，此时若毒邪不解，日久不愈，则邪伏脉络，盘踞膜原，导致五脏皆弱，肾体用大伤，命门火衰。

《类经图翼》云："天之大宝，只此一丸红日，人之大宝，只此一息真阳。""肾中阳虚，则命门火衰。"命门火衰，无水无火，真阴之病也。明代赵献可《医贯》曰："余有一譬焉，譬之元宵之鳌山走马灯，拜者舞者飞者走者，无一不具，其中间唯是一火耳，火旺则动速，火微则动缓，火熄则寂然不动，而拜者舞者飞者走者，躯壳未尝不存也……命门君主之火，乃水中之火，相依而永不相离也。"命门火之功能如走马灯，油足火旺则动速，油少火微则动缓。灯中火，即元气；灯中油，即元精。元精亏，元气微，命门火衰，即肾衰。

（一）毒损肾络

毒不仅是一个具有物质属性的概念，同时也是一个具有病理学属性的概念。犹如炎症或毒害一样，毒是属于发病学范畴的、具有病因病机双重属性的一个概念，该概念的内涵具有广义与狭义之分。狭义的毒是指一类特殊的致病因素，如糖毒、脂毒、食毒、虫毒等。广义的毒，则是指寓于病因和病机双重属性的一个概念，该概念的实质，强调在病因的作用下，疾病发生和发展的骤然变化，出现功能破坏和形质受损。总之，南征教授认为，所谓毒，至少应具备 3 个特点：①能对机体产生毒害或损害。②损害致病的程度较重。③应与人体相互作用。

毒不仅是致病之因，也是一种病理机制或病理产物。慢性肾衰竭时，毒更多指的是病理产物和病理机制，从来源而言，以内生之毒为主。其所指的毒，乃邪气至盛，深蕴不解，体虚邪张，如风、湿、痰、水、瘀久郁深蕴于脏腑经络，盘踞肾脏，损伤肾络，肾体受伤，肾用失职，而为祸久烈。

1. 脏腑功能失调是基础，肾失藏泄是关键

肾之生理功能为藏泄有节，使精气充盈则浊毒、水湿能及时排出体外。肾之精气足，泄毒正常，则外邪不能入侵，内邪不得滋生。如因饮食失节、劳倦过度、七情内伤、失治误治、久病不复等导致脏腑功能失调、代谢紊乱则可产生内毒。慢性肾衰竭多由慢性肾炎、糖尿病肾病、高血压肾病、多囊肾、慢性肾盂肾炎、肾小管间质性肾炎、狼疮性肾炎、尿酸性肾病、紫癜性肾炎等多种原发或继发性肾脏疾病发展而来，有经治疗而邪实渐减，但正气未复；或其病渐来，不知不觉，而正气日损。早期主要是脾肾功能失调，随着病情的进展，可逐步累及胃、三焦、膀胱、肝、肺、心等脏腑，终至脾肾衰败，五脏六腑气血阴阳俱虚，产生湿、热、痰、瘀、浊、毒，进一步导致全身各脏腑功能紊乱，而其中以肾失藏泄为关键。肾者，封藏之本，收敛精气，温煦濡养五脏六腑，肾功能异常则内生诸邪（如气化之尿、浊化之便等）。诚如《全体病原类纂》所谓，肾气内变，不能"分解血中废料，下注膀胱，由尿除之"。一旦肾失于藏泄，清气不得闭藏，尿便浊邪不得排泄，停蓄体内，必致淤久成毒，毒邪反过来更伤肾气，使其藏泄之用更弱，浊毒弥漫，虚虚实实，肾中精气更加匮乏，体内毒邪更加肆虐，发为肾衰之证。

2. 风热、水湿、痰瘀诸邪毒，内外相引蕴于肾

外感之毒邪可侵袭人体各部，或上攻咽喉，发为烂喉乳蛾，而久患肾风者，易成虚性乳蛾，一有风热毒邪外袭则循经下侵，内扰于肾；风热毒邪或蕴结局部发为疮痈，或蕴结于肺导致肺热，若不能及时清解疏透，风湿热邪久留不去，日久邪积成毒。风热毒邪反复乘袭，渐至正气日衰，脏腑虚损，"五脏之伤，穷必及肾"，或肾气已虚，而致肾失排泄之用，使浊毒无法化尿而从前阴出，或化粪而从后阴走，反而内停，诸毒丛生，发为内毒。湿毒、痰毒上壅阻塞于肺，肺失宣发肃降，导致气喘不得卧，而为喘逆；浊毒、湿毒犯于中焦，脾胃升降失司，清阳不升，浊阴不降，而成格拒；水毒、湿毒下注，蕴于下焦，肾与膀胱气化失司，而致下关。故外邪与内毒相互影响，同气相求，互为因果，形成恶性循环。慢性肾衰竭患者部分因慢性肾炎发展而来，而慢性肾炎的主要机理为免疫异常，湿热内蕴是其主要的邪实病机，易于合并各种感染。上呼吸道及肺部感染多为风热毒邪乘袭，皮肤感染多属热毒、湿毒，尿路感染则以湿热毒邪居多。

3. 五脏之道壅遏，尿毒内生

人体在生命过程中通过肾的气化作用将气、血、精、津等精微物质吸收利用，此为肾之封藏之功；同时不断将代谢后的废物通过汗、尿、粪便等排出体外，此乃肾主排泄之用，行主水、司二便之职。当全身各脏腑功能障碍，或肾脏自病时，则气化失常，藏泄失用。《素问·调经论》曰："五脏之道，皆出于经隧，以行血气。"五脏之道者，即气血之道、津液之道、经络之道，代谢废物借此排出体外。一旦五脏之道壅遏不通，则各种代谢废物便难以正常排出体外，邪无出路，则在体内潴留，从而产生各种内毒之邪。如清代名医何廉臣首倡"溺毒入血"之新论，曰："溺毒入血，血毒上脑之候，头痛而晕，视物朦胧，耳鸣耳聋，恶心呕吐，呼吸带有溺臭，间或猝发癫痫状，甚或神昏痉厥，不省人事，循衣撮空，舌苔起腐，间有黑点。"此与尿毒症性脑病的症状极为相似。

4. 水精不归正化，精微化毒

津血同源，水中有血，血中有水，在病理上则血能病水，水能病血。正如《素问·调经论》所云："孙络水溢，则经有留血。"《金匮要略·水气病脉证治》也说："经为血，血不利则为水，名曰血分。"肾劳常因水肿、淋证等日久不愈而成，脾肾日亏，常先出现气虚证，继则气虚及阳，导致脾肾阳衰，三焦气化无权，气不化水，水液潴留体内，水蓄不行则成水毒，充斥内外，而见浮肿、呕恶，凌心犯肺则成喘证、脱证。

5. 他病日久，蕴蓄不解成毒

对于慢性肾衰竭，有相当一部分病例在其发展为肾衰竭之前，已存在种种原发性或继发性肾脏疾病，不过自知或未知而已。引起慢性肾衰竭的慢性肾炎之湿热、水湿最多，或胸水、腹水始终不消，疾病迁延至肾劳者，正气日虚，肾元不复，而邪郁日久，蕴蓄不解，变为毒邪，故成湿毒、热毒、水毒之类。南征教授认为毒邪贯穿于慢性肾衰竭的始终，毒邪易深滞于肾络之浮络、孙络。

（二）邪伏膜原

"募原"一词，首见于《黄帝内经》，如《素问·疟论》曰："其间日发者，由邪气内薄于五脏，横连募原也，其道远，其气深，其行迟，不能与卫气俱行，不得皆出，故间日乃作也。"关于"募原"二字，全元起以"募作膜"，明代张景岳《类经》曰："筋膜者，按全元起曰：人皮下肉上筋膜也。盖膜犹幕也，凡肉理脏腑之间，其成片联系薄筋，皆谓之膜，所以屏障血气者也。凡筋膜所在之处，脉络必分，血气必聚，故又谓之膜原，亦谓之脂膜。膜、幕俱音莫。"巢元方亦然之，故后人多从全元起等人的意见而写作"膜原"，因而"募原"与"膜原"通用。清代俞根初《通俗伤寒论》言："膜者，横隔之膜；原者，空隙之处。"

《黄帝内经》谓："邪气内薄于五脏，横连募原也。"杨上善说："五脏皆有募原。"李中梓说："募原者，皮里膜外也。"刘熙说："膜原者，募络一体也。"肾与募原的关系，明代喻嘉言在其著作中曾多次提及。如《医门法律》云："多欲则肾气上逆，直透膜原，结垒万千，膜胀重坠，不可以仰，用桂苓丸引气下趋，痰饮始去也。"《寓意草》言："由尔好色作劳，气不归元，腾空而上。入于肝肺散叶空隙之间，膜原之内者，日续一日，久久渐成熟路。只俟肾气一动，千军万马，乘机一时奔辏，有入无出，如潮不返，海潮兼天涌至。倘后潮不熄，则前后古今，冤于此病者，不知其几。"另言："今肾邪传于膀胱，膀胱溺其输泻之职，旧邪未行，新邪踵至，势必以渐透入膜原，如革囊裹物者然。"又言："人身难治之病有百证，喘病其最也。喘病无不本之于肺。然随所伤而互关，渐以造于其极。唯兼三阴之证者为最剧，而三阴又以少阴肾为最剧……故有此证者，首重在节欲，收摄肾气，不使上攻可也……究而言之，岂但窠囊之中，痰不易除，即肺叶之外，膜原之间，顽痰胶结多年，如树之有萝，如屋之有游，如石之有苔，附托相安，仓卒有难于划伐者。"

从以上论述不难看出，快情纵欲，好色作劳，使肾不藏精，气不归元，是邪气直透膜原或渐入膜原的重要因素；邪伏膜原之后，如"革囊裹物"，如入"窠囊之中""附托相安，仓卒有难于划伐者"，体现了邪伏膜原之后疾病的难治性、缠绵性。各种疾病久治不愈，毒损肾络，日久盘踞膜原，肾体受损，肾用失职，命门火衰，而成慢性肾衰竭。

（三）命门火衰

命门是主司人体生理活动的重要脏腑之一，起生化、分泌、代谢、调解、信息传递、抑制等作用。因此中医学认为它在人体内下通两肾，上通心肺，中通肝脾，上贯于脑，外而经络，为人的性命之根，有"主五行正气""生生不息之机""精神之舍""原气之所系""造化的枢纽""阴阳的根蒂"等论述。故张景岳说："五脏之阴气，非此不能滋，五脏之阳气，非此不能发。"今就命门生理、病理的具体表现分述如下。

1. 命门是生命之根

古人认为命门是生命之根的含义有二：一为胚胎生长的原始，何以知之？《圣济经》说："阳施阴化，胚胎即融，必有为形之始者焉，命门是也……然后生心。"二为五脏六腑、十二经脉、三焦气化生理动力发源之处。所以《难经》说："生气之原者，谓十二经之根本也，谓肾间动气也。此五脏六腑之本，十二经之根，呼吸之门，三焦之源，一名守邪之神。故气者，人之根本也。"丁注曰："肾间动气者……命门……元气之所系也。"

2. 命门是生育之本

命门之所以有生育之功，在于内蓄的元阳（真火）与元阴（真水）相互转化而成。所以张志聪说："《难经》谓右肾主男子藏精，女子系胞……非此之谓也，夫天地阴阳之道，在无形之气，曰阴、曰阳，有形之质，曰水、曰火，在人之元神，曰气、曰精，天一生水，地二生火，阴中有阳，阳中有阴，两肾之气交相贯通，左右皆有精有气，水即是精，火即是气，阴阳水火，互相资生……藏精，系胞之说，亦不过分别男女而言。然，在女子未必不藏精，在男子可以结胎者也。"这种转化成熟于何时？即《内经》所谓的男子二八，女子二七为期也。《医林纂要》说："命火一动，则男子交泄，所以成胚胎也。"

3. 命门为生成抗邪动力之源泉

《难经》说："肾间动气者，一名守邪之神。丁注曰："守邪之神者，以命门之神固守，邪气不得妄入。"李梴说："外御六淫，内当万虑。"命门之所以有御邪的作用，是因命门能生成卫气、元气、津血，外护皮毛，充填腠理，内濡脏腑，使机体阴阳平衡，刚柔相济。

4. 命门是五脏六腑生理活动之源

张景岳说："命门为元气之根，为水火之宅，五脏之阴气，非此不能滋，五脏之阳气，非此不能发……而为生化之源……为一身巩固之关也。"

（1）命门与肾：肾和命门气化相通，上下相召，亦即阴水与阳水互相借助，互相转化，阴水得阳水之暖，则生精（水谷精与真精），精生而化髓，髓生上荣于脑，下滋于骨；而阳水得阴水的滋化，则生动气，气动则生相火，相火蒸动骨髓而生营，营生然后化生血液，以养周身。相火蒸动肾精（真精），在男子化生为天壬，在女子则化生天癸，以待延续种族之用。相火蒸动肾水则化为气（水是精之用），气成则上以贯肺而行呼吸。因此，《难经》说："命门男子以藏精，女子以系胞。"

（2）命门与督任二脉：《素问·骨空论》说督脉贯脊属肾入络脑。秦伯未说："督脉主一身之阳，它的循行路线始于肺，终于肝，接任脉，再接督脉，又接任脉而再始肺。"由此可见，督脉之所以有调整和振奋全身阳气的作用，任脉之所以有总调全身阴精的作用，都是借助命火之温煦，达到阴阳二气上升下降，以灌三阴三阳、十二经脉之用，以维持机体阴阳平衡，营卫和谐，脑髓充，元神用，便是这个道理。不过秦氏偏于脑与督脉的关系，而忽略了任脉，是值得注意的。

总的来看，命门是基于真阳化气，气动产生相火，火蒸动肾水，产生热能，推动五脏六腑、十二经络之气、血、津、液、精、水生理活动的基本动力，故古人说"命门是性命之根"便是此义。

命门即为机体生理动力之源泉，而这种动力的形成，是火之用也。由此可见，命门之火的亢进与减退，是与水火的偏盛偏衰有着密切联系的，所以宋濂说："命门受病，当辨水火之异。"张景岳说："命门有阴虚，以邪火之偏胜也。邪火之偏胜，缘真水之不足也。"所以命门的病变既有有余的一面，亦有不足的一面。但前者较为少见，后者临床较多，今将其病变分述如下。

肾乏命门之火，可引起以下几种顽固性疾病：①肾为水脏，得命火之温，则蒸水化气，气归精，精归气而生髓，髓生则血充。若命火不足，肾水不温，肾气不生，精髓不化，血液不充，而导致一种血虚之疾。因此，临床上常用"补命火，生少火，以肾气化精，精生髓化，血液得充"之法，方用右归丸治之，往往取得较好的疗效。②由于命门火虚，肾水失约，肾门常阖，水气内聚，不得外出，横流直冲而妄行的一种慢性肾风之疾。因此，治疗此疾，多用"温补命火，以助气化，鼓舞三焦，通达膀胱"的法则，常用金匮肾气丸与五苓散合方治之。③因命火不足，导致丹田不暖，尾闾不固，阴霾内布，

75

故五更时分阳气不得复，发生肠鸣、洞泄，而成肾泄之患。故用四神丸以补命火，使少火生气以培土，分利清浊而愈。④命火不足，往往导致肾失作强之能，发生阳痿，故用补骨脂、仙茅、菟丝子、淫羊藿、鹿茸等药以复命火之功，而济作强之能。⑤关于早泄、遗精二症，多由命火虚衰，精关不固而发。其治疗方药，兹不枚举。与此相反者，则为肾家自焚之疾，如《金匮要略·消渴小便不利淋病脉证并治》言："男子消渴，小便反多，以饮一斗，小便亦一斗，肾气丸主之。"盖此条是指肾水不足，命火失约，龙火不安于下，肾阳亢逆，肾门常开所致。而用肾气丸妙在引火归原，辛开腠理，使后天施化四布之精得以归肾以润燥。而六味之药，使龙火下潜，以安其宅，此外，又防其强中病证。故用知、柏以泻命门之相火。

概而言之，命门火衰，可促使机体脏腑生理功能发生异常改变，导致阳虚火衰的病理变化。南征教授指出，慢性肾衰竭的病机关键皆是毒损肾络、邪伏膜原、命门火衰，故治疗除了益肾解毒通络外，还要注重益火填精。但亦有火亢者，所以临床上常以"益火之源，以消阴翳""壮水之主，以制阳光"为指导，投以六味地黄丸、左归丸、八味地黄丸、右归丸之类。

三、临床特色

（一）"一则八法"综合管控

1. 一则

一则，即诊治原则，是在中医学理论指导下，辨证识病，识病求因，审因治人，治病治本。

古语云："上医治国，中医治人，下医治病。"治国者，中医之道也；治人者，中医之本也；治病者，中医之术也。辨证求因，审因论治，治人救命者，中医之则也，治病必求于本。本代表病因、病机本质、主要矛盾等，治病求本就是抓住疾病的本质和主要矛盾进行治疗，本病治愈则标病自除，即"澄其源而流自清"。

2. 八法

《素问·异法方宜论》曰："圣人杂合以治，各得其所宜。故治所以异而病皆愈者，得病之情，知治之大体也。"也就是说，在掌握病情的条件下，可以综合各种手段与方法治疗疾病。

（1）内外同治法：内治法是通过口服药物治疗疾病的方法。《内经》中所说的"毒药攻其中"，指的就是口服药物，即内治法。用内治法治疗疾病时，一般是将多种药物按一定的原则配合使用，也可使用单一的药物。内治法根据药物或方剂的不同作用又可分为汗、吐、下、和、温、清、消、补等法。

南征教授临床用药，博采众方之精华，善用经典方剂，如达原饮、八正散、六味地黄丸、荆防败毒饮、白虎加人参汤、黄连阿胶鸡子黄汤、补阳还五汤等。应用古方灵活变通，如胸闷疼痛者取"栝蒌薤白白酒汤"之瓜蒌、薤白，胃胀不舒者取"叶氏养胃汤"之水红花子、莱菔子，清阳不升者取"补中益气汤"之升麻、柴胡等。南征教授强调临证时必须分析主症、主药，根据病情加减，不断创新，总结自己的经验及用药规律。内治法在临床上既可单独应用，又可根据病情和外治法配合应用，两者相得益彰，能收到更好的临床疗效。

外治法是运用药物直接作用于皮肤和黏膜，通过局部吸收，从而达到治疗目的的一种治疗方法。《理瀹骈文》云："外治之理，即内治之理；外治之药，即内治之药。所异者法耳。"指出了外治法与内治法只是在给药途径上的不同。

中医内科疾病的外治法由来已久，本方法具有药少效捷、法简价廉、易于推广等特点，是别具匠心的治疗方法之一。在《内经》中就有"用桂心渍酒以熨寒痹，用白酒和桂以涂风中血脉"的记载。《伤寒论》《金匮要略》论述外治法颇多，如火熏令其汗、赤豆纳鼻、猪胆汁蜜导法、猪膏发煎润导大便、小儿积疮点药烙之、苦参汤洗法、雄黄熏法等，其治法已比较完备，可视为形成期。在其后的漫长历史中，外治法得到发展与普及。适应症多达30余种，有效膏药有近百种之多。功效有祛邪扶正、协调阴阳、枢转升降等。

南征教授在运用内治法的同时，常配合足浴法、外敷法、熏洗法、灌肠法等外治法治疗消渴及其并发症。如治疗消渴合并眩晕，选用附子、牛膝、车前子、吴茱萸等水煎浴足，引火归原，上病下治。治疗消渴痹证、消渴足病（糖尿病足）未破溃之时，多选用化瘀通络止痛之中药如牛膝、红花、伸筋草、透骨草、桂枝、鸡血藤、土茯苓、大黄等水煎足浴。消渴足病肢体溃破用鸡蛋黄油外敷患处。消渴合并热淋，治疗常配清热解毒、祛风杀虫止痒的药物外用熏洗，对于反复发作者，用雄黄入外洗液中。消渴合并水毒症（尿毒症）时取大黄、厚朴、枳实、牡蛎、黄芪、金银花等水煎取汁，保留灌肠以通腑排毒、祛瘀泄浊。治疗高血压病时常配合中药浴足（药用制附子、莱菔子、车前子、牛膝、透骨草等），上病下治，获效者屡见不鲜。总之，内科疾病的外治法，是古人给我们留下的宝贵财富，应当努力继承挖掘，使之在医疗保健事业中重放异彩。治疗肾脏疾病时，口服药与灌肠药合用，攻补兼施，去瘀生新，益肾通络解毒。

以下是南征教授常用的几个外治方：①慢性肾衰竭保留灌肠方：酒大黄10g，金银花20g，厚朴10g，枳实10g，牡蛎50g（先煎），制附子5g（先煎），黄芪50g，土茯苓100g。水煎取汁200mL，2日1剂，日1次，每次100mL，睡前保留灌肠。4周为1个疗程，4周后查肾功能。②湿热淋证外用熏洗方：马齿苋20g，白头翁15g，黄柏10g，百部10g，土茯苓100g，防风10g，苦参10g，金银花20g，苍术10g。水煎取汁2000mL，日1次，外用熏洗。③眩晕泡足方：制附子5g，怀牛膝10g，青葙子10g，吴茱萸10g，透骨草10g，车前子10g（包煎），莱菔子10g。水煎取汁3000mL，日1次，泡足30分钟。④痤疮外敷方：梅花点舌丹、紫金锭，等量研磨，食醋调成糊状，棉签蘸敷患处。

（2）节食散步法：即饮食有节与适量运动（散步为主）的方法。《素问·生气通天论》曰："阴之所生，本在五味，阴之五宫，伤在五味。"人依靠饮食五味所化生的水谷精微维持生命，但五味太过也会损害人体。正如《素问·奇病论》所说："此人必数食甘美而多肥也，肥者令人内热，甘者令人中满，故其气上溢，转为消渴。"《素问·痹论》曰："饮食自倍，肠胃乃伤。"又如《备急千金要方》云："若能如方节慎，旬月可瘳。不自爱惜，死不旋踵。方书医药实多有效，其如不慎者何？其所慎有三：一饮酒，二房室，三咸食及面。能慎此者，虽不服药而自可无他。不知此者，纵有金丹亦不可救，深思慎之。"都指出了饮食有节对健康的重要性。唐代《辟谷诸方》倡导辟谷养生，其中记有"休食方"。辟谷是自噬理论的重要途径。自噬理论，一言以蔽之，就是细胞在"饥饿"的时候，能把自己体内无用或者有害的物质自行吃掉以提供生存所需要的能量。辟谷、节食、降低餐后游离氨基酸浓度与胰岛素水平，对提高自噬能力、延缓衰老有积极作用。

《内经》讲"脏气法时"，指出五脏之气的生克制化与四时五行规律密切相关。在一天中，各脏也有其所主之时，故南征教授倡导三餐进食时间为早餐6时30分（卯、辰时，大肠、胃经当令）；午餐11时30分（午时，心经当令）；晚餐17时30分（酉时，肾经当令）；22时（亥、子时，三焦、胆经当令）睡觉，否则易得"怯病"。

饮食要荤素搭配：脂肪15~20%，蛋白质20~25%，碳水化合物55%~65%。每天要适量饮水，睡前大口，醒后大口，饭前、饭后小口，一日饮水8次，饮水量1300~1500mL。正如《素问·生气通天论》所说："是故谨和五味，骨正筋柔，气血以流，腠理以密，如是则骨气以精，谨道如法，长有天命。"

每日按体重所需摄入热量分配饮食（称重、恒定、永久饮食），以60kg体重的糖尿病患者的饮食为例：总热量60kg×30kaL=1800kaL。

①早餐：米饭100g，蔬菜250g，瘦肉50g，豆制品50g。午餐：米饭150g，蔬菜250g，瘦肉50g，豆制品50g。晚餐：米饭100g，蔬菜250g，瘦肉50g，豆制品50g。

②主食：大米饭、小米饭、二米饭。蔬菜：大白菜、小白菜、芹菜、苦菜、娃娃菜、油麦菜、韭菜、生菜、油菜、苦瓜、黄瓜、冬瓜、西葫芦、洋葱、蒜薹、茼蒿。肉类：瘦肉。

③饮食禁忌：白面、玉米面、咸、甜、粥、各种水果。鱿鱼、动物内脏等。火锅、麻辣烫、米线、油炸品等。花生米、瓜子、葡萄干等干果。土豆、

地瓜、南瓜、芋头、山药、粉条、菠菜、茄子、木耳、豆角、酸菜、蘑菇、西红柿等。

《素问·经脉别论》曰："春秋冬夏，四时阴阳，生病起于过用，此为常也。"所以患者要做适合自己的运动，适量的运动有利于机体的新陈代谢，但盲目大量运动，容易伤筋耗气耗血。对于不适合运动的患者，要卧床休息，保养精气神。南征教授倡导运动以散步为主，杜绝空腹运动。建议早饭后 20 分钟散步 20 分钟，午饭后 20 分钟散步 30 分钟，晚饭后 20 分钟散步 40 分钟，散步时间误差不超过 5 分钟。

(3) 养生静卧法：《素问·上古天真论》曰："夫上古圣人之教下也，皆谓之虚邪贼风，避之有时，恬惔虚无，真气从之，精神内守，病安从来？"我们要重视养生，要避风寒，保温暖，调情志，避免生病，或者说生病后更易于康复。另外，患者要安心静养，防止过劳，卧床休息。《素问·生气通天论》曰："阳气者，烦劳则张，精绝辟积，于夏使人煎厥。"烦劳即过劳，过劳能使阳气鸱张，煎熬阴精，又逢盛夏之阳热，两热相合，以致阴气衰竭、亢阳无制而发生昏厥，这一论述再次说明了生病起于过劳，所以要防止过劳。《素问·痹论》曰："阴气者，静则神藏，躁则消亡。"张景岳注曰："人能安静，则邪不能干，故精神完固而内藏；若躁扰妄动，则精神耗散，神志消亡，故外邪得以乘之。"《素问·五脏生成》曰："故人卧血归于肝，肝受血而能视，足受血而能步，掌受血而能握，指受血而能摄。"王冰注曰："肝藏血，心行之，人动则血运于诸经，人静则血归于肝脏。"人体脏腑组织依赖血的供养和调节才能发挥其功能，但前提是"人卧血归于肝"。以上论述充分说明了养生静卧的重要性与必要性。

(4) 标本兼顾法：标本兼顾，一方面是指"急则治标，缓则治本"的标本辩证关系；另一方面，还指正确的医患关系。《素问·汤液醪醴论》曰："病为本，工为标，标本不得，邪气不服，此之谓也。"标本相得，邪气乃服。因为患者本人是内因，医生是外因，内因是关键，外因是条件，一切外因通过内因而起作用。医生应调动患者的防病、抗病、治病能力，调动其精气神，帮助患者早日康复。患者应充分认识到自己的内因，认真遵守医嘱，积极配合医生的治疗。

（5）反省醒悟法：孔子云"吾日三省吾身"。人们的生活总是离不开"吃、喝、拉、撒、睡、动、情、测"这八个方面，概括起来就是饮食、起居、运动、情志等方面。南征教授所提的"反省醒悟法"就是教育患者在"吃、喝、拉、撒、睡、动、情、测"这八个方面对自己生病要有充分的反省，找出自己在学习、工作和生活中有损身体健康的一切不良习惯并改正。从以上几个方面深刻反省，时刻反省，监督自己，早日醒悟，并加以改正，去除病因，增强战胜疾病的信心和能力，恢复精气神，达到康复的目的。医生也要反省，"有者求之，无者求之，盛者责之，虚者责之"，有无皆推求，虚实皆问责。

（6）精神养心法：随着现代社会精神文明与物质文明的迅速发展，人们的生活方式发生了显著变化，生活节奏加快、竞争激烈、应激频繁的紧张状态，使心理因素与人体的健康及疾病的产生、发展和防治之间的关系更为密切，并且日益受到人们的关注。《内经》强调了情志的重要性，《素问·举痛论》曰："余知百病生于气也，怒则气上，喜则气缓，悲则气消，恐则气下，寒则气收，炅则气泄，惊则气乱，劳则气耗，思则气结。"清代喻嘉言《医门法律》曰："心怵惕思虑则伤神。""五志唯心所使。"凡情志失调，思虑过度，皆可耗伤心神，使气机逆乱，导致疾病的产生。

精神养心法就是要注重调畅患者的情志。《灵枢·本神》云："故生之来谓之精，两精相搏谓之神，随神往来者谓之魂，并精而出入者谓之魄，所以任物者谓之心。"《素问·六节藏象论》云："心者，生之本，神之变也。"《素问·灵兰秘典论》曰："心者，君主之官，神明出焉……主明则下安，以此养生则寿，殁世不殆；主不明则十二官危，使道闭塞而不通，形乃大伤，以此养生则殃。"《灵枢·口问》曰："心者，五脏六腑之主也……故悲哀忧愁则心动，心动则五脏六腑皆摇。"《灵枢·邪客》曰："心者，五脏六腑之大主也，精神之所舍也，其藏坚固，邪弗能容也，容之则伤心，心伤则神去，神去则死矣。"《素问·汤液醪醴论》曰："针石，道也。精神不进，志意不治，故病不可愈。今精坏神去，荣卫不可复收。何者？嗜欲无穷，而忧患不止，精气弛坏，荣泣卫除，故神去之而病不愈也。"《灵枢·小针解》曰：
"神者，正气也。"情志虽分属五脏，但总统于心，神不使则病不愈，所以
要调畅情志，注重养心。医生要通过自己的沟通，尽量消除患者的焦虑、
忧愁、恐惧等心理，激发患者内在的正气、正能量和精气神，增强患者战
胜疾病的信心，从而使正气战胜邪气，早日达到阴阳平衡，最终实现人体
康复。

（7）心得日记法：要求患者详细记录每天的"吃、喝、拉、撒、睡、
动、情、测"，以便于医生指导患者进行自我管理，这是慢病管控的一个有
效手段，系南征教授独创，经过多年临床验证有效。

患者按照要求记录血压、血糖、饮食、运动、服药等情况，更重要的是
记录心理活动、心得体会、疑难问题、想法建议等。这不仅便于医生了解患
者的精神和身体状况，还可以帮助患者形成自我监督的良好习惯，择其善者
而从之，其不善者而改之。医生通过查阅日记，可以看出患者的生活方式是
否合理，是否遵从医嘱。对于不认真执行医嘱的患者，进行说服教育，并督
促其改正；对于认真施行医嘱的患者，积极鼓励，引导患者继续遵从医嘱。
患者在写心得日记的过程中也学会了健康管理。同时，医生也要建立患者的
个人诊疗档案。

临床中几乎所有患者都会认真服用医生开的方药，但很少有患者会从自
身的"吃、喝、拉、撒、睡、动、情、测"等方面寻找原因。长期门诊观察
发现，写日记的患者比不写日记的患者疗效好。

（8）依从教育法：即提高患者的依从性。《灵枢·师传》曰："夫治民与
自治，治彼与治此，治小与治大，治国与治家，未有逆而能治之也，夫唯顺
而已矣。顺者，非独阴阳脉论气之逆顺也，百姓人民皆欲顺其志也。黄帝曰：
顺之奈何？岐伯曰：入国问俗，入家问讳，上堂问礼，临病人问所便。"医
生在治病过程中，要顺从患者的意愿，采取患者易接受的手段进行治疗。
《灵枢·师传》又曰："胃欲寒饮，肠欲热饮，两者相逆，便之奈何？且夫王
公大人血食之君，骄恣从欲，轻人，而无能禁之，禁之则逆其志，顺之则加
其病，便之奈何？岐伯曰：人之情，莫不恶死而乐生，告之以其败，语之以

其善，导之以其所便，开之以其所苦，虽有无道之人，恶有不听者乎？"对于平时比较任性，不愿意遵医嘱的患者，要与之讲道理，动之以情，晓之以理，讲清楚"败、善、便、苦"，提高其依从性。

（二）解毒通络，益肾导邪

明代汪琦石《理虚元鉴》言："故阳虚之治，虽有填精、益气、补火之各别，而以急救中气为最先。有形之精血不能速生，无形之真气所宜急固，此益气之所以切于填精也。回衰甚之火者，有相激之危；续清纯之气者，有冲和之美，此益气之所以妙于益火也。夫气之重于精与火也如此，而脾气又为诸火之原，安得不以脾为统哉！"清代姜天叙《风劳臌膈四大证治》曰："至阴阳两虚之极者，先天之原阴亦虚，命门之真火衰败，则又当以温补命门、回阳固本为主，而火一着又不可不讲也。"本病病机关键是毒损肾络，邪伏膜原，命门火衰，故治疗上应以解毒益肾、通络导邪为原则。辨证论治如下。

1. 气阴两虚兼瘀毒证

主症：倦怠乏力，气短懒言，腰酸膝软，口干咽燥，五心烦热，夜尿清长，面色晦暗，舌淡暗有齿痕，或有瘀点瘀斑，脉沉细或细涩。

治法：益气养阴，解毒通络，祛邪益肾。

处方：参芪肾衰安汤加减。人参 10g（包煎），黄芪 50g，黄精 50g，熟地黄 15g，血竭 3g（冲服），僵蚕 10g，蝉蜕 10g，络石藤 10g，土茯苓 60g，白茅根 50g，槟榔 10g，草果 10g，厚朴 10g，丹参 10g。

2. 肝肾阴虚兼瘀毒证

主症：头晕，头痛，腰酸膝软，口干咽燥，五心烦热，大便干结，尿少色黄，面色晦暗，舌暗红少苔，或有瘀点瘀斑，脉沉细或弦细而涩。

治法：滋补肝肾，解毒通络，祛邪滋阴。

处方：杞地肾衰安汤加减。枸杞子 20g，生地黄 15g，北沙参 15g，当归 20g，麦冬 20g，血竭 3g（冲服），僵蚕 10g，蝉蜕 10g，络石藤 10g，土茯苓 60g，白茅根 50g，槟榔 10g，草果 10g，厚朴 10g，丹参 10g。

3. 脾肾阳虚兼瘀毒证

主症：畏寒肢冷，倦怠乏力，气短懒言，食少纳呆，腰酸膝软，腰部冷痛，脘腹胀满，大便不实，夜尿清长，面色晦暗，舌淡暗有齿痕，或有瘀点瘀斑，脉沉弱或沉涩。

治法：温补脾肾，解毒通络，祛邪助阳。

处方：附桂肾衰安汤加减。制附子5g（先煎），肉桂10g，黄芪50g，补骨脂15g，陈皮10g，益母草10g，甘草5g，血竭3g（冲服），僵蚕10g，蝉蜕10g，络石藤10g，土茯苓60g，白茅根50g，槟榔10g，草果10g，厚朴10g，丹参10g。

4. 阴阳两虚兼瘀毒证

主症：畏寒肢冷，五心烦热，口干咽燥，腰酸膝软，夜尿清长，大便干结，面色晦暗，舌暗红有齿痕，或有瘀点瘀斑，脉沉细而涩。

治法：阴阳双补，解毒通络，祛邪益肾。

处方：龟鹿肾衰安汤加减。龟甲胶10g（烊化），鹿角胶10g（烊化），人参10g（包煎），枸杞子20g，血竭3g（冲服），僵蚕10g，蝉蜕10g，络石藤10g，土茯苓60g，白茅根50g，槟榔10g，草果10g，厚朴10g，丹参10g。

5. 痰热湿浊兼瘀毒证

主症：恶心呕吐，肢体困重，食少纳呆，脘腹胀满，口中黏腻，舌质紫暗，或有瘀点瘀斑，苔厚腻，脉弦滑。

治法：化痰泄浊，解毒化瘀，祛邪益肾。

处方：二陈肾衰安汤加减。姜半夏5g，陈皮10g，藿香30g，竹茹20g，酒大黄10g，枳实10g，苏叶10g，黄连10g，血竭3g（冲服），僵蚕10g，蝉蜕10g，络石藤10g，土茯苓60g，白茅根50g，槟榔10g，草果10g，厚朴10g，丹参10g。

辨证加减：口干加玄参、石斛、天花粉、五味子、葛根；消谷善饥加麦冬、石膏；多尿加益智仁、诃子；手足心热加青蒿、黄柏；腰酸加杜仲、桑寄生；盗汗加牡蛎、麻黄根、浮小麦；畏寒加肉桂、小茴香；恶心呕吐加苏叶、黄连；视物模糊加丹参；血尿加地榆、仙鹤草；蛋白尿加陈皮、络石藤、僵蚕、蝉蜕；尿酸高加猫爪草、秦皮、秦艽；血脂高加榛子花、薏苡仁；纳呆加焦三仙、鸡内金；咽喉不利加紫荆皮、马勃、郁金等。

另外，还可配合外用灌肠法，内外同治。灌肠方组成：酒大黄10g，厚朴10g，枳实10g，金银花20g，生牡蛎50g（先煎），黄芪50g，制附子5g（先煎），土茯苓100g。水煎外用，祛邪益肾。2日1剂，日1次，每次100mL，睡前保留灌肠，4周为1个疗程，4周后查肾功能。各证型均可配合使用。

四、验案精选

（一）慢性肾衰竭气阴两虚兼瘀毒证案

李某，男，32岁，2010年11月9日初诊。

主诉：间断乏力1年，加重伴眼睑浮肿1个月。

现病史：1年前无明显诱因出现乏力症状，就诊于某医院查肾功能示肌酐342μmol/L，行肾脏穿刺后诊断为IgA肾病，住院治疗（具体用药不详），好转后出院。1个月前患者上述症状加重，伴眼睑浮肿，今日来诊。

刻下症：乏力，眼睑浮肿，头晕，偶有头痛，胸闷，五心烦热，纳可，眠差，小便清长，大便干。舌红苔薄白，有裂纹，脉弦细。尿常规示隐血（＋），蛋白（＋）。肾功能示肌酐244μmol/L，尿素氮9.9mmol/L。

西医诊断：慢性肾功能衰竭。

中医诊断：肾衰病（气阴两虚兼瘀毒证）。

治法：益气养阴，解毒通络，祛邪益肾。

处方：①口服方：人参10g（包煎），黄芪50g，黄精50g，熟地黄15g，生地黄10g，僵蚕10g，蝉蜕10g，络石藤10g，土茯苓60g，白茅根50g，槟榔10g，草果10g，厚朴10g，丹参10g，天麻10g，车前子10g（包煎）。12剂，每日1剂，水煎分3次饭后服。

②灌肠方：酒大黄10g，厚朴10g，枳实10g，牡蛎50g（先煎），黄芪

50g，制附子5g（先煎），金银花20g，土茯苓100g。6剂，2日1剂，水煎取汁200mL，睡前保留灌肠。

另予咽喉利清糖浆，1次1~2支，1日3次，口服。云南白药1g，早晚冲服。金水宝胶囊6粒，日3次，口服。

嘱患者注意休息，严守"一则八法"，优质低蛋白饮食。

2010年11月23日二诊。乏力减轻，眼睑浮肿，头晕缓解，偶有头痛，胸闷、心烦略好转，纳可，眠差，尿频，大便干。舌红，苔薄白，有裂纹，脉弦细。尿常规示隐血（±），蛋白（＋）。肾功能示肌酐208μmol/L，尿素氮9.0mmol/L。效不更方，续服6剂。保留灌肠，余药照用。

2010年11月30日三诊。乏力减轻，头晕缓解，偶有头痛，胸闷好转，纳可，眠差改善，尿频缓解，大便干好转。舌红苔薄白，脉弦细。尿常规示隐血（－），蛋白（±）。肾功能示肌酐187μmol/L，尿素氮7.8mmol/L。患者自述饭后恶心，偶有胃痛，予上方加苏叶10g，黄连10g，续服12剂。保留灌肠，余药照用。

2010年12月14日四诊。乏力明显减轻，无眼睑浮肿，头晕明显缓解，无头痛、心烦，胸闷明显好转，纳眠可，二便可。舌红苔薄白，脉弦细。尿常规示隐血（－），蛋白（±）。肾功示肌酐131μmol/L，尿素氮7.3mmol/L。予一诊方6剂，3剂研末，加紫河车粉300g，混合炒香，每次3g，日3次，冲服。继续保留灌肠。

【按语】

慢性肾衰竭现代多数医家认为其属中医学"水肿""关格""癃闭""尿毒"等疾病范畴。南征教授认为该病的病因包括外感毒邪和禀赋薄弱，病位在肾，累及他脏。外感病邪侵及肾脏，失治误治，日久不愈，导致肾阳衰微，真阴亏耗。体内升清降浊的功能受到破坏，不能及时运化水液及毒物，因而造成湿浊、湿热、瘀血和尿毒潴留，形成因虚致实、虚中夹实的复杂局面。毒损肾络是慢性肾衰竭的病机关键。肾失封藏，不能约束肾精之闭藏，精血反而外溢，故出现血尿、蛋白尿、水肿等症状，日久蓄积水毒、痰浊、瘀毒等病理产物，导致本病的发生。

【跟诊手记】

该患者因间断乏力1年，加重伴眼睑浮肿1个月就诊。根据其症状及相关检查，诊断为慢性肾衰竭。肾精不足，脾气虚衰，清气不升，故见乏力、头晕；湿毒潴留，津液运化失常，故见眼睑浮肿、小便清长；瘀阻脑窍则见头痛；瘀阻心脉则见胸闷；病程日久，真阴亏耗，阴虚火旺，故见五心烦热、眠差、大便干。舌红苔薄白、有裂纹、脉弦细皆为气阴两虚兼瘀毒证之征象。治疗时以益气养阴、解毒通络、祛邪益肾为法，方用参芪肾衰安汤加减。人参味甘、微苦、微温，归脾、肺、心、肾经，大补元气，补脾益肺，生津养血；黄芪味甘、温，归肺、脾经，益气固表；黄精味甘、平，归脾、肺、肾经，滋肾润肺，补脾益气。此三味合用，补脾益肾，共为君药。熟地黄甘温，滋阴补血；生地黄滋阴清热，甘寒生津。二者合用为臣药，以滋阴补血清热。僵蚕、蝉蜕、络石藤皆可祛风以通畅肾络，肾络得通，诸毒可去。土茯苓甘淡渗利，解毒利湿；白茅根味甘性寒，清热利尿，而达利水消肿、利尿通淋之功，二药可去肾中之湿毒、水毒；槟榔能消能磨，除伏邪，为疏利之药，草果辛烈气雄，除伏邪盘踞，厚朴破戾气所结，三味协力直达病所，使邪气溃败，速离膜原，是以为达原也；丹参味苦、微寒，归心、肝经，清血热，通经络，祛瘀生新；天麻味辛性温，平抑肝阳；车前子味甘、微寒，归肝、肾、肺、小肠经，利尿通淋渗湿。上述诸药共为佐使药，以助君药益气养阴之功，荡涤瘀毒。

（刘世林 整理）

（二）慢性肾衰竭肝肾阴虚兼瘀毒证案

黄某，男，53岁，2017年6月15日初诊。

主诉：腰痛11年，加重伴乏力6个月。

现病史：患者11年前在当地医院确诊为IgA肾病，其间未坚持治疗。半年前体检发现肌酐260μmol/L，其间口服黄葵胶囊，效果不佳，为求进一步治疗来诊。

刻下症：口干咽干，背酸腰痛，口苦，耳鸣，五心烦热，眠差多梦。舌质暗，苔薄白，脉沉细无力。血压 140/80mmHg。尿常规示隐血（－），蛋白（＋）。肾功能示肌酐 320.5μmol/L，尿素氮 10.7mmol/L，尿酸 483μmol/L。

既往史：右肾切除术后 9 年。

西医诊断：慢性肾衰竭。

中医诊断：肾衰病（肝肾阴虚兼瘀毒证）。

治法：滋补肝肾，解毒通络，祛邪滋阴。

处方：①口服方：枸杞子 15g，槟榔 5g，熟地黄 20g，黄精 50g，血竭 3g（先煎），黄芪 50g，牛膝 10g，厚朴 10g，丹参 10g，土茯苓 60g，金荞麦 10g，白僵蚕 10g，蝉蜕 10g。12 剂，每日 1 剂，日 3 次，水煎饭后服。

②灌肠方：酒大黄 10g，厚朴 10g，枳实 10g，牡蛎 50g（先煎），黄芪 50g，制附子 5g（先煎），金银花 20g，土茯苓 100g。6 剂，2 日 1 剂，水煎取汁 200mL，睡前保留灌肠。

另予紫河车粉，每次 3g，日 3 次，温开水冲服。碳酸氢钠片，5 片，日 3 次，口服。金水宝胶囊，6 粒，日 3 次，口服。

严格遵守"一则八法"，有效管控机体。

2017 年 6 月 27 日二诊。背酸腰痛减轻，口干、咽干改善不明显。尿常规示蛋白（＋），隐血（－）。肾功能示尿素氮 10.8mmol/L，肌酐 297μmol/L，尿酸 450μmol/L。前方加葛根 10g，玉竹 10g。余药同前。

2017 年 7 月 7 日三诊。口干、咽干改善，眠差多梦明显。舌质红，苔白腻，脉细数。尿常规示蛋白（＋），隐血（－）。肾功能示尿素氮 9.9mmol/L，肌酐 256μmol/L，尿酸 390μmol/L。上方去葛根、玉竹，加酸枣仁 30g，柏子仁 10g。余药同前。

2017 年 7 月 19 日四诊。眠差、多梦略有减轻，五心烦热未明显改善，舌质红，苔白，脉细数。尿常规示蛋白（＋），隐血（－）。肾功能示尿素氮 9.9mmol/L，肌酐 206μmol/L，尿酸 423μmol/L。上方去酸枣仁、柏子仁，加青蒿 10g，地骨皮 10g。余药同前。

2017 年 7 月 31 日五诊。上述诸症明显好转，舌质红，苔白，脉沉细。尿常规示蛋白（±），隐血（－）。肾功能示尿素氮 9.2mmol/L，肌酐 174μmol/

L，尿酸401μmol/L。上方继服。

2017年8月12日六诊。患者自诉无明显不适。尿常规示蛋白（-），隐血（-）。肾功能示尿素氮7.8mmol/L，肌酐116μmol/L，尿酸364μmol/L。一诊方9剂，3剂研末，加紫河车粉300g，混合炒香，每次3g，日3次，冲服。嘱患者每周检查尿常规，有变化随诊。每月定期复诊及检查肾功能。

【按语】

本病的发生发展主要由于早期肾脏疾病失治误治，造成水邪蓄积日久，湿、浊、痰、瘀等毒邪聚集。予睡前外用保留灌肠药，灌肠方祛瘀泄浊，取《内经》"清阳出上窍，浊阴出下窍"之义，使浊毒从下窍而出，清升浊降，瘀毒化则病解。肝疏泄有度，则气机条达，三焦通畅。若肝气郁滞，失于疏泄，气机不畅，经脉不利。三焦水道壅滞不通则水液内停，常导致面目肢体浮肿、腹水等症。慢性肾衰竭多有水肿之症。《景岳全书》曰："肿胀之病，原有内外之分。验之病情，则唯在气水二字足以尽之。故凡治此症者，不在气分，则在水分，能辨此二者而知其虚实，无余蕴矣。病在气分，则当以治气为主；病在水分，则当以治水为主。然水气本为同类，故治水者，当兼理气，以水行气亦行也。此中玄妙，难以尽言。"由此可见，气机畅达对于水液代谢的重要作用。

【跟诊手记】

该患者以口干咽干、背酸腰痛、口苦、耳鸣、五心烦热为主症，舌质暗，苔薄白，脉沉细无力，是肝肾阴虚兼瘀毒之证。肾寓真阴真阳，肾中阴阳为五脏阴阳之根本，肝藏血，肾藏精。肝血需要肾精的滋养，肾精又依赖于肝血的化生，此为精血同源，或肝肾同源。肾阴虚，水不涵木，而致肝阴不足，若肾精亏损，则会导致肝血不足，而肝血不足也会致肾精亏损。灌肠方以小承气汤推陈致新，散满祛病，斩将夺关。金银花清热解毒；牡蛎化痰软坚，清热除湿，该药意在介类潜镇，质重下行，味咸性寒，并能软坚。对于难化之浊毒，恐化湿祛痰之力难以动邪，故配软坚之品，助上药逐邪，并且该药性涩，能留药，意在缓下药之力，而无留邪之弊，使其缓逐，邪气尽出。制附子辛热，散寒通络，补火助阳，《医学衷中参西录》言其"能升能降，能内达能外散，凡凝寒痼冷之结于脏腑，着于筋骨，痹于经络血脉者，皆能开之通之"。此处用一味温通之品，意在避上药峻猛凉遏之意，另有通络之能，引诸药祛瘀泄浊。黄芪补气升阳，《本草汇言》谓其"祛风运毒之药"，此补气药是取其升举之意，能使诸药随气上行，停留于肠腑，各司其职。另外，黄芪有通络之能，通过充养体内正气，荣养络脉，引诸药入络。

（刘世林 整理）

（三）慢性肾衰竭脾肾阳虚兼瘀毒证案

刘某，女，52 岁，2017 年 5 月 23 日初诊。

主诉：发现肾功能异常 1 个多月。

现病史：患者 1 个月前体检发现肾功能异常，于当地医院住院治疗。出院后，症状未明显改善。

刻下症：怕冷，乏力，腰酸，足跟痛，纳差，舌质红，苔薄白，脉弦细无力。尿常规示蛋白（＋＋），肾功能示肌酐 197μmol/L，尿素氮 14.2mmol/L，尿酸 485μmol/L。

既往史：高血压病病史 6 年，现口服缬沙坦氢氯噻嗪片。

西医诊断：慢性肾衰竭，高尿酸血症。

中医诊断：肾衰病（脾肾阳虚兼瘀毒证）。

处方：①口服方：制附子 5g（先煎），肉桂 10g，黄芪 50g，补骨脂 15g，陈皮 10g，益母草 10g，甘草 5g，血竭 3g（冲服），僵蚕 10g，蝉蜕 10g，络石藤 10g，土茯苓 60g，白茅根 50g，槟榔 10g，草果 10g，厚朴 10g，丹参 10g，猫爪草 10g，车前子（包煎）。6 剂，每日 1 剂，日 3 次，水煎饭后服。

②灌肠方：酒大黄 10g，厚朴 10g，枳实 10g，牡蛎 50g（先煎），黄芪 50g，制附子 5g（先煎），金银花 20g，土茯苓 100g。3 剂，2 日 1 剂，水煎取汁 200mL，睡前保留灌肠。

另予紫河车粉，每次 3g，日 3 次，西洋参水送服。西洋参 5g，加去皮生姜 3 片，水煎代茶饮，每日约 1300mL。

嘱患者严格遵守"一则八法"，按照饮食表控制饮食，避免劳累，静养。

2017年6月21日二诊。尿常规示蛋白（＋），隐血（－）。肾功能示肌酐150μmol/L，尿素氮5.1mmol/L，尿酸381μmol/L。怕冷、腰酸症状减轻，眠差，入睡困难，舌质红，苔薄白，脉沉细。上方加酸枣仁15g，柏子仁15g，首乌藤30g。12剂，水煎服。继续保留灌肠。

2017年7月3日三诊。尿常规示蛋白（－），隐血（－）。肾功能示肌酐136μmol/L，尿素氮4.1mmol/L，尿酸372μmol/L。患者自诉汗出明显，睡眠改善，上方去酸枣仁、柏子仁、首乌藤，加浮小麦10g，麻黄根10g。12剂，水煎服。继续保留灌肠。

2017年7月15日四诊。尿常规示蛋白（－），隐血（－）。肾功能示肌酐118μmol/L，尿素氮6.0mmol/L，尿酸365μmol/L。无明显不适感。上方6剂，3剂水煎服，3剂研末，加紫河车粉300g，混合炒香，每日3g，日3次，冲服。继续保留灌肠。每月定期复诊，严格遵守"一则八法"。

【按语】

慢性肾衰竭病机错综复杂，大多数证候虚实错杂，总结为本虚标实，正虚是最常见的问题。肾藏精，又为水火之宅，先天禀赋不足，则肾元虚惫，若后天失调，劳伤肾气或房室损精，久病及肾，或药物伤正，毒邪伐正，皆可致肾虚。肾为先天之本，脾为后天之本，《医述》曰："先天为后天之根。"脾的运化须肾阳的温煦，肾阳虚衰，则脾阳亦伤，脾阳虚失其健运，则水谷生化乏源，无以化生精微，临床出现乏力、倦怠、纳呆等症。《素问·经脉别论》曰："饮入于胃，游溢精气，上输于脾。脾气散精，上归于肺，通调水道，下输膀胱，水精四布，五经并行。"肺、脾、肾、三焦、膀胱等脏腑共同调节水液代谢，是水液代谢的重要场所。

【跟诊手记】

肾为先天之本，内藏真阴而寓元阳，主司开阖，为全身气化之根。脾为后天之本，主运化，升清降浊。水液运化失常，水湿困脾，脾失健运，胃失和降，则纳差、恶心呕吐。肾气不足，不能化生精血，致气血亏虚，则神疲乏力。可见本病与脾肾密切相关，脾肾在慢性肾衰竭的发生、发展、预后等方面起着非常重要的作用。《素问·生气通天论》载"因而强力，肾气乃伤"

"多食甘，则骨痛而发落"。《素问·六节藏象论》说："肾者，主蛰，封藏之本，精之处也"。肾气虚，气化失司，开阖不利，水液代谢紊乱，浊毒内留，肌酐、尿素氮等代谢产物潴留。肾阴虚，阴不制阳，阴阳失于平衡，加重体内代谢失调。因此，对于病程中的气血阴阳失衡要特别关注，随症加减治之。

（祝志岳　整理）

（四）慢性肾衰竭阴阳两虚兼瘀毒证案

周某，女，61岁，2017年3月1日初诊。

主诉：间断乏力8个月，加重1周。

现病史：8个月前无明显诱因出现乏力，于当地医院检查发现肾功能异常，未接受系统治疗，1周前乏力加重。

刻下症：乏力，咽干，畏寒肢冷，五心烦热，口干咽燥，腰酸膝软，偶有头晕，视物不清，眠差，纳差，二便可。血压130/80mmHg。彩超示双肾弥漫性改变，右肾囊肿。尿常规示蛋白（＋＋）。肾功能示肌酐199μmol/L，尿酸504μmol/L。

既往史：高血压病病史5年，病程中血压最高达180/100mmHg，口服氨氯地平片降压，血压控制在140/90mmHg左右。

西医诊断：慢性肾衰竭，高血压病，高尿酸血症，右肾囊肿。

中医诊断：肾衰病（阴阳两虚兼瘀毒证）。

治法：阴阳双补，解毒通络，祛邪益肾。

处方：①口服方：龟甲胶10g（烊化），鹿角胶10g（烊化），人参10g（包煎），枸杞子20g，血竭3g（冲服），僵蚕10g，蝉蜕10g，络石藤10g，土茯苓60g，白茅根50g，槟榔10g，草果10g，厚朴10g，丹参10g。6剂，每日1剂，日3次，水煎饭后服。

②灌肠方：酒大黄10g，厚朴10g，枳实10g，牡蛎50g（先煎），黄芪50g，制附子5g（先煎），金银花20g，土茯苓100g。3剂，2日1剂，水煎取汁200mL，睡前保留灌肠。

另予金水宝胶囊，6粒，日3次，口服。碳酸氢钠片，5粒，日3次，口服。咽喉利清糖浆，1~2支/日。紫河车3g，日3次，冲服；西洋参5g，加生姜3片，水煎代茶饮，每日1300mL左右。

嘱患者严格遵守"一则八法"，继续口服原降压药物。

2017年3月6日二诊。怕冷减轻，头晕改善不明显。舌质暗，体大，苔白，脉沉细无力。血压150/80mmHg。尿常规示蛋白（++），隐血（-）。肾功能示肌酐188μmol/L，尿素氮7.2mmol/L，尿酸501μmol/L。上方加钩藤40g（后下），天麻10g。6剂，水煎服。余药同前。

2017年3月13日三诊。头晕减轻，舌质暗，苔白，脉沉细。血压130/80mmHg。尿常规示蛋白（+），隐血（-）。效不更方，上方12剂，水煎服。保留灌肠，余照服。

2017年3月27日四诊。手脚麻木，舌质暗，苔白，脉沉细。血压130/70mmHg。尿常规示蛋白（±），隐血（-）。上方加桃仁10g，红花10g。6剂，水煎服。保留灌肠，余照服。

2017年4月4日五诊。无明显不适，舌质红，苔薄白，脉沉细。血压130/70mmHg。尿常规示蛋白（-），隐血（-）。肾功能示肌酐112μmol/L，尿素氮6.1mmol/L，尿酸435μmol/L。一诊方9剂，6剂水煎服，余3剂研末，加紫河车粉300g，混合炒香，3g，日3次，冲服。继续保留灌肠。

【按语】

肾阴、肾阳是全身阴阳之根本，"五脏之阳非此不能发，五脏之阴非此不能滋"。肾阴即真阴，又称元阴，亦是命门之水；肾阳即真阳，又称元阳，亦是命门之火。故肾阴肾阳在一定程度上代表人体整体的阴阳。清代章虚谷《医门棒喝》曰："治病主要，首查察人体质之阴阳强弱，而后方能调之使安。"在疾病发生发展过程中，脾肾两脏互为因果。脾为后天之本，气血生化之源，肾为先天之本，脏腑阴阳之根。肾气不足，可导致脾胃虚弱，而脾胃运化力弱，亦可引起肾精亏乏。气虚及阳，久病及肾，肾阳虚不能温煦脾阳，脾阳久虚损及肾阳，而致脾肾阳虚，阳损及阴，肾阴亏虚无以滋养肝阴而致肝肾阴虚，最终导致阴阳两虚。

【跟诊手记】

久病入络，毒邪伤及肝肾之阴，肾之体用皆损，渐至阴阳两虚。治以阴阳双补、解毒通络、祛邪益肾。方中枸杞子味甘性平，专入肝肾，而能补肝肾，益精气，《药性论》曰："补益精，诸不足。"人参甘温，补气生津安神，《滇南本草》言其"治阴阳不足，肺气虚弱"，《主治秘要》言其"补元气，生津液"。二药合用，补元气、养阴精。龟甲胶滋阴养血止血；鹿角胶归肾、肝经，《玉楸药解》言其"温肝补肾，滋益精血"。二者为滋补阴血之要药。土茯苓甘、淡、平，解毒除湿，可入百络；白茅根甘寒，凉血止血，清热利尿。两味同用可治疗邪毒循咽下犯，损于肾络之病。血竭甘、咸、平，祛瘀定痛止血。络石藤、蝉蜕、白僵蚕皆可祛风以通畅肾络，肾络得通，诸毒可去。槟榔能消能磨，除伏邪，为疏利之药，又除岭南瘴气；厚朴破戾气所结；草果辛烈气雄，除伏邪盘踞，三味合力直达病所，使邪气溃败，速离膜原，是以为达原也。丹参苦、微寒，活血祛瘀，《本草纲目》谓其破宿血，生新血。一味丹参，功同四物。

（祝志岳 整理）

（五）慢性肾衰竭痰热湿浊兼瘀毒证案

李某，女，54岁，2008年1月17日初诊。

主诉：乏力8年，加重伴恶心2个月。

现病史：8年前无明显诱因出现乏力症状，就诊于某医院，诊断为慢性肾炎，予金水宝胶囊口服治疗。2个月前上症加重，伴恶心。

刻下症：乏力，恶心，口黏，肢体困重，双下肢浮肿，下肢关节疼痛，纳差，眠差，夜尿3次，尿频，大便质黏，日一行。舌质紫暗，苔白腻，脉弦滑。尿常规示隐血（++），蛋白（+）。肾功能示肌酐167.8μmol/L，尿酸381μmol/L，尿素氮9.1mmol/L。

西医诊断：慢性肾衰竭。

中医诊断：肾衰病（痰热湿浊兼瘀毒证）。

治法：化痰泄浊，解毒化瘀，祛邪益肾。

处方：①口服方：姜半夏 5g，陈皮 10g，藿香 30g，竹茹 20g，大腹皮 10g，酒大黄 10g，枳实 10g，苏叶 10g，黄连 10g，僵蚕 10g，蝉蜕 10g，络石藤 10g，土茯苓 60g，白茅根 50g，槟榔 10g，草果 10g，厚朴 10g，丹参 10g。12 剂，每日 1 剂，日 3 次，水煎饭后服。

②灌肠方：酒大黄 10g，厚朴 10g，枳实 10g，牡蛎 50g（先煎），黄芪 50g，制附子 5g（先煎），金银花 20g，土茯苓 100g。6 剂，2 日 1 剂，水煎取汁 200mL，睡前保留灌肠。

另予金水宝胶囊 6 粒，日 3 次，口服。

嘱患者注意休息，严守"一则八法"，优质低蛋白饮食。

2008 年 1 月 31 日二诊。诸症减轻，舌质紫暗，苔白腻，脉弦滑。尿常规示隐血（++），蛋白（±）。肾功能示肌酐 148μmol/L，尿酸 380μmol/L，尿素氮 6.8mmol/L。上方加茯苓 15g，薏苡仁 30g，黄柏 10g，续服 12 剂。保留灌肠，余照服。

2008 年 2 月 14 日三诊。轻微乏力，无恶心、口黏，双下肢浮肿明显减轻，纳可，眠可，夜尿 1 次，大便可，日一行。舌质暗红，苔薄白，脉沉细。尿常规示隐血（+），蛋白（±）。肾功能示肌酐 155μmol/L，尿酸 382μmol/L，尿素氮 8.1mmol/L。效不更方，续服 12 剂。保留灌肠，余照服。

2008 年 2 月 28 日四诊。双下肢无浮肿，余症均明显好转，舌质暗红，苔薄白，脉沉细。尿常规示隐血（±），蛋白（±）。肾功能示肌酐 132μmol/L，尿酸 380μmol/L，尿素氮 7.8mmol/L。效不更方，续服 12 剂。保留灌肠，余照服。

2008 年 3 月 14 日五诊。无明显不适，舌质暗红，苔薄白，脉沉细。尿常规示隐血（-），蛋白（±）。肾功能示肌酐 116μmol/L，尿酸 365μmol/L，尿素氮 6.1mmol/L。予上方 6 剂，3 剂研末，加紫河车粉 300g，混合炒香，3g，日 3 次，冲服。保留灌肠，余照服。

【按语】

脾主运化水湿，素体脾虚或久病伤脾，水液代谢失常，为痰为饮。脾虚中气不足，气虚血瘀。慢性肾竭患者或素体肾虚，或失治、治不得法，痰、湿、瘀、郁、热、毒等各种病邪不能及时化解，一方面可直接损伤经脉，另一方面病久则传化，损伤肾络，同时又聚集为患，致痰、瘀、毒等再生，形成恶性循环的病理状态，影响肾络的气血运行和津液输布，致使肾之血络瘀结肿胀，肾体受伤，肾用失职，痰、湿、浊、瘀、毒等聚集体内，浊毒在体内久而化热，形成痰热湿浊兼瘀毒证。《素问·标本病传论》云："先病而后生中满者，治其标。""小大不利，治其标。"故治疗上，瘀毒则祛瘀通络以解毒，湿毒则祛湿解毒，浊毒则芳香化毒、通腑排毒，热毒则清热解毒。解毒法就是化解转化毒素，使毒邪分解和排出，给毒邪以出路，促使机体恢复生理平衡，邪去则正安。同时补充肾精以充养先天，化生五脏六腑之精。

【跟诊手记】

方中半夏、藿香、竹茹，共奏宣畅气机、清利湿热之功。陈皮理气健脾燥湿，诸湿肿满，皆属于脾；《名医别录》言陈皮"主脾不能消谷，气冲胸中，吐逆霍乱，止泄"。方中大黄、厚朴、枳实为小承气汤，取轻下热结之意，令痰热湿毒等邪由便而解，则邪出而身安。苏叶、黄连合用，可治湿热阻滞中焦，气机不畅所致的脘腹痞满、恶心呕吐。络石藤、蝉蜕、白僵蚕皆可祛风以通畅肾络，肾络得通，诸毒可去。土茯苓、白茅根合用治疗邪毒循咽下犯，损于肾络之证，治以清热解毒利咽，利尿祛瘀止血。槟榔能消能磨，除伏邪，为疏利之药，又除岭南瘴气；厚朴破戾气所结；草果辛烈气雄，除伏邪盘踞。三味合力，直达病所，使邪气溃败，是以达原也。

（鲍鹏杰　刘世林　祝志岳　整理）

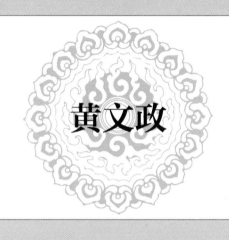

黄文政

一、医家简介

黄文政（1941—），男，主任医师，教授，博士研究生导师，首届全国名中医，天津市名中医，第二、四、五、六批全国老中医药专家学术经验继承工作指导老师，国家中医药管理局全国优秀中医临床人才研修项目指导老师，享受国务院政府特殊津贴。曾任天津中医药大学第一附属医院副院长、内科主任。1962 年毕业于天津中医学院，经 5 年理论及临床学习打下良好基础，曾师从柴彭年教授，并得到哈荔田、董晓初、顾小痴等中医大家的指导，通过不断学习及实践，逐渐积累，最终学有所成，从事中医内科临床、科研、教学工作 60 余年。临床擅长中医内科疾病的诊疗，在中医药治疗肾病、脾胃病及内科疑难病方面有丰富经验。尤在肾病方面，创立"疏利少阳三焦"的治疗大法，在治疗急性肾炎、慢性肾炎、肾病综合征、慢性肾衰竭等慢性肾病方面取得了良好疗效。共发表学术论文 140 余篇，培养硕、博士研究生及师带徒、指导优秀临床人才共计 60 余人，其中 12 人获省、市级名中医称号。

二、学术观点

（一）"三焦"学术思想

黄文政教授通过考证《辞海》《淮南子》等文献，提出三焦的物质基础是一个协调脏腑经络功能和信息传导的庞大而又复杂的网络系统，类似于西医学的神经－内分泌－免疫网络。以三焦为核心，以肾为基础，其功能旨在通行元气、运行水谷、决渎水道。具体分为三个系统：①肾为三焦元气的运行系统：肾中精气化生元气，通过三焦分布全身，促进人体生长发育，温煦和激发各脏腑的功能活动。②肺、脾、肾为三焦水液系统：人体的水液由胃受纳，然后通过脾的运化而布散，之后通过肺的通调、肾的气化作用，通过三焦的通道，经膀胱排出体外。③心、肝、肾为三焦相火系统：心为君火在上，肝寓相火在中，肾属命门相火在下。基于以上理论，黄文政教授认为三焦主导气化，包含了五脏的气化，涵盖了整体气血津液的运行和调整，由此确立了疏利少阳法，重在调理三焦气化。在"疏利少阳、标本同治、整体调节"的思想指导下，将"疏利少阳气机，清解少阳郁热，渗利三焦水湿"的治法广泛应用于急慢性肾小球肾炎、肾病综合征、慢性肾功能不全等肾脏病的治疗当中。

（二）肾主藏精泄浊理论

黄文政教授基于《本经疏证》中"盖肾固藏精泄浊之总汇也"理论，提出了肾的藏泄功能实际表现为肾脏储藏精气、排除浊气的既相互对立又相互联系的两个方面，反映了肾脏生理功能的动态平衡。精是人体生命活动的物质基础。肾藏精意义有二：一为肾气与天癸作用产生的精，即男女媾和之精气，称先天之精；二为五脏六腑之精，来源于水谷精微，称后天之精。先天之精赖后天之精的充养，后天之精靠先天之精的生化，两者相互为用，相互影响。精藏于肾，气化生于精，所以精气的盛衰对人的生殖能力和生长发育起着决定性的作用。人从幼年开始，由于肾之精气逐步充实，而有齿更发长之变化；青年肾之精气充盛，天癸至；中老年机体功能减退，形体也逐渐衰老。所以人体生殖能力和生长发育的过程就是肾之精气自然盛衰的体现。病理方面，凡生长发育和生殖能力异常者，无不与肾之精气有关，如女子不孕、闭经，男子精弱、阳痿遗精，小儿发育迟缓、发脱齿枯、筋骨痿软等，皆由肾不藏精、肾之精气虚衰所致，治疗则当从补肾益精入手。

肾主泄浊。浊是人体代谢的产物，肾主泄浊是指肾的气化作用能升清降浊，即将精微藏于肾，供人体生命活动之需要，而将代谢后的废物从大小便排出体外，因肾开窍于二阴，也即"浊阴出下窍"之意。肾有藏有泻才能保持人体新陈代谢的动态平衡。不仅肾藏精与泄浊是这样，就是肾藏精本身也是如此。肾既能藏精气，也能输布精气给其他脏腑，正如清代程杏轩引《怡堂散记》中所云："肾者，受五脏六腑之精而藏之，故五脏六腑盛乃能泻，是精藏于肾而非生于肾，五脏六腑之精，肾藏而司其疏泄，疏泄以时，则五脏六腑之精相续不绝。"具体描述了肾受藏脏腑精气，又及时地输布给其他脏腑的动态关系。

肾的藏精与泄浊是既相互对立又相互联系的。只有肾藏精，肾之精气充盛，其气化功能才能正常进行。在肾的气化作用下，人体内的水谷、水液及各种新陈代谢活动才能正常进行，也只有在肾的气化作用下，代谢后的产物才能顺利排出体外。反之，肾之精气不足，则气化不利，代谢产物不能排出，化为浊邪潴留体内，则升降失司，三焦壅塞，外溢肌肤，内陷心包，动风破血，变证蜂起。同时浊邪克伐肾精，使肾气更加虚衰，形成恶性循环。临床肾衰竭所见呕恶、腹满、便结、瘙痒、神昏、惊厥、衄血等症，其寒热交错，虚实相兼，异常复杂而凶险，然究其根本，不外精气亏损和浊邪弥漫两端，治疗唯固肾、泄浊两法。

（三）久病入络

久病入络的理论源于《内经》和《伤寒杂病论》。久病入络实质是指一些久病难愈之顽症，应用通络法，疏通络道以取效。除行气活血外，张仲景尤重虫类药之应用，如大黄䗪虫丸、鳖甲煎丸、抵当汤（丸）等。至清代叶天士《临证指南医案》提出："初病气结在经，久病血伤入络。"并指出"络以辛为泄"，应用辛润通络、辛温通络、辛香通络、辛咸通络之法治疗，特别是主张使用虫蚁辛咸之品，深达络脉以搜剔顽痰死血。20世纪80年代，朱良春教授总结虫类药治疗疑难病，提出十法，即攻坚破积、活血化瘀、息风定惊、宣风泄热、搜风解毒、行气和血、壮阳益肾、消痈散肿、收敛生肌、扶正培本，使虫蚁搜剔之法的应用达到一个新高度。

20世纪90年代末，络病理论的研究有了新的进展，尤其在病机概念上有了进一步深化和更新。吴以岭院士在临床和实验研究的基础上归纳了络病的三大病机，即络脉瘀阻、络脉绌急和络虚不荣，为治疗慢性肾脏病中顽固难愈之证提供了新思路。如络脉瘀阻，即久病气机阻滞，血行不畅，顽痰死血瘀阻于络脉，相当于血小板凝聚、红细胞变性、血脂增高、微血栓形成及动脉硬化，治以虫蚁搜剔合辛香通络之法，常用水蛭、土鳖虫、蛴螬、穿山甲、蛴螬、蜓蚰、守宫等药物。络脉瘀阻常见于肾病综合征，表现为明显水肿、大量蛋白尿、顽固性血尿等症状，病理上往往合并静脉微血栓形成或局灶性肾小球硬化、肾间质纤维化等，符合久病入络、顽痰死血留而不去之病机，或视作癥积已成之证候，此时一般活血化瘀药，如丹参、川芎、当归、赤芍等疗效欠佳。有研究表明，一般活血化瘀药只能溶解微血栓之表面，而不能达到核心部位，其主要作用是抗凝，唯虫蚁搜剔之药能深达微血栓核心部位而溶解之，其主要作用是促进纤维蛋白溶解。络脉细急，即久病入络，内风萌动，脉络细急挛缩，相当于微血管痉挛与血管内皮功能紊乱，内皮素增高，一氧化氮降低，治以虫蚁搜剔合剂以解痉通络，常用药有全蝎、蜈蚣、蝉蜕、僵蚕、地龙、白花蛇、乌梢蛇、蛇蜕等。络脉细急常见慢性肾脏病顽固蛋白尿、血压升高、轻度浮肿等表现，符合久病入络、内风萌动、脉络挛急之病机，治以虫蚁搜剔以息风解痉通络。临床此类患者常存在小血管痉挛、内皮素升高、一氧化氮降低等表现。用此类药当分轻重，轻者用蝉蜕、僵蚕、地龙，中者加全蝎，重者再加蜈蚣、白花蛇、乌梢蛇，循序渐进，不可过猛以免耗伤气阴。络脉不荣，乃病久气血津液耗损、络脉不充、失于荣养，进而导致络脉瘀阻或络脉细急，治疗当以扶正为主。络脉不荣之于慢性肾脏病，见络脉瘀阻、络脉细急之改变，均是在脾肾亏损、气血不足、气阴两虚等基础上产生的，故应用虫蚁搜剔之品时，须配合健脾补肾、补气养血、益气养阴、滋补肝肾等扶正之药，切不可单独使用，以免克伐太过，徒伤正气。用量上应由小渐大，视患者体质和病情变化，调整扶正祛邪的比例，取得疗效后应逐渐减量直至停用，再以扶正培本以善其后。黄文政教授临床上应用虫蚁搜剔法治疗顽固性蛋白尿和血尿均取得了良好效果。

（四）气机升降理论

气血是人体生命活动的物质基础，诚如唐容川在《血证论》中所说："人之一身，不外阴阳，阴阳两字即水火，水火两字即气血。"气血和谐则能温养脏腑，使之行使生理功能，气血失和则会引起各种疾病。而气血活动的主要方式即出入升降，如《素问·六微旨大论》曰："出入废则神机化灭，升降息则气立孤危。"说明人体气机升降的停止是导致疾病危重甚至死亡的根本机理，气血升降问题是中医病因病机的基本要素。

疾病的治疗在于调和气血。如《素问·至真要大论》言："疏其血气，令其调达，而至和平。"清代姚止庵解释为："疏其壅滞，令上下无碍血气通调，则寒热自如，阴阳调达矣。"调和气血，气病之治，气虚则补，气滞则疏，气降则升，气逆则降；血病之治，血虚则补，血瘀则行，血出则止，总以条达和平而致阴平阳秘，精神乃治。《丹溪心法》云："气血冲和，万病不生，一有怫郁，诸病生焉。故人身诸病，多生于郁。"因此提出"气、血、痰、火、湿、食"六郁之说，创制越鞠丸（香附、苍术、川芎、栀子、神曲）、六郁汤（气郁用香附、苍术、川芎，湿郁用白芷、苍术、川芎、茯苓，痰郁用海浮石、香附、天南星、瓜蒌，火郁用栀子、青黛、香附、苍术、川芎，血郁用桃仁、红花、川芎、香附，食郁用苍术、香附、山楂、炒神曲、针砂）。六郁汤中各种郁证皆用苍术、川芎、香附，可见气血之郁是六郁之总纲。后世宗其说加减应用甚为广泛。黄文政教授曾遇一13岁女孩，肾病综合征停用激素后，仍满月脸、水牛背、体丰腴，舌苔白腻，体重达68kg，不能自然缓解，药物干预亦未见效。诊其脉沉滑，辨证为气血痰湿久郁化热，经脉为之壅塞，出入升降阻遏，予越鞠丸加丹参、桃仁、薏苡仁、蒲公英、鸡内金、白茅根等治疗，治疗3个月，诸症悉减，体重降至42kg。

气机升降存在于五脏六腑的功能之中，如肺之宣发肃降、肝之疏泄涵养、脾胃升降之枢纽、心肾水火既济等。升降失调则生病变，其中又有升降不及、升降太过和当升不升、当降不降之别。升降不及由脏腑虚亏而致，如脾虚清气不升而眩晕，肺虚不能肃降则气逆而喘，大肠少津则传导失司而为便秘。升降太过系脏气有余而致，如肝主升发疏泄，太过则肝气横逆上冲，肝阳化风；六腑以通为顺，太过则泄泻、尿频、遗尿。当升不升、当降不降亦为反常，当升不升反而下陷，如中气下陷之脱肛、阴挺；当降不降则气逆于上，如胃气上逆而作呕恶、嗳气等。凡此种种，皆当分清气机升降之标本缓急，总以调理气机，恢复正常气机之升降为目的。黄文政教授曾遇一老妪，目合不开日久，百医无效，此乃阴跷脉病胆气不升故也，予升麻、麻黄升开之剂，佐以当归、何首乌之类，治疗 1 周，目开自如。又有一少女，目开不合，夜难入寐，以养心安神剂治疗无效。此乃阳跷脉胆气不降所致，遂以郁李仁、竹茹降胆气为主，佐以合欢皮、夜交藤之属，经治 1 周，目合而寐安。此皆胆气升降复常、经脉畅通之例。

三、临床特色

（一）疏利少阳三焦

黄文政教授治疗慢性肾脏病的过程中，发现肾脏疾病的关键病机在于少阳三焦枢机不利，将少阳三焦这种整体疏导调节作用称为"三焦网络调节功能"，心之行血、肝之疏泄、肺之敷布、脾之运化、肾之蒸腾气化、正常水液代谢、血液运行无不依赖少阳三焦这种网络调节功能，若少阳三焦枢机不利，则气化功能受阻，肺、脾、肾三脏功能失司，脏腑升降功能失常，水液代谢障碍，则导致输布、排泄不利，清浊不分，水液潴留，精微物质外泄，血运迟缓等系列病理改变。在治疗中应重点发挥少阳三焦的整体疏导调节作用，通过疏利少阳三焦，使气机得以枢转，脏腑功能得以协调，从而恢复人体内环境的动态平衡。故以疏利少阳法为主，融益气养阴、清热利湿、解毒泄浊、活血化瘀为一体，取得了良好疗效。黄文政教授研制的肾炎 3 号方、肾疏宁和柴芩肾安方等方药在治疗 IgA 肾病、慢性肾炎、血尿、慢性肾功能不全、肾功能衰竭等肾脏疾病方面都体现了"疏利少阳、标本同治、整体调节"的指导思想。这些方剂中用柴胡轻清升散，善于疏肝，解少阳气郁，同时柴胡能"主心腹肠胃结气"。黄芩苦寒清降，与柴胡配伍，一升一降，使少阳之气得以条达，疏利少阳，清解郁热，畅达三焦，枢转气机，恢复三焦的网络调节功能。生黄芪、党参补肺脾之气；女贞子、山茱萸益肝肾之精，扶正以祛邪；山楂、生侧柏叶、地锦草、白花蛇舌草、萹蓄清热利湿；丹参、鬼箭羽、益母草活血化瘀，消毒泄浊。既有整体调节，又含对因治疗，立法全面，选药精当，疗效确切。在临床治疗时注重三焦辨证分治，即上焦重肺，中焦重脾,下焦重肾。《灵枢·本输》云:"少阳属肾,上连于肺,故将两脏。"少阳枢机功能对于肾之气化、肺之宣肃,以致一身气、火、水的升降出入来说,具有重要意义。少阳枢机不利,气、火、水都为之郁,则可致脏腑功能失调,三焦水道不利。水肿、淋浊、尿血、癃闭、关格等变证丛生。由此认为,少阳枢机不利是慢性肾脏病发生发展的重要病理环节,治当疏利少阳气机,清解少阳郁热,渗利三焦水湿。

(二)虫蚁搜剔法

黄文政教授认为虫类药物具有攻坚破积、活血化瘀、搜风剔络、疏风泄热、息风镇痉、消痈散结等功效。肾病病位较深,须虫类药"仗蠕动之物松透病根",具"入络窜透搜剔之性"方能取功,将治疗慢性肾脏病常用的虫类药大致分为两大类:一类专攻活血通络,如地龙、土鳖虫、水蛭等;另一类效专息风镇痉通络,如蝉蜕、僵蚕、蜈蚣、全蝎、乌梢蛇等。根据"久病入络"理论,黄文政教授指出虫蚁搜剔法可广泛应用于慢性肾脏疾病的治疗,尤其在慢性肾脏病终末期阶段,当常用的活血化瘀药如丹参、当归、川芎、桃仁、红花等难以奏效时,唯有虫类药物走窜之性方能搜剔顽痰死血,针对瘀血久留、津枯血燥的慢性肾脏病终末期患者,配合扶正法收效显著。

慢性肾脏病患者伴水肿时,病程迁延日久,脾肾衰败,热灼津亏,瘀滞肾络,水液潴留,泛溢肌肤,发为水肿,治宜健脾补肾、活血化瘀行水,方用防己黄芪汤、己椒苈黄丸等,应用大量活血利水药物及虫类药如地龙、水蛭、土鳖虫等以增强活血利水之功;糖尿病肾脏病日久,精气虚耗,精微亏损则血液不充,气虚无力推动血行,渐至血行不畅而瘀由虚生,或气滞血瘀;阴虚火旺,血被火热煎灼,流动缓慢而成瘀。故在辨证论治的基础上加活血化瘀药,更甚者加用虫类破血逐瘀药,如土鳖虫、水蛭等,以深入肾络,去除痼结之痰瘀。针对老年肾脏病患者,黄文政教授根据辨证常以参芪地黄汤合虫类药加减,扶正祛邪兼顾。

（三）温病透邪存津法

黄文政教授认为在温病卫、气、营、血四个阶段中，气分阶段尤为重要，除卫分证外，在邪气还没有进入营血的阶段时皆属于气分证。气分证治疗有最突出的两点：一是透邪外出，对于当下流行之疫病，如流感、登革热，黄文政教授认为其病机多是邪伏于内，感受外邪，内外相引，病多在卫气之交，或三阳合病，治法中表里双解、透邪外出最为关键；二是存津液，温热病日久多易伤津耗液，因而在整个热病的发展过程中，顾护津液非常关键。黄文政教授认为存津液应分阶段：①疾病初始阶段，病邪从肺胃而入，因而多表现为肺胃阴伤，用养胃汤。②疾病进展阶段，病邪进一步深入，肺胃阴伤向脾肾阴虚转化，此阶段用增液汤。③疾病后期阶段，温病日久进一步伤阴，用咸寒之三甲复脉汤。存津液的思想必须根据病邪的轻、中、重，病位的上、中、下，有层次、分阶段采取对策。黄文政教授在此基础上，又把此思想进一步拓展到内科杂病领域，从而在临床上形成了自己鲜明的临证思辨特点。

（四）重视脉诊和舌诊

黄文政教授积累了丰富的脉诊和舌诊的理论和经验，提出了凭脉辨证法、切肤知热法、扪舌察津法、察便知毒法的概念。凭脉辨证法常针对温病危重病患者，相关资料较少，黄文政教授认为通过脉诊可以判断患者的疾病属性，从而确立正确的治疗方案和措施，扭转病情的危势或颓势。切肤知热法具体来说主要是通过切压患者的局部皮肤，感觉温热的情况，有助于温病的诊断和判定病情。扪舌察津法是以手扪患者的舌面，以感知患者舌面津液的有无，对于神志昏蒙的温病重症患者有关键作用。察便知毒法是密切观察温病患者的大便性质，区分寒热虚实。黄文政教授在诊治重症及神志不清的患者时通过收集患者较为客观的症状信息帮助判断病势，有效指导临床辨证，并将此诊疗技术广泛应用于临床各科，对于症状轻微或无症可辨的患者，仔细进行切诊、闻诊、望诊，以填补问诊的不足。

（五）辨证精当，处方严谨

治病求本是临床医学的最高境界，通过疾病表象、分析、推理、解析、思考、判断病因病机，是中医治疗学的精华。黄文政教授的辨证内容通常包括病因、病位、病理因素、脏腑病机、标本缓急等，临床上他十分强调辨证与立法处方的统一。指出临床应随证候的不断转化而抓主症以明确治则治法，同时须兼顾次症。黄文政教授中医功底深厚，制方严谨，用药颇具特色，常使阴阳消长而不衰、长而不亢、出入有节，以脏腑气血阴阳归于平衡辨治。临证时主张除火大衰非大辛大热之品不足以回阳、水大亏非甘寒之剂不足以救阴外，皆以阴阳相济为法度，使补阳不伤阴、益阴不碍阳。

四、验案精选

藏泄并用、和调脾肾法治疗慢性肾衰竭

案1

张某，男，68岁，汉族，退休人员，2021年4月3日初诊。

主诉：头晕、乏力2个多月。

现病史：患者2个月前无明显诱因出现头晕伴周身乏力，就诊于当地医院，测血压180/110mmHg，血肌酐262μmol/L，诊断为慢性肾衰竭，予对症治疗后症状稍缓解。现为求进一步中医治疗就诊于黄文政教授门诊。患者既往高血压病史20年，未规律服药，血压控制欠佳。

刻下症：头晕，乏力，腰痛，夜尿频，纳差，寐欠安。舌红，苔薄黄腻，脉沉细。血压160/95mmHg，尿蛋白（＋），血肌酐283μmol/L，血尿酸475μmol/L。

西医诊断：慢性肾衰竭，高血压肾损害，高尿酸血症。

中医诊断：肾衰病（脾肾亏虚，浊毒内蕴）。

治法：补肾健脾，泄浊解毒。

处方：太子参 15g，生黄芪 15g，丹参 30g，山茱萸 15g，牡丹皮 10g，泽泻 10g，菟丝子 10g，茯苓 10g，土茯苓 30g，萆薢 15g，鬼箭羽 20g，桃仁 10g，酒大黄 10g，肉桂 6g，珍珠母 30g（先煎），砂仁 6g。7 剂，水煎服，日 1 剂，早晚餐后温服。

2021 年 4 月 10 日二诊。头晕减轻，乏力好转，腰痛缓解，夜尿频减，小便色黄灼热。舌红苔黄，脉沉细。血压 145/90mmHg。前方加黄柏 10g，蒲公英 15g，白花蛇舌草 30g。14 剂，水煎服，日 1 剂，早晚餐后温服。

2021 年 4 月 24 日三诊。头晕、乏力症状明显改善，纳可，夜寐安，二便调。舌红苔薄黄，脉沉细。复查血肌酐 248μmol/L，血尿酸 386μmol/L。前方太子参增至 30g，加山药 15g。14 剂，水煎服，日 1 剂，早晚餐后温服。

【按语】

黄文政教授引邹澍《本经疏证》言"肾故藏精泄浊之总汇也"，指出肾主藏精泄浊，生理状态下能保持贮藏精气和排泄浊毒的平衡。若肾脏藏泄功能失司，肾不藏精，精微物质下泄而致蛋白尿，肾不泄浊，水湿浊邪潴留而致升降失司，浊毒内蕴，壅塞三焦，外溢皮肤。慢性肾脏病常病情复杂，多为本虚标实，以气阴亏虚、脾肾两虚为本，兼有水湿、蕴热、浊毒、瘀血等标实证。故在治疗慢性肾脏病时当标本兼治、补虚泻实、藏泄并用以调和脾肾，使肾脏当藏则藏，当泄则泄，恢复肾脏的生理功能，达到藏泄的动态平衡。

黄文政教授多将藏泄并用、调和脾肾之法运用到慢性肾衰竭、痛风性肾病、慢性肾炎等疾病的治疗中。他认为，慢性肾衰竭总的病机为脾肾亏虚，浊毒不泄，肾不藏精则精微物质下泄，浊毒不泄则导致水湿、热毒、瘀血蕴结于体内，故在治疗本病时，除重视升降兼顾、调和脾胃外，同时应注意补肾藏精以固本培元，泄浊解毒以去除实邪，治当补泻兼施，虚实同治，藏泄并用，调和肾脏，以达平衡。泄浊解毒之法又可分为通腑泄浊、利水消肿、清热利湿、清热解毒和活血通络。黄文政教授以参芪地黄汤加减治疗本病，方中生黄芪、太子参、山茱萸、山药补肾健脾以藏精，酒大黄活血通腑泄浊，茯苓、泽泻逐水利湿消肿，丹参活血祛瘀以生新，土茯苓解毒除湿泄浊，鬼箭羽破瘀通络解毒。全方补泻兼施，以恢复肾脏藏泄的动态平衡。黄文政教授认为，慢性肾炎蛋白尿多责之脾不摄精，肾不藏精，兼有浊毒之邪，故提出健脾、补肾、固精、祛湿、清热、化瘀六法，补泻兼施，藏泄同调。健脾补肾固精多选用参苓白术散、金匮肾气丸、知柏地黄丸、大补元煎、水陆二仙丹等，祛湿清热泄浊多选用当归芍药散、血府逐瘀汤、五味消毒饮等。在治疗过程中黄文政教授常辨证施治，随证立法，依法处方遣药，虚实兼顾、补泻兼施以治疗本病。

临床上各种慢性肾病迁延日久，可进展至慢性肾衰竭，根据其临床表现，可归属为中医学的"关格""虚劳"范畴。慢性肾衰竭病程较长，其病机错综复杂，变化多端，临床上多以正虚为本，邪实为标，虚实夹杂。因此，治疗应注重从扶正祛邪、调理脾胃、通腑降浊、活血化瘀等方面入手，黄文政教授倡导以扶正祛邪为主，调理脾胃、通腑泄浊、活血化瘀并进。调理脾胃是权宜之计，通腑泄浊、活血化瘀才是祛邪之关键，根据患者病情治法有所侧重，临床效果显著。本案是一个典型的慢性肾衰竭病例，属于脾肾亏虚，浊毒内蕴之肾衰病。该病的主要病机为脾肾亏损，浊邪不减，因久病必瘀，瘀血、湿热阻滞肾络，肾气不固，封藏失职，致精微物质不能经脾上升，重浊废物无法经肺的肃降下泻，因此以扶正祛邪为总治则，调整脾肾是根本，通腑泄浊、活血化瘀给邪以出路，益气、利湿、降浊并用，做到清补兼顾。目前此患者脾肾衰弱，正气已伤，湿热、瘀血、浊毒内存，故在治疗时当取藏泄并用、调和脾肾之法，以补肾健脾、泄浊解毒为具体治法。故方以参芪地黄汤加减去除体内浊毒邪气，疏利三焦以复气化，恢复脾肾功能。方中加菟丝子、肉桂温肾固精，丹参、鬼箭羽、桃仁、酒大黄活血通络，土茯苓、萆薢泄浊利湿，珍珠母平肝降逆，砂仁健脾和胃。二诊时患者症状缓解，但有下焦湿热之象，故酌加滋阴清热之黄柏，利湿通淋之蒲公英、白花蛇舌草。三诊患者症状明显减轻，肾功能指标好转，故加重太子参用量以加强益气养阴之力，加山药平补脾肾，扶正以祛邪。

【跟诊手记】

本案患者为老年男性，面色晦暗，精神欠佳，出现不适症状就诊时已达慢性肾衰竭阶段。黄文政教授在治疗慢性肾病方面非常注重疏利少阳，在

"少阳为枢""三焦者决渎之官，水道出焉"等理论的基础上，提出少阳三焦枢机不利为肾脏疾病的关键病机。在慢性肾病的治疗上，黄文政教授认为其病机为脾肾亏虚，阴阳气血不足，气机升降功能失常，而致浊邪潴留，壅塞三焦，其病程演变的一般规律是起始为脾肾气虚，继之正虚邪实、寒热错杂，机体阴阳、表里、上下一派紊乱，最终精气耗竭，气血离守，脏腑功能全面衰败。在疾病治疗过程中，扶正祛邪是总的治则，调理脾肾是权宜之计，泄浊解毒、活血化瘀为祛邪的关键。黄文政教授常用参芪地黄汤加减治疗慢性肾病，参芪地黄汤出自《沈氏尊生书》，其中生黄芪能补气，太子参补气滋阴，共为主药。熟地黄滋阴补肾，填精益髓，山萸肉补养肝肾，并能涩精，山药补益脾阴，亦能固精，共为臣药。三药相配，滋补肝脾肾。泽泻利湿泄浊，并防熟地黄之滋腻恋邪，牡丹皮清泻相火，并制山萸肉之温涩，茯苓淡渗脾湿，并助山药之健运。黄文政教授同时也十分重视活血化瘀通络法的应用。该案患者还合并有高尿酸血症，其病与体质因素、气候条件、生活环境等相关，临证宜综合辨证施治。黄文政教授认为高尿酸血症并发痛风可归属于中医学"痹证"范畴，且常发为湿热痹、血瘀痹。湿热痹常予三妙丸合薏苡仁汤化裁，功以清热化湿，祛风止痛，湿热偏重者应重用苍术、黄柏；热盛者可加黄芩、石膏；热毒者加败酱草、白花蛇舌草清热解毒；血瘀痹常用身痛逐瘀汤以活血通经止痛；兼痰热者，可加瓜蒌、贝母清热化痰；兼湿浊者可予土茯苓、萆薢渗湿泄浊。本案患者经过治疗后临床症状及肾功能指标均较前明显改善，说明中医药治疗慢性肾衰竭是有确切疗效的。

（王耀光　整理）

案2

陈磊，男，37岁，汉族，职员。2020年10月7日初诊。

主诉：发现蛋白尿、镜下血尿、血肌酐升高6个多月。

现病史：6个月前患者自测血压升高，就诊于当地医院，测血压210/160mmHg左右，住院治疗，出院时复查血肌酐420μmol/L，血尿素13.20mmol/L，血尿酸510.1mmol/L。后规律复查，对症接受尿毒清颗粒1袋，一日4次口服治疗。近查尿常规示尿蛋白（++），尿潜血（+），尿红细胞 4.5 个/升，血肌酐 387μmol/L，血尿素 11.98mmol/L，血尿酸 180mmol/L，血总胆固醇 2.92mmol/L，甘油三酯 1.33mmol/L，低密度脂蛋白 1.88mmol/L，血红蛋白 113g/L，血压有波动。自诉乏力，偶有腰酸，舌红苔少，脉沉细。

西医诊断：慢性肾衰竭，慢性肾脏病 5 期，肾性贫血，高尿酸血症。

中医诊断：肾衰病（脾肾亏虚，气血亏虚）。

治法：益气养血，健脾补肾。

处方：生黄芪 30g，太子参 15g，生地黄 15g，熟地黄 15g，山茱萸 15g，山药 15g，当归 10g，鸡血藤 15g，蝉蜕 10g，僵蚕 10g，土茯苓 30g，草薢 20g，鬼箭羽 20g，覆盆子 30g，杜仲 10g，益母草 15g，续断 10g。14 剂，水煎服，日 1 剂，早晚餐后半小时服。

2020 年 11 月 14 日二诊。近来左侧眼睑浮肿，午后渐减，晨起又反复，夜尿 2～3 次，大便畅，泡沫尿不多，左侧眼睑色红，舌红苔薄，脉细数。前方去续断、杜仲，加谷精草 10g，木贼草 10g。14 剂，水煎服，日 1 剂，早晚餐后半小时服。

2020 年 12 月 29 日三诊。复查生化示血肌酐 317μmol/L，血尿素 12.4mmol/L，血尿酸 437.3mmol/L，总胆固醇 4.17mmol/L，甘油三酯 1.97mmol/L，低密度脂蛋白 2.71mmol/L，血钙 2.25mmol/L，血磷 1.20mmol/L，血清白蛋白 45.3g/L。夜尿 1 次，夜间偶有盗汗，眼睑肿消，大便畅，舌红苔薄，脉沉细。前方去木贼草、谷精草，土茯苓增至 60g，鬼箭羽、草薢增至 30g。

【按语】

慢性肾衰竭属于西医学名词，根据其临床表现属于中医学"关格""癃闭""水肿""肾劳""肾风""尿毒""哕逆"等范畴。《素问·水热穴论》曰："肾者，胃之关也，关门不利，故聚水而从其类也。上下溢于皮肤，故为浮肿。浮肿者，聚水而生病也。"《灵枢·本输》曰："三焦者，实则癃闭，虚则遗尿。"《景岳全书·癃闭》曰："小水不通，是为癃闭。此最为急证也，水道不通上侵脾胃而为胀。外侵肌肤而为肿，泛及中焦而为呕，再及上焦而为喘，数月不通则奔迫难堪，必致危殆。"

慢性肾衰竭为本虚标实之证，正虚即五脏气血阴阳之亏虚，尤以脾肾为重；肾为先天之本，内寓元阴元阳，肾阳具有气化蒸腾的作用，为人体阳气之根本，若肾气亏虚，则不能化气行水，固摄失权，精微流失，进而导致肾阳虚损，阳损及阴，肾阴阳失调，气化失司，影响水液代谢，累及他脏，以影响脾脏最为常见。脾为后天之本，主运化，升清降浊，水液失常，脾失健运，中焦无以受气取汁，变化为赤，则血虚。脾肾亏虚则致气血阴阳俱损，故慢性肾衰竭以脾肾亏虚为本。邪实乃久病出现水湿、湿热、浊毒、瘀血之内蕴，故慢性肾衰竭以脾肾亏虚、浊毒不泄为总病机。故本病黄文政教授常用参芪地黄汤为底方，配合降浊活血、清热利湿的中药药对、药组进行治疗。

本案患者虽然是一名青年男性，但出现了乏力、腰酸等脾肾亏虚的症状，故仍选用参芪地黄汤为基本方加减，该患者慢性肾脏病病史虽较短，但已经出现了常见的并发症肾性贫血，故黄文政教授结合症状和体征加当归、鸡血藤、益母草等补血活血。二诊时患者出现眼睑色红，考虑为风热上扰目睛血络，加谷精草、木贼草疏散风热。患者腰痛症状较前缓解，故去川断、杜仲。三诊时，患者复查血生化、肾功能较前好转，症状也较前明显改善，疗效确切。

【跟诊手记】

本患者虽是一名青年男性，但病情较重且临床表现以乏力、腰酸等脾肾两虚的症状为主，舌红苔薄，脉沉细，可佐证患者是以虚损为主要病机。黄文政教授认为本患者为本虚标实之证，正虚即五脏气血阴阳亏虚，尤以脾肾为重，邪实为久病出现的瘀血、浊毒。故治疗以参芪地黄汤为底方，用续断、杜仲、覆盆子补肝肾、强腰膝，当归、鸡血藤、益母草补血活血，蝉蜕、僵蚕、鬼箭羽活血通络。另外，根据西医病理研究证实，慢性肾衰竭患者肾脏中肾小球、肾间质等部分均存在不同程度的硬化，故黄文政教授在此处应用活血化瘀药和虫类药也有借鉴之义，而土茯苓、萆薢是黄文政教授的常用药对，他认为二者相配具有利湿祛浊的功效，且在长期的临床实践中发现二者相配在治疗痛风、降低血尿酸方面具有很好的疗效，恰好本患者血尿酸有一定程度升高，故用之以降浊解毒，降低血尿酸。

（王耀光　赵晰　张婧　刘欢　整理）

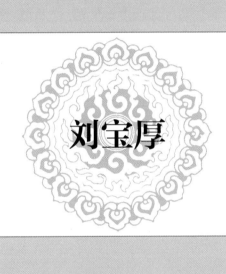

刘宝厚

一、医家简介

刘宝厚，男，1932 年生，甘肃兰州人，中共党员，大学学历，兰州大学第二医院主任医师、教授。中国中医科学院博士研究生导师，甘肃中医药大学终身教授。首届全国名中医，首届甘肃省名中医。提出"中西医双重诊断，中西药有机结合"的临床医学模式；创立的"病位病性辨证法"提高了临床辨证的准确性、规范统一性及可操作性，是中医诊断学的一大创新与发展。提出了"标本兼治，祛邪安正；湿热不除，蛋白难消；瘀血不去，肾气难复"三大肾脏病治疗原则，对提高疗效起到了指导作用。他主持完成多项科研课题，获得国家级和省级科学技术进步奖 6 项。在核心期刊发表论文 70 余篇，其中"慢性肾小球肾炎中医辨证分型的研究"，1985 年被中华全国中医学会（现中华中医药学会）肾病分会采纳为全国试行方案，1993 年由卫生部（现国家卫生健康委员会）收入《中药新药临床研究指导原则》。在国内率先将血液流变学检测用于肾脏病血瘀证的辨证及疗效评估上，为肾脏病血瘀证提供了一种简便的检测方法及微观辨证指标。

二、学术观点

（一）中西医双重诊断

刘宝厚教授认为西医学的辨病论治，是建立在现代科学基础上的，是以病因学、病理学、病理生理学、解剖组织学为基础，以实验室检查、影像学为依据，显得细致、深入、具体，特异性强，因而在指导治疗上针对性也就强。中医学的辨病论治则是建立在经验医学的基础上，完全是以临床表现为依据，主观因素占很大成分，疾病又大多以临床症状或体征命名，显得肤浅而笼统，在指导治疗上针对性较差。慢性肾衰竭作为以系统性、渐进性肾功能损伤为特点的疾病，临床首先要明确西医的诊断。

刘宝厚教授推荐使用国际公认的慢性肾脏病分期，即依据美国肾脏基金会制定的指南。而慢性肾衰竭则代表慢性肾脏病中肾小球滤过率（GFR）下降至失代偿期的那一部分，主要为慢性肾脏病（CKD）3b－5 期。分期标准：①1 期：GFR 正常或升高 ≥90mL/（min·1.73m^2）。②2 期：GFR 轻度降低 60～89mL/（min·1.73m^2）。③3a 期：GFR 轻中度降低 45～59mL/（min·1.73m^2）。④3b 期：GFR 中重度降低 30～44mL/（min·1.73m^2）。⑤4 期：GFR 重度降低 15～29mL/（min·1.73m^2）。⑥5 期：终末期肾病（ESRD）GFR＜15mL/（min·1.73m^2）或透析。

刘宝厚教授认为本病属中医学"肾衰病"范畴。跟据其临床表现，又类似中医学的"关格""癃闭""溺毒""肾风""肾劳"等病证。本病由于病变迁延日久，病机变化复杂，累及全身多个脏腑，整个病变过程中以正虚为本，邪实为标，多属虚实夹杂之候，是本虚标实的重证。本病的病机是肾阳衰微，脾阳亏损，肾阴耗竭，肝阳上亢，最终累及五脏六腑。邪实主要是水毒湿浊，弥漫三焦，导致气血瘀滞为患，所以脾肾虚衰、水毒湿浊是病机的关键，湿浊、血瘀贯穿疾病始终，心、肝、脾、肾是受损害的主要部位。故治疗本病应以"以本为主，标本结合，急则治标，缓则治本"的原则辨证论治。

（二）邪盛正虚，随证治之

刘宝厚教授认为本病以邪盛正虚为病情进展的总体趋势，在此过程中，邪气盛主导本病的发展，所以他提出"驱邪扶正，邪去正安"的治疗原则，病机分别为脾肾气虚兼湿热血瘀、脾肾阳虚兼湿浊血瘀、气阴两虚兼湿浊血瘀、阴阳两虚兼浊毒血瘀。

1. 脾肾气虚兼湿热血瘀证

患者因病久迁延不愈，久病及肾，损伤肾气，肾气为一身气化之根本，"肾者主水"，肾气不足，水液不归正化，化为水湿，聚于体内，湿气逐渐弥漫三焦，故水肿。肾为"封藏之本，精之处也"，肾气虚则封藏失职，精微下泄，故见泡沫尿，微观可见尿中蛋白。肾司二便，肾虚则二便失司，可见夜尿频多，大便或稀或干。湿困脾胃，胃气失和，不能下降，逆而向上，故见恶心。脾为湿困，无力运化，故见纳呆。四肢为诸阳之本，脾主四肢，故可见四肢水肿。湿困上焦，清窍被蒙，故见头晕、头昏；湿邪伤脾，脾虚水液运化无力，故见水肿逐渐加重。水湿之邪流注下焦，困阻膀胱，困厄肾气，可使小便量减少。肾为水火之脏，肾阳蒸化肾阴为肾气，今湿邪流注于下，或因蒸腾水湿而为湿热；或因医家妄用补益之品，助湿化热；或因患者饮食不节，进食肥甘厚味，辛辣燥热之品，燥湿为热；或因患者久用糖皮质激素等大辛大热之药，变生湿热。脾肾之气不足，且湿盛于内，故脉沉，气不足则细，湿热盛则滑，俱见数象。舌体胖大或兼有齿痕，苔白腻或黄腻乃是湿盛或湿热之表现。脾肾之气不足，气虚则推动血液运行无力，血行迟缓，更兼湿气阻滞，热气熏蒸，湿热黏腻，使血液黏稠，使血行更加迟缓，极易在络脉形成瘀血，根据微观辨证，肾脏即为络脉之海，瘀血阻滞，可加重肾气的损伤。"肾足少阴之脉，其直者，从肾上贯肝膈，入肺中，循喉咙，夹舌本"，咽为肾之外候，湿盛于内则咽部水肿光亮，湿热盘踞于肾则咽部嫩红。

2. 脾肾阳虚兼湿浊血瘀证

患者湿邪久恋，湿为阴邪，最易损伤阳气，缠绵病久，导致阳气不足，肾阳为一身阳气之根本，湿困于肾，日久必然伤及肾阳，肾阳不足，火不生土，脾阳亦虚，脾肾阳虚，气化乏源，加重水液代谢障碍，以致内生湿邪更加严重，湿邪盘踞于内，清气不升，浊气不降，化生湿浊，湿浊阻滞气机，脾升胃降失常，临床可见脘腹胀满、少食纳呆、恶心呕吐等症；阳气不足，温煦无力，可见畏寒肢冷；脾肾阳气不足，水液不能正常气化，聚而为肿，故见面浮肢肿，水肿持续加重；脾虚日久则气血生化不足，故见倦怠乏力；腰为肾之府，肾阳虚，故见腰酸膝软，夜尿清长；肾虚则膀胱气化不足，可见小便量持续减少；湿浊阻滞中焦，胃气不降，腑气不通，故见大便秘结；湿浊困厄肾气，咽为肾之外候，湿浊流注于肾，可见咽部水肿光亮；阳虚则寒，如《素问·举痛论》所言"寒气入经而稽迟，泣而不行，客于脉外则血少，客于脉中则气不通"，《诸病源候论》曰："为寒气伤于肌肤，搏于血气，血气壅滞。"寒则温煦推动功能减弱，使经脉气血阻滞，变生瘀血，瘀血阻络，气血亏虚，可见肌肤晦暗；舌质暗淡，有齿印，脉沉弱兼涩俱为湿浊血瘀之象。

3. 气阴两虚兼湿浊血瘀证

湿热盘踞于内，黏腻难消，上蒙蔽清窍，可见头昏；中阻气机，上下不能交通，湿浊内生，而致脘腹胀满；湿浊困脾，运化无力，可见纳呆食少；胃气不降，逆而向上，可见恶心呕吐；流注于下，膀胱气化不利，可见尿少色黄，夜尿频；湿热最易耗气伤津，气伤则疲乏无力，津伤则口干；津伤日久，湿热不去，则更伤阴液，故见口渴、五心烦热；肾阴虚则腰膝酸软，肝阴虚夹热则口干口苦；湿热入于大肠，伤津则大便干结，湿热下迫则泻下黄水；湿热入于足少阴经则见咽部红肿；入血耗血动血，而为瘀血，加之熏蒸于面，故见面色晦暗油腻；舌暗红少苔，脉沉细或弦细兼数亦是气阴两虚兼湿浊血瘀之象。

4. 阴阳两虚兼浊毒血瘀证

湿浊血瘀之邪久留于肾，困阻肾之气化，影响肾气化生，使肾气愈虚，邪气日深，肾气乃肾阳蒸化肾阴而成，湿浊之邪最易损伤阳气，加之久病缠绵，瘀血阻络，阳气之虚损日甚一日，"阳生阴长，阳杀阴藏"，阳虚则阴亦虚，阳损则阴亏，终成阴阳两虚之证。元阳虚衰，无力化湿利浊，湿浊为阴邪，易入营血，瘀血阻滞血脉，阳气不得宣通，日久不化，变生浊毒之邪，伤营耗血。此时元气已伤，邪气更盛，病情日益严重，非独药物所能纠正，终成不可逆转之势。肾气虚损则一身之气俱损，故可见神疲无力，胸闷气短，动则气促；阳虚则畏寒肢冷，阴虚则五心烦热；浊毒在内，干犯胃气，可见纳差腹胀，恶心呕吐；水液不化则可见水肿明显，甚则全身水肿；肾司二便，肾气虚损，膀胱气化无力，在前可见小便量少，甚至无尿；在后可见大便不通，3~7日一次。瘀血阻络，浊毒入血，可见肌肤晦暗无光，甲错瘙痒；肾气如油，心火如灯，肾气足则灯火旺，共奏水火既济之功；今肾气亏虚，灯中无油，导致心阳不振，加之水饮凌心，故见咳嗽气喘、难以平卧、夜间加重、心慌心悸、头晕目眩等症；舌紫暗，苔厚腻，或舌红瘦，苔干或光红，脉沉弱无力兼滑或涩亦是阴阳两虚兼浊毒血瘀证之表现。

（三）中西结合，保护肾功

1. 慢性肾脏病（CKD）3b 期

内生肌酐清除率 44～30mL/min，血肌酐 100～400μmol/L。该病病位在脾、肾，病性为气虚、湿热、血瘀，辨证为脾肾气虚兼湿热血瘀证。

西医治疗：①控制血压：降压药首选血管紧张素Ⅱ受体阻滞剂（ARB），常用缬沙坦口服，每次 80mg，每日 2 次，部分患者血压控制不佳，可加至每日 3 次。其次是血管紧张素转化酶抑制剂（ACEI），常用盐酸依那普利或盐酸贝那普利，10mg，口服，每日 2 次，咳嗽严重者不选。本阶段不主张使用钙离子通道阻滞剂（CCB），除非血压控制不理想，反复测量在 160/100mmHg 以上者，首选缬沙坦氨氯地平片 10mg 口服，每日 2 次。如果血压控制依然不理想，加用非诺地平缓释片或硝苯地平缓释片或硝苯地平控释片。②纠正贫血：此期患者多为轻度贫血，促红细胞生成素 3000IU 皮下注射，每周 1 次或 2 次；叶酸片 10mg，口服，每日 3 次；右旋糖酐铁 100mg，口服，每日 3 次；维生素 B_{12} 片 50μg，口服，每日 3 次。③预防肾性骨病或纠正继发性甲状旁腺功能亢进：骨化三醇 0.25μg，口服，每日 1 次。④控制血糖：建议皮下注射胰岛素。

2. 慢性肾脏病（CKD）4 期

内生肌酐清除率 30～15mL/min，血肌酐在 400～700μmol/L。该病病位在脾、胃、肾、膀胱，病性为阳虚、气阴两虚、湿浊、血瘀，辨证为脾肾阳虚兼湿浊血瘀证、气阴两虚兼湿浊血瘀证。

西医治疗：①降压药：首选 CCB，常用硝苯地平缓释片 20mg，口服，每日 2 次，部分患者血压难以控制的，可用硝苯地平控释片 30mg，口服，每日 2 次；部分患者对非洛地平缓释片和氨氯地平缓释片较敏感，可以给予非洛地平缓释片 5mg，口服，每日 2 次，或氨氯地平缓释片 5mg，口服，每日 2 次；还可以联合 β 受体阻滞剂，如琥珀酸美托洛尔缓释片 47.5mg，口服，每日 1 次；水钠潴留严重者，可加呋塞米 20mg，口服，每日 1 次，尿量大于 1000mL/d 者给予托拉塞米 10mg，口服，每日 1 次。ARB 和 ACEI 类降压药易致血钾潴留而引起高钾血症，一般不选用。②纠正贫血：此期患者多见中度贫血，部分可有重度贫血。使用促红细胞生成素（EPO），剂量为 100U/（kg·w），分 2 ~ 3 次皮下注射。血红蛋白（Hb）上升速度每月以 10 ~ 20g/L 为宜。若每月上升 < 7g/L 或（和）红细胞压积（Hct）上升 < 0.2 时，EPO 剂量上调 50%；若每月 Hb 上升 > 25g/L 或（和）Hct > 0.8 时，EPO 剂量应下调 25% ~ 50%。当 Hct ≥ 0.33 或 Hb 超过 110g/L 时，为达到目标值。此时，EPO 剂量宜减少 25%，继续维持用药。在应用 EPO 时，患者必须摄取充足的铁，并保持转铁蛋白饱和度 ≥ 20% 和血清铁水平 ≥ 100ng/mL，才能达到血红蛋白（Hb）在 110g ~ 120g/L 或（和）Hct 在 33% ~ 36% 的目标值。为此，一定要配合充足的造血所必需的物质，如右旋糖酐铁 0.1g，口服，每日 3 次，或在排除感染的情况下给予 0.9% 氯化钠 100mL + 蔗糖铁 100mg 静脉注射，一周 3 次；叶酸 10mg，每日 3 次；维生素 B_{12} 500μg 肌内注射，每周 2 次。使用 EPO 治疗时，应注意监测血压，以防血压升高；EPO 能导致血小板在正常范围内轻度上升，血液黏稠度增高对可能出现的高凝状态应注意及时复查和预防。③调节钙磷平衡、预防肾性骨病、纠正继发性甲状旁腺功能亢进：低钙高磷患者推荐使用钙磷结合剂如醋酸钙等。对于血钙浓度正常的高磷患者，推荐使用碳酸镧，初始剂量为 750 ~ 1500mg/d，每隔 2 ~ 3 周逐步增加剂量，最大剂量 3750mg/d，直至达到血磷目标水平。碳酸司维拉姆，初始剂量为每次 0.8g 或 1.6g，每日 3 次，餐中服用，每隔 2 ~ 4 周根据患者血磷水平调整剂量。低钙血症选用钙剂（碳酸钙或醋酸钙），应注意检测血钙浓度，避免高钙血症。如果血 25（OH）D_3 低于 30ng/mL，应根据患者血钙和全段甲状旁腺激素（iPTH）水平使用活性维生素 D。对于轻度或中重度继发性甲状旁腺功能亢进患者维持治疗阶段可使用小剂量骨化三醇持续给药，0.25 ~ 0.5μg 口服，每日 1 次。④控制血糖：胰岛素皮下注射，监测血糖，注意低血糖。⑤饮食和营养支持治疗：限制高磷、高钾食物的摄入，对胃肠道反应严重，恶心呕吐明显的患者，给予必需氨基酸（EAA）或（和）α - 酮酸（α - KA），用量为每日 0.1 ~ 0.2g/kg，分 3 次口服。

3. 慢性肾脏病（CKD）5期

内生肌酐清除率 <15mL/min，血肌酐 >710μmol/L。该病病位在肾、心、脾、胃、膀胱，病性为阴阳两虚、浊毒、血瘀，辨证为阴阳两虚兼浊毒血瘀证。

西医治疗：本阶段患者各系统并发症加重，治疗以西医为主，大部分患者开始肾脏替代治疗，以血液透析治疗为主。治疗的重点主要集中在控制血压、纠正贫血、预防急性左心衰竭、调整患者干体重、评估血液透析充分与否、维持钙磷平衡、防止高血钾等方面。

（1）控制血压：对规律血液透析的患者来说，保持合适的干体重，可以有效控制血压。如果注意维持水钠平衡和保持合适的干体重，约80%~90%的高血压患者，血压可趋于正常，部分患者可以停药。若透析后血压仍高，应进行降压治疗。①约10%的患者，经限钠和透析脱水仍不能控制者，则应加用降压药。这些患者常有肾素 - 血管紧张素 - 醛固酮系统活性增高，因此CCB类药物 + β 受体阻滞剂或血管紧张素转换酶抑制剂效果较好，ACEI类药物多选择短效药，不易发生低血压。②要重视低血压的发生，反复发生的低血压不利于维持患者长期的血液透析治疗。为减少血液透析中低血压的发生率，降压药最好在非透析日使用。值得注意的是，患者透析不充分，水钠潴留会对降低降压药的治疗效果。透析充分，消除水钠潴留后，降压药会恢复疗效。充分透析可以有效预防和减少急性左心衰竭的发生。

（2）纠正贫血：血液透析患者重组人红细胞生成素（EPO）推荐剂量为150U/（kg·w），具体用法同前一阶段。部分贫血严重的患者，须输血治疗，以去白悬浮红细胞最佳，也可选择悬浮红细胞，输入库存血须监测血钾。注意输血评估。

（3）纠正中重度继发性甲状旁腺功能亢进：间歇疗法（冲击疗法）骨化三醇的运用。①甲状旁腺激素（PTH）300~600pg/mL，每次0.5~1.5μg，每周2~3次，口服。②PTH 600~1000pg/mL，每次1~4μg，每周2~3次，口服。③PTH >1000pg/mL，每次3~7μg，每周2~3次，口服。根据PTH的水平，不断调整骨化三醇的剂量，最终选择最小骨化三醇的剂量间断或持续给药，维持 PTH 在目标范围。开始使用的第 1 个月，每 2 周检测 1 次血钙和血磷，以后每月 1 次。血 PTH 水平应每月检测 1 次，至少持续 3 个月，以后每 3 个月检测 1 次。

（4）饮食营养：控制高磷、高钾食物的摄入。透析患者应以高糖、低脂、高蛋白饮食为主，严格控制水分的摄入，将体重上涨控制在每日 1kg 以内。对部分消化功能弱的患者，可以补充必需氨基酸（EAA）或（和）α-酮酸（α-KA），用量为每日 0.1～0.2g/kg，分 3 次口服。

刘宝厚教授认为，本阶段西医治疗在于完善检查，准确判断病情，评估并发症，积极建议患者行肾脏替代治疗。中医以配合肾脏替代治疗为主，对于尚未进行透析的患者，在积极准备透析治疗的同时，如果并发症尚不严重，可以按预备透析期的方案进行辨证论治。如果已经开始透析治疗，待病情平稳后，服用透析期的方药，可有效提高患者的生活质量。

三、临床特色

（一）抓主证，辨明标本

本病的本证有以下几种。

1. 脾肾气虚血瘀证

症状：面色萎黄，面浮肢肿，倦怠乏力，脘腹胀满，少食纳呆，恶心呕吐，腰酸膝软，小便不利，舌质暗红，舌体胖大有齿印，苔厚腻，脉沉细或弦细。

治法：健脾补肾，活血降浊。

处方：六君子汤加减。党参 15g，茯苓 15g，炒白术 15g，陈皮 10g，姜半夏 10g，藿香 10g，苏梗 10g，杜仲 10g，车前子 15g（包煎）。水煎 2 次兑匀，分 3 次温服（下同）。

另予补肾排毒胶囊（大黄、红花、水蛭等）每次 4 粒，每日 3 次，大便稀，每日 2 次为宜（下同）。

加减：气虚甚者加黄芪 30g；有畏寒肢冷者加附片 10g（先煎），桂枝 10g。

2. 脾肾阳虚寒瘀证

症状：畏寒肢冷，面浮肢肿，倦怠乏力，脘腹胀满，少食纳呆，恶心呕吐，腰酸膝软，夜尿清长，舌质暗淡，有齿印，脉沉弱。

治法：温补脾肾，利水活血。

处方：济生肾气汤加减。熟附片 10g，肉桂 10g，干地黄 12g，山萸肉 12g，茯苓 20g，泽泻 15g，山药 15g，丹参 20g，车前子 30g（包煎），怀牛膝 15g，益母草 30g。每日 1 剂。

另予补肾排毒胶囊。

加减：脘腹胀满，少食纳呆者，加厚朴 10g，广木香 10g，槟榔 10g；恶心呕吐者，加藿香 10g，姜半夏 10g，陈皮 10g。

3. 气阴两虚瘀阻证

症状：倦怠乏力，口干咽燥，腰酸膝软，五心烦热，夜尿清长，舌淡而暗，脉沉细。

治法：益气养阴，补肾健脾，活血化瘀。

处方：参芪地黄汤加减。生黄芪 30g，太子参 15g，生地黄 15g，山萸肉 10g，山药 15g，枸杞子 15g，制何首乌 12g，茯苓 15g，泽泻 15g，益母草 30g。每日 1 剂。

另予降氮胶囊。

加减：腰酸膝软，夜尿清长甚者，加焦杜仲 15g，怀牛膝 15g，金樱子 30g；血瘀明显者，加川芎 10g，泽兰 15g，红花 10g。

4. 肝肾阴虚热瘀证

症状：头晕头痛，口干咽燥，腰酸膝软，五心烦热，尿少色黄，舌暗红少苔，脉沉细或弦细。

治法：滋肾平肝，清热活血。

处方：杞菊地黄汤加减。熟地黄 15g，山萸肉 10g，山药 15g，茯苓 15g，泽泻 15g，牡丹皮 15g，枸杞子 15g，菊花 10g，潼蒺藜 15g，当归 15g，怀牛膝 15g。每日 1 剂。

另予降氮胶囊。

加减：血压高者，加生石决明 30g（先煎），地龙 15g；腰膝酸软甚者，加焦杜仲 15g

5. 阴阳两虚瘀阻证

症状：畏寒肢冷，五心烦热，口干咽燥，腰酸膝软，夜尿清长，舌质紫暗有齿印，脉沉细。

治法：温元阳，益真阴，行气血。

处方：全鹿丸加减。鹿角片 12g，巴戟天 12g，菟丝子 12g，熟地黄 12g，肉苁蓉 12g，人参 10g，白术 12g，茯苓 15g，黄芪 15g，当归 10g，怀牛膝 15g。每日 1 剂。

另予补肾排毒胶囊。

加减：腰酸膝软，夜尿清长甚者，加焦杜仲 15g，金樱子 30g。

本病的标证有以下几种。

1. 湿浊证

症状：恶心呕吐，肢体困重，脘腹胀满，少食纳呆，舌质暗红，舌苔厚腻。

治法：和胃降逆，化湿泄浊。

处方：黄连温胆汤加减。黄连 10g，姜半夏 10g，茯苓 15g，陈皮 10g，姜竹茹 12g，苏梗 10g，枳壳 10g，生姜 10g。每日 1 剂。同服降氮胶囊。

2. 湿热证

症状：恶心呕吐，口苦纳呆，身体困倦，脘腹胀满，舌质暗红，舌苔黄腻，脉象弦数。

治法：中焦湿热宜清化和中，下焦湿热宜清利湿热。

处方：中焦湿热者，用藿香左金汤加减。藿香 10g，苏梗 10g，炒黄连 6g，吴茱萸 3g，陈皮 10g，姜半夏 10g，苍术 10g，茯苓 15g，生姜 10g。水煎 2 次对匀，分多次口服，每日 1 剂。

下焦湿热者，用知柏二妙散加减。黄柏 10g，知母 10g，苍术 10g，生薏苡仁 15g，泽泻 15g，车前草 30g，蒲公英 30g。每日 1 剂。

3. 水气证

症状：高度水肿，胸水，腹水。

治法：利水消肿。

处方：实脾饮加减。茯苓 30g，猪苓 30g，炒白术 20g，厚朴 10g，木瓜 10g，大腹皮 15g，木香 10g，炮附片 10g，桂枝 10g。每日 1 剂。

4. 风动证

症状：手足搐搦，抽搐痉厥。

治法：镇肝息风。

处方：天麻钩藤饮加减。天麻 10g，钩藤 10g（后下），石决明 30g，生牡蛎 30g，杜仲 15g，怀牛膝 15g，夏枯草 15g，当归 15g。每日 1 剂。

（二）化浊毒，活血通络

1. 第一阶段相当于慢性肾脏病3b 期

治法：健脾化湿，清热活血。

处方：益气化湿汤。黄芪 30g，白术 30g，茯苓 30g，连翘 20g，盐泽泻 15g，石韦 20g，山药 30g，桃仁 10g，红花 10g。

加减：尿中有潜血者加白茅根 30g；苔黄厚腻者，加石膏 30～50g，竹茹 15g，清半夏 10g；舌根黄腻者，加黄柏 15g；口干口苦者加生地黄 20g，茵陈 15g；大量尿蛋白者，黄芪可加至 90g，山药加至 50g，加玉米须 30g；咽红咽痛者，加桑叶 10g，金银花 20g；大便不通畅者加生大黄 10g（后下）。

中药制剂：刘宝厚教授经验方，现为甘肃中医药大学附属医院院内制剂。本阶段使用益气健肾胶囊 2.4g，口服，每日 3 次；蛭龙通络胶囊 1.8g，口服，每日 3 次；治疗蛋白尿，用活血止血胶囊 2.4g，口服，每日 3 次；治疗尿血，用补肾排毒胶囊 1.4g，口服，每日 3 次，通腑泄浊，保证每日解稀糊状大便 2 次。

刘宝厚教授认为，本阶段西医治疗的重点有二：一是严格控制血压，达标血压在 125～130/75～80mmHg；二是减少尿蛋白，根据血压，调整使用

ARB 或 ACEI 类降压药，用量可以加大（常规剂量的 2 ~ 3 倍），频率可以增加（每日 1 次增加至每日 2 ~ 3 次）。中医治疗以清化湿热为主，益肾健脾为辅，佐以活血化瘀。遵叶天士"渗湿于热下"的原则，使用淡渗利湿药如石韦、茯苓、泽泻等；培补脾土，脾气足则可化水湿，黄芪、白术，黄芪大量使用时有利水的作用；补肾气在于助气化，用平补之品，如山药等，切不可使用温燥及滋腻药；湿邪为患，药用温热则湿热加重，药用寒凉则化为寒湿，唯风能胜湿，譬如长夏，天地氤氲，湿热弥漫，待金风一起，则湿热一扫而空，天朗气清。故刘宝厚教授十分强调风药的应用，常用穿山龙、青风藤、海风藤等。本阶段瘀血证候虽然尚不明显，但可以通过凝血功能、血液流变学等指标微观辨证，如有异常，在常规使用桃仁、红花的基础上，要加用虫类药，因虫类药可以搜经剔络，直入络脉，刘宝厚教授常将地龙、水蛭装入胶囊服用。

2. 第二阶段相当于慢性肾脏病4期。

（1）偏阳虚

治法：温化湿浊，活血化瘀。

处方：济生肾气汤合温胆汤化裁。黑附子 10 ~ 30g，肉桂 10g，茯苓 30g，山药 30g，泽泻 15g 或泽兰 30g，丹参 20g，车前子 30g（包煎），姜半夏 10g，炒白术 30g，煅牡蛎 50g（先煎）。

加减：湿盛者加广藿香 10g，佩兰 10g，炒苍术 15g；舌暗兼有瘀斑者，加炒桃仁 15g，红花 10g，川芎 10g；大便秘结、黏腻不畅者，加大黄 10g，麸炒枳壳 20g；大便干结者加厚朴 10g，芒硝 10g（冲服）；胸闷气短者，加黄芪 30g，桂枝 15g，葶苈子 10g，瓜蒌 10g；咳嗽痰多者，加桑白皮 15g，紫菀 10g，百部 10g；倦怠乏力明显者，加黄芪 60g，当归 20g；贫血严重者，加红参 10g，山萸肉 15g；恶心呕吐明显者，加鲜生姜 20g，姜竹茹 15g。

中药制剂：补阳健肾胶囊 2.4g，口服，每日 3 次；温补脾肾，用蛭龙通络胶囊 1.8g，口服，每日 3 次；活血止血胶囊 2.4g，口服，每日 3 次；活血化瘀，通腑泄浊，用补肾排毒胶囊 1.4g，口服，每日 3 次。诸药合用，保证每日解稀糊状大便 2 次。

（2）气阴两虚

治法：益气养阴，化瘀泄浊。

处方：参芪地黄汤合知柏地黄丸加减。生黄芪 30g，太子参 15g，生地黄 20g，山药 30g，枸杞子 15g，制何首乌 12g，泽泻 10g，茯苓 15g，益母草 30g，牡丹皮 10g，煅牡蛎 50g（先煎）。

加减：咽红肿者，加玄参 30g；大便干结或泻下黄水者，加厚朴 10g，枳壳 20g，芒硝 10g（冲服）；湿浊蕴里偏热者，加桑叶 10g，金银花 20g，连翘 20g，清热解毒；下焦热盛者，加关黄柏 15g，石韦 20g，地榆 20g；贫血严重者，加生晒参 15g。

中药制剂：益气健肾胶囊 2.4g，口服，每日 3 次，益气养阴，余同前证。

刘宝厚教授认为，随着内生肌酐清除率不断下降，血肌酐等毒素逐渐升高，各种并发症逐渐加重。导致肾功能恶化的主要因素依然是难以控制达标的血压，本阶段通过联合用药，力争将血压控制在 145～155/90～100mmHg，最佳血压为 130～135/80～85mmHg。此阶段还应关注血红蛋白浓度和电解质平衡，尿蛋白不再是关注的重点。本阶段的病机特点为邪气日盛，正气日虚。培补之正气不及积累之邪气。治疗过程中，祛邪是为安正，邪气去一分，正气复半分。祛邪的关键在于化浊，化浊的关键在于：①复肾之气化，一在于补肾阳，使阳能化阴，肾气自生；二在于利湿浊，使肾气化生无阻滞。②恢复气机的升降，关键在于通腑泄浊使胃气得降，胃气降则脾气自升。用药方面，阳虚明显者，黑附子可用至 30g，先煎 1 小时，以不麻口为度。阴虚者以生山药、枸杞子、制何首乌相合。刘宝厚教授认为，煅牡蛎可吸附肠道毒素、碱化体内环境，故血肌酐 >450μmol/L 的患者，每于处方中加用。

3. 第三阶段相当于慢性肾脏病5期

（1）预备透析期

治法：温阳填精，解毒化瘀。

处方：温脾汤合金匮肾气丸加减。黑附子 30g（先煎），熟地黄 30g（先煎），干姜 15g，大黄 10g（后下），芒硝 10g（冲服），当归 20g，黄芪 60g，山药 30g，山萸肉 15g，桃仁 15g，红花 15g，泽兰 30g，茯苓 30g，牡丹皮 15g，连翘 20g，牡蛎 50g（先煎）。

加减：胸闷气短者，加桂枝 15～30g；咳嗽气喘明显者，加葶苈子 15g，薤白 15g，桑白皮 15g，瓜蒌 15g；恶心呕吐明显者，加生姜 30g 或姜半夏 30g；水肿明显者，加车前子 30g（包煎）；大便不通者，加枳壳 20g，厚朴 15g，大黄可加至 15～20g（后下）。注意煎煮后，须将药液浓缩至 150mL，以免摄入过多液体。

中药制剂：补阳健肾胶囊 2.4g，口服，每日 3 次，温补脾肾。益气健肾胶囊 3g，口服，每日 3 次，益气养阴。蛭龙通络胶囊 1.8g，口服，每日 3 次；活血止血胶囊 2.4g，口服，每日 3 次，活血化瘀。补肾排毒胶囊 1.4g，口服，每日 3 次，通腑泄浊。诸药合用，保证每日解稀糊状大便 2 次。

（2）透析期

治法：益元生血。

处方：生脉饮合当归补血汤。红参或生晒参 15g，麦冬 10g，五味子 10g，黄芪 60g，当归 15g。煎煮后药液浓缩至 150mL，频服。

刘宝厚教授认为，本阶段西医治疗在于完善检查，准确判断病情，评估并发症，积极建议患者行肾脏替代治疗。中医以配合肾脏替代治疗为主，对于尚未进行透析的患者，在积极准备透析治疗的同时，如果并发症尚不严重，可以按预备透析期的方案进行辨证论治。如果已经开始透析治疗，待病情平稳后，服用透析期的方药，可有效提高患者的生活质量。

（三）内外同治

1. 中药灌肠（结肠透析）

中药灌肠分机器弥散灌肠和人工插管灌肠两种。功效为活血清利，泄浊排毒。常用方剂：①生大黄 30～60g（如后下则用 15g 左右），川芎 20g，煅牡蛎 30g。②生大黄 15～30g，附子 15g，煅牡蛎 30～60g，槐花 10g。③熟附子 10g，肉桂 3g，生大黄 15g，桃仁 10g，芒硝 10g。中医辨证属胃寒停饮者，附子、肉桂用量宜大；属胃热上乘者，大黄、芒硝用量宜大；血压偏高者，加生牡蛎、石决明各 30g。

人工灌肠，肛管插入深度为 30~50cm，以每分钟 80~100 滴的速度滴入，灌肠完毕取平卧位，臀部抬高 10~15cm，药液尽量保留 60 分钟以上，每日 1 次，10~15 天为一个疗程。每个疗程结束后休息 3~5 天，继续下一个疗程治疗。机器灌肠原理与人工灌肠相同，但其通过机器将药液自肛门输入，荡涤肠道，药液与肠道接触面积较大，更有利于从肠道排出毒素，每周 3 次。

2. 中药洗浴

中药洗浴是治疗慢性肾衰竭的有效辅助方法。主方为麻黄、桂枝、细辛、羌活、独活、苍术、白术、红花各 30g，布袋包好后置于汽疗仪内，每次蒸洗 30~45 分钟，达到出汗目的，以不疲劳为度，每周 3~7 次，可进一步排出毒素，纠正氮质血症。

3. 针灸

（1）针灸疗法

针刺以下几组穴位，从经络循行角度调节慢性肾衰竭患者的整体功能。补益常选中脘、气海、足三里、三阴交、肾俞、三焦俞、心俞等穴位；促进排尿常用关元、中极、阴廉、肾俞、三焦俞等穴位。隔药饼（由附子、肉桂、黄芪、当归、补骨脂、仙茅、生大黄、干地龙等研粉制成）灸，取大椎、命门、肾俞、脾俞、中脘、中极、足三里、三阴交等穴，以补益脾肾。

（2）穴位外敷

将药物（生附片、桂枝、益母草、川芎、红花、透骨草、白芷、丹参各30g）用水浸湿，置于布袋中，用蒸锅蒸 20~30 分钟，然后将药袋取出直接热敷于双肾俞及关元穴，外加热水袋保温，每日 1~2 次，3 个月为一个疗程，可达和营活血、温阳利水之功。亦可将上方研末调制后外敷于双肾俞及关元穴处。

（3）中药熏蒸

将药物（生附子、益母草、川芎、桃仁、红花、透骨草、续断、丹参等各30g）用水浸泡 30 分钟，置于特制煎药锅中，煮沸 20 分钟后，直接热熏于双肾俞等处，每次 30 ~ 60 分钟，每日 1 ~ 2 次，15 日为一个疗程。

四、验案精选

（一）温阳化浊、活血通络治疗慢性肾衰竭（CKD 3 期）案

何某，男，53 岁，职员，甘肃武威人。2015 年 4 月 7 日初诊。

主诉：疲乏、纳呆、水肿伴肾功能异常 3 年。

现病史：患者 2012 年因劳累后出现疲乏，无力，纳呆，腹胀，下肢水肿。就诊于当地医院，尿常规示尿蛋白（+++）。肾功能示血肌酐 174μmol/L，尿素氮 9.8mmol/L，尿酸 523μmol/L，钾 4.5mmol/L。血常规示血红蛋白 127g/L，红细胞压积 37%。24 小时尿蛋白定量 3.1g。收住入院后，给予降压、抗血小板聚集、保留灌肠等治疗，效果不明显，遂来我科门诊求治。

刻下症：疲乏无力，纳差腹胀，恶心但不呕吐，尿少腿肿，畏寒肢冷，面色萎黄少华，舌质暗红，舌体胖大，边有齿痕，苔根部白厚，脉沉弦，双下肢水肿。血压 158/90mmHg，尿蛋白（+++），肾功能示肌酐 374μmol/L，尿素氮 21.5mmol/L，血红蛋白 97g/L，红细胞压积 27%。彩超示双肾体积缩小。

西医诊断：慢性肾衰竭（CKD 3 期）。

中医诊断：肾衰病（脾肾阳虚兼湿浊血瘀证）。

治法：温肾健脾，泄浊通络。

处方：真武汤加味。黑附片 30g（先煎），茯苓 30g，麸炒白芍 20g，炒白术 30g，桂枝 15g，生姜 30g，泽兰 20g，当归 15g，大腹皮 15g，红花 15g，煅牡蛎 50g（先煎）。水煎 2 次兑匀，分 3 次温服，14 剂。

中药制剂：活血止血胶囊 6 粒，口服，每日 3 次；蛭龙通络胶囊，每次 6 粒，每日 3 次。

西药：盐酸贝那普利 10mg，口服，每日 1 次；促红细胞生成素 3000U，皮下注射，每周 3 次；骨化三醇胶丸 1 粒，口服，每日 1 次，预防肾性骨病。

艾灸：肾俞、关元，每日 2 次，每次半小时。

2015 年 4 月 23 目二诊。服药后尿量增多，水肿明显减轻，腹部已不胀，精神稍振，食欲增加，舌暗红，舌体胖大，边有齿痕，苔白厚，脉沉弦细，双下肢胫前压迹。血压 140/80mmHg，尿蛋白（++）。黄芪 60g，黑附片 30g（先煎），茯苓 30g，麸炒白芍 15g，炒白术 30g，桂枝 20g，生姜 30g，泽兰 20g，当归 15g，桃仁 10g，红花 15g，煅牡蛎 50g（先煎）。水煎 2 次兑匀，分 3 次温服，继服 14 剂。余治疗药物同前。

2015 年 5 月 7 目三诊。水肿全消，精神佳，食欲增，舌淡红，舌体稍胖，苔根部稍厚，脉沉弦，血压 135/75mmHg，尿蛋白（+）。肾功能示肌酐 274μmol/L，尿素氮 19.5mmol/L，内生肌酐清除率 39mL/min。黄芪 60g，黑附片 30g（先煎），茯苓 15g，麸炒白芍 15g，炒白术 30g，生姜 30g，泽兰 20g，当归 15g，桃仁 10g，红花 15g，煅牡蛎 50g（先煎），肉桂 10g。继服 30 剂。余药同前。

2015 年 6 月 11 目四诊。精神、食欲正常，能做一些日常工作，未诉特殊不适。舌淡红，苔薄白，脉沉弦。血压 135/75mmHg。尿蛋白阴性，血肌酐 198μmol/L，尿素氮 11.9mmol/L，血红蛋白 112g/L，红细胞压积 38%。黄芪 60g，黑附片 15g（先煎），茯苓 15g，麸炒白芍 15g，炒白术 30g，生姜 30g，泽兰 10g，当归 20g，桃仁 10g，红花 15g，煅牡蛎 50g（先煎），肉桂 10g。继服 30 剂。余药同前。

中药汤剂均以前方加减，蛭龙通络胶囊、活血止血胶囊一直服用。治疗 1 年多，病情逐渐好转，精神、食欲正常，能正常工作，复查尿常规示尿蛋白阴性，血肌酐 102μmol/L，尿素氮 8.5mmol/L。血常规示血红蛋白 126g/L，红细胞压积 37%。予补阳健肾胶囊 6 粒，口服，每日 3 次；活血止血胶囊 3 粒，口服，每日 3 次；蛭龙通络胶囊 3 粒，口服，每日 3 次。降压药予盐酸贝那普利 10mg，口服，每日 1 次。嘱定期复诊（每 2 个月一次）。

【按语】

《素问·上古天真论》曰："肾者主水，受五脏六腑之精气而藏之。"《素问·六节藏象论》曰："肾者主蛰，封藏之本，精之处也。"肾中精气是一身气化之根本，肾阳蒸化肾阴而成肾气，肾气的封藏功能，使人体精微物质不至于溢出体外，而且使肾具有排出湿浊毒邪的功能。肾中阳气在肾的气化功能中起主导作用，本患者一派寒象，寒入血脉则血运不利，日久成瘀血，瘀血阻络，损伤肾中精气，导致肾功能受损。真武汤温肾化浊，本方中黑附子为附子的炮制品，毒性小而温热之性不减，直入肾经散寒，辛甘化热，故加干姜，脾虚则用大剂量黄芪配合炒白术，健脾利湿，和茯苓、大腹皮加强利水之力，水肿严重者，茯苓须用 30g，桂枝通阳，开通水道，待湿浊减轻，可去掉。加桃仁、红花活血，配合蛭龙通络胶囊、活血止血胶囊加强活血化瘀之力。本患者系慢性肾炎导致的肾衰竭（CKD3 期），中医辨证为脾肾阳虚，湿浊血瘀。肾元衰微是发病之本，水毒湿浊是疾病之标，为本虚标实之证。经温阳利水的真武汤加活血通络治疗 1 年多，患者病情明显好转，体质显著改善，并能从事日常工作，肾功能基本恢复正常。说明通过真武汤温补脾肾、活血通络改善肾脏微循环的综合作用，不仅能改善肾脏功能，而且还能改善机体的整体状态，提高患者的生活质量。

【跟诊手记】

本患者久病多方求治，疗效不理想，经人介绍来到刘宝厚教授门诊，来时情绪低落，对治疗前景悲观失望，认为已无法治愈。刘宝厚教授对其讲到："这个病本来是由慢性肾炎进展而来，虽然目前血肌酐较高，但你服用降压药后血压可以控制，前一阶段治疗后血肌酐未再明显升高，24 小时尿蛋白定量一直维持在 3g 左右，并没有增加，说明病情还是基本得到了控制，我们再配合中药，坚持治疗，病情会得到缓解的。"经刘宝厚教授开导后，患者才勉强开始服药，经过第 1 次治疗后水肿明显减轻，纳食增加，这使得患者建立了治疗的信心，其后一直坚持治疗，最终病情明显缓解，患者也回到了工作岗位，直到 2022 年 6 月，患者血肌酐一直维持在 140μmol/L 左右。在跟诊过程中，遇到的慢性肾衰竭患者普遍对治疗缺乏信心，刘宝厚教授说，要让患者建立信心，首先要解决患者最痛苦的症状，其次要注意心理疏导，两方面结合，才能使患者坚持治疗，患者的坚持对本病的治疗意义重大。对于脾肾阳虚的患者，温阳、散寒、通阳的药物要配合使用，才能使寒水湿浊排出体外。另外，肾为络脉之大会，所以，选择活血化瘀药时，一定要加用虫类药，依靠其搜经剔络之力，引诸药直达病所，荡涤病邪而出。

（张杰 整理）

（二）温阳填精、解毒化瘀治疗慢性肾衰竭（终末期肾病ESED）案

陈某，女，65岁，家庭妇女，兰州市城关区人。2015年10月8日初诊。

主诉：间断水肿、恶心、呕吐、尿少7年余，加重1周。

现病史：患者40年前因头晕头痛就诊于某医院心血管科，测血压176/95mmHg，诊断为原发性高血压，予卡托普利25mg，口服，每日3次；硝苯地平缓释片10mg，口服，每日2次。患者自诉症状减轻，后血压维持在135/85mmHg左右，其后间断复诊，20年前因发现眼睑及双下肢轻度水肿，尿中有泡沫，再次就诊于某医院肾病科，查尿常规示尿蛋白（++），肾功能正常，建议其行肾脏穿刺以明确病理诊断，患者拒绝，遂诊断为高血压性肾损害，给予盐酸贝那普利10mg，口服，每日2次；硝苯地平缓释片20mg，口服，每日2次。其后间断服用保肾康等药。7年前，患者间断出现水肿、恶心呕吐、小便量少等症状，未坚持治疗，半年前视力减退，卧床不起，就诊于当地医院，建议其行血液透析治疗，患者拒绝。遂来我科就诊。

刻下症：时倦怠无力，少气懒言，食欲不振，恶心呕吐，畏寒，口干，腰酸腿软，夜尿多，面色晦暗，舌暗红，舌体胖大，边有齿痕，少苔，脉沉细涩。血压162/90mmHg，眼科检查为高血压眼底。彩超示双肾体积缩小。尿常规示尿蛋白（+），血肌酐586μmol/L，尿素氮26.5mmol/L，血钾4.7mmol/L，血红蛋白85g/L，红细胞压积21%，内生肌酐清除率14.8mL/min。

西医诊断：慢性肾衰竭（ESED）。

中医诊断：肾衰病（阴阳两虚浊毒血瘀证）。

处方：真武汤合济生肾气汤加味。黑附子15g（先煎半小时），茯苓15g，麸炒白芍15g，当归20g，生白术20g，熟地黄30g，肉桂5g，麦冬15g，北沙参15g，酒大黄15g，金银花20g，连翘15g，竹茹10g，怀牛膝15g，车前子

30g（包煎），山萸肉 15g，山药 30g，红花 15g，煅牡蛎 50g（先煎），泽兰 15g。水煎 2 次兑匀，共 300mL，分 3 次温服，14 剂。

中药制剂：活血止血胶囊，每次 6 粒，每日 3 次；蛭龙通络胶囊，每次 6 粒，每日 3 次，冲服。

西药：硝苯地平控释片 30mg，口服，每日 1 次；促红细胞生成素 3000U，皮下注射，每周 3 次；骨化三醇胶囊，1 粒，口服，每日 1 次，预防肾性骨病。

艾灸：肾俞、命门，每日 2 次，每次半小时。

足浴：用口服中药的药渣，每日 1 次，每次 30 分钟。

2015 年 10 月 22 日二诊。恶心明显减轻，已不呕吐，能少量进食，大便通畅，舌暗红，舌体胖大，边有齿痕，苔薄白，脉同前。黑附子 20g（先前半小时），党参 30g，麸炒白芍 15g，当归 20g，熟地黄 30g，肉桂 5g，麦冬 15g，北沙参 15g，酒大黄 10g，金银花 20g，连翘 15g，山萸肉 15g，山药 30g，红花 15g，煅牡蛎 50g（先煎），泽兰 15g。水煎 2 次兑匀，共 300mL，分 3 次温服，30 剂。余药同前。

2015 年 11 月 26 日三诊。精神、食欲俱佳，能起床热牛奶，夜尿减少，面色㿠白，舌淡白，舌体胖大，边有齿痕，苔白稍厚，脉沉弦细。血压 138/80mmHg。肾功能示血肌酐 500μmol/L，尿素氮 20.5mmol/L，血钾 4.5mmol/L，血红蛋白 90g/L，红细胞压积 27%，标证浊毒明显消除。故用真武汤加减，药用黄芪 50g，黑附子 30g（先前半小时），党参 30g，麸炒白芍 15g，当归 20g，熟地黄 30g，肉桂 10g，麦冬 15g，北沙参 15g，酒大黄 15g，金银花 20g，连翘 15g，山萸肉 15g，山药 30g，红花 15g，桃仁 10g，煅牡蛎 50g（先煎）。水煎 2 次兑匀，共 300mL，分 3 次温服，30 剂。余药同前。

2015 年 12 月 24 日四诊。精神明显转佳，食欲增加，疲乏明显减轻，可以做少量家务，夜尿 2 次，大便通畅，一日 2 次。面白无华，舌暗淡，舌胖大，边有齿痕，苔白腻，脉沉细。血压 140/88mmHg。此时患者浊毒血瘀较前明显缓解，下一步加强辛散温通化湿的力度。黄芪 60g，黑附子 10g（先前半小时），党参 30g，麸炒白芍 15g，当归 20g，熟地黄 30g，肉桂 5g，酒大黄

10g，生姜 20g，山茱肉 15g，山药 30g，红花 10g，桃仁 10g，煅牡蛎 50g（先煎）。水煎 2 次兑匀共 300mL，分 3 次温服，30 剂。余药同前。

患者用前方加减治疗 2 年后，患者精神、食欲俱佳，体重也有所增加，能给孙子做饭、做家务。复查尿常规示尿蛋白（± ~ +），血肌酐 312 ~ 355μmol/L，尿素氮 10 ~ 12.3mmol/L，血红蛋白 121.0g，红细胞比容 31%。改服补阳健肾胶囊、益气健肾胶囊、蛭龙通络胶囊，每次各 6 粒，每日 3 次。配合西药降压、纠正贫血、预防肾性骨病。并坚持足浴、艾灸。病情一直稳定。

【按语】

本患者患高血压病 40 余年，双肾萎缩，神疲纳呆，恶心呕吐，卧床不起，经用济生肾气丸、金匮肾气丸等方加减治疗，病情维持 8 年之久，一直未采取替代疗法。患者虽然血肌酐、尿素氮一直处于较高水平，但精神食欲佳，生活质量得到了明显改善，并能操持家务，这就是"带毒生存"。真武汤的适应证根据《伤寒论》第 82 条言："太阳病发汗，汗出不解，其人仍发热，心下悸，头眩身𥆧动，振振欲擗地者，真武汤主之。"本条的病机是阳虚不能制水，水气内动，所以用真武汤壮肾中之阳以散水气，起温阳化水之功效。又第 316 条曰："少阴病，二三日不已，至四五日，腹痛，小便不利，四肢沉重疼痛，自下利者，此为有水气，其人或咳，或小便利，或下利，或呕者，真武汤主之。"本条的病机是肾阳衰微，水气内侵，与阴寒之气互相搏结而成，所以治疗上须用真武汤温阳祛寒以散水气。由此可见，真武汤的适应证是肾阳虚衰、水湿内停证。

【跟诊手记】

1. 真武汤中的药物剂量问题

真武汤原方剂量是茯苓三两，芍药三两，生姜三两，白术二两，炮附子一枚（破八片）。以水八升，煮取三升，去滓，温服七合，日三服。明代李时珍谓"古之一两，今用一钱"。《千金要方》《本草纲目》皆以古三两为今一两，古三升为今一升。我国 1979 年统一中药剂量采用"公制"，规定一钱为 3g，《中华人民共和国药典》把附子的用量规定在 3 ~ 15g。近年来医学界对《中华人民共和国药典》及中医教材中规定的中药用量问题争议颇多，普遍认为用量偏小，严重影响了中医临床疗效。故有学者提出，汉代一两合今之 15.625g，以 16 两计，一市斤则为 250g。汉代一升合今之 200mL，一合为 20mL。那么真武汤方剂的剂量便是茯苓 47g，芍药 47g，生姜 47g，白术 31g，炮附子 1 枚（15～20g）。以水 1600mL，煮取 600mL，去滓，温服 140mL，日 3 服。刘宝厚教授认为，药物的剂量应根据药物的性味、质地，以及患者的病情、体质和年龄来确定，特别是有毒性的药物，更应谨慎应用。他应用炮附子的经验为轻度阳虚，表现为舌淡、胖嫩、苔白者，用小剂量 10～15g；中度阳虚，表现舌淡胖大、边有齿痕、苔白者，用中等剂量 15～30g；重度阳虚，表现为畏寒肢冷、舌淡胖大、边有齿痕、苔白厚腻、脉沉细无力者，用大剂量 30～60g。以黑附片，即加工炮制后的附子为好。据文献报道，生附子的半数致死量（LD_{50}）为 9.16g ± 0.84g，而炮附子的 LD_{50} 为 52.84g ± 13.59g，经过炮制的附子毒性降低了 4.77 倍。所以煎药时必须先用开水浸泡 1 小时（其他药物用凉水浸泡），先煎附子半小时至 1 小时后，再与其他药物合煎 2 次，每次半小时，兑匀分 3 次温服即可。无须煎煮 3 小时，也不需要配合 2 倍于附子量的炙甘草以减附子的毒性。因为甘草中含有甘草次酸，能促进水和钠盐在体内潴留，并排出钾离子，所以用量过大或长期使用，有引起水肿、高血压等不良反应，并可以增加心脏的负荷，对心衰患者极为不利，应予注意。

2. 附子的毒性问题

附子的毒性成分是脂溶性二萜类生物碱，其中主要是乌头碱和新乌头碱等。这类成分的毒性极强，3～4mg 即可致人死亡。附子中毒的主要临床表现：①兴奋迷走神经，表现为出汗、流涎、恶心、呕吐、腹痛、腹泻、心动过缓、血压下降、瞳孔缩小、大小便失禁及肺水肿等。②对周围神经的损害，临床表现为口、舌及全身麻术、紧束感，痛温觉减退或消失，严重者运动失灵。③通过兴奋迷走神经降低窦房结自律性，引起异位起搏点的自律性升高而导致各种心律失常。④直接损害心肌，严重者可出现心律失常或循环呼吸衰竭。但附子有无蓄积作用而导致慢性中毒，目前尚不完全清楚。⑤配伍：温肾阳配肉桂，利水配桂枝，强心阳配人参，泄湿浊配大黄，改善微循环配红花、丹参、川芎。⑥禁忌证：附子刚燥，能伤津劫阴。故凡属阴虚阳盛或真热假寒证及使用糖皮质激素的患者忌用。

（张杰　整理）

（三）益气养阴、解毒化瘀治疗慢性肾衰竭（终末期肾病ESED）案

丁某，女，49 岁，农民，甘肃甘谷人。2021 年 1 月 20 日初诊。

现病史：患者 15 年前无明显诱因出现头晕、头痛，就诊于当地医院，测血压 160/91mmHg，诊断为高血压。给予降压药（复方利血平 1 片，口服，每日 3 次），服药后症状缓解，患者自行停药，后头晕头痛反复出现，未予重视，也未服药。后逐渐出现双下肢水肿，患者也未予重视。2 周前，突发双目失明，就诊于当地医院，测血压 230/120mmHg，查眼底，给予降压药（具体不详），建议转院治疗。遂转入某三甲医院。生化检查示总蛋白 62g/L，白蛋白 35g/L，甘油三酯 1.92mmol/L，尿酸 464μmol/L，血肌酐 584μmol/L。尿常规示蛋白（+++），潜血（+）。甲状旁腺激素 660pg/mL。24 小时尿蛋白定量 2.72g。内生肌酐清除率 7.53mL/min。查自身抗体示抗 Sm 抗体弱阳性，抗 nRNP/Sm 抗体阳性。血常规示血红蛋白 84g/L，红细胞压积 28%。诊断为慢性肾脏病，终末期肾病，建议立即行血液透析治疗，并给予复方 α 酮酸片、碳酸镧咀嚼片、骨化三醇胶丸、尿毒清颗粒等药物。患者拒绝血液透析，遂出院来我院门诊就诊，以"慢性肾脏病 5 期"收住入院。

刻下症：神志清，精神差，面色晦暗，疲乏无力明显，头晕，双眼视物模糊，眼睑水肿，晨起双手肿胀，口干，纳差，恶心，呕吐，下肢皮肤甲错、瘙痒，睡眠可，小便量少（400~500mL/d），大便干，2~3 日一行。自发病以来无皮肤紫癜，无颜面部红斑，无血糖升高。血压 153/84mmHg，舌红，苔黄腻，脉细滑数。双手肿胀，双下肢水肿。急查血常规示红细胞 2.69 × 10^{12}/L，血红蛋白 87g/L，红细胞压积 26.3%。生化检查示尿素 21mmol/L，血肌酐 497μmol/L，尿酸 449μmol/L，胱抑素 C 3.82mg/L。甲状旁腺激素 202pg/mL，NT-pro BNP（N 末端 B 型钠尿肽前体）1994pg/mL。24 小时尿

蛋白定量 0.91g。内生肌酐清除率 8.56mL/min。双肾血管彩超示双肾弥漫性病变，双肾体积缩小。

西医诊断：慢性肾脏病（终末期肾病 ESED），肾性高血压，肾性贫血，继发性甲状旁腺功能亢进症。

中医诊断：肾衰病（肝肾阴虚兼浊毒血瘀证）。

请刘宝厚教授会诊，给予治疗方案：①重组人促红细胞注射液 3000IU，皮下注射，一周 3 次；右旋糖酐铁片 50mg，口服，每日 3 次；叶酸片 10mg，口服，每日 3 次；维生素 B_{12} 片 50μg，口服，每日 3 次；纠正贫血。②非诺地平缓释片 5mg，口服，晨起 1 次；非诺地平缓释片 5mg，口服，中午 1 次；盐酸特拉唑嗪片 2mg，口服，晚上 1 次；琥珀酸美托洛尔缓释片 23.75mg，口服，每日 1 次，降压。③骨化三醇胶囊 0.25μg，口服，每日 1 次，纠正甲状旁腺功能亢进。④0.9% 氯化钠 100mL + 注射用奥美拉唑 40mg，静脉注射，每日 1 次，预防应激性溃疡；0.9% 氯化钠 250mL + 注射用红花黄色素 100mg，静脉注射，每日 1 次，活血通络。⑤益气健肾胶囊 2.4g，口服，每日 3 次，益气养阴；蛭龙通络胶囊 1.8g，口服，每日 3 次；活血止血胶囊 3g，口服，每日 3 次，活血化瘀；补肾排毒胶囊 1.4g，口服，每日 3 次，通腑泄浊。

中药汤剂以益气养阴、通腑泄浊为主。

处方：生地黄 30g，竹茹 10g，陈皮 10g，大黄 20g（后下），北沙参 10g，麦冬 10g，桑椹 15g，生晒参 10g（另煎），女贞子 15g，山药 30g，石韦 20g，墨旱莲 15g。7 剂，水煎服，日 1 剂，分 2 次服。

2021 年 1 月 28 日二诊。患者服药后恶心、呕吐明显缓解，纳食增加，可少量进食流质食物，精神有所好转，小便量增至 800mL/d。仍疲乏，纳呆，稍感烦躁，头晕，舌红，苔黄腻，脉细滑稍数。

处方：生地黄 30g，竹茹 10g，陈皮 10g，大黄 10g（后下），北沙参 10g，麦冬 10g，桑椹 15g，生晒参 15g（另煎），女贞子 15g，山药 50g，石韦 20g，墨旱莲 15g，地龙 10g。14 剂，水煎服，日 1 剂，分 2 次服。余药同前。

2021 年 2 月 9 日三诊。患者出院后精神转佳，可以下床活动，纳食增加，喜食米饭及蔬菜，疲乏明显缓解，尿量增至1200mL/d，大便已通，一日2次，稀糊状。复查血常规示红细胞3.29×10^{12}/L，血红蛋白91g/L，红细胞压积29%。生化检查示尿素17mmol/L，血肌酐421μmol/L，尿酸452μmol/L，胱抑素C 3.01mg/L。

处方：生地黄30g，竹茹10g，陈皮10g，大黄5g（后下），北沙参10g，麦冬10g，桑椹30g，生晒参15g（另煎），女贞子15g，山药50g，石韦20g，墨旱莲15g。30剂，水煎服，日1剂，分2次服。余药同前。

2021年3月11日四诊。患者无头晕、头痛、恶心、呕吐，纳食明显增加，仍口干口苦，尿量增至1500mL/d以上。舌淡红，苔黄，脉细稍数。

处方：竹茹10g，陈皮10g，桑椹30g，大黄5g（后下），茵陈20g，黄芪30g，白术30g，党参15g，茯苓20g，黄连5g，丹参15g，石韦20g，生晒参15g（另煎）。30剂，水煎服，日1剂，分2次服。余药同前。

经治疗半年后，复查肾功能及电解质示尿素15.4mmol/L，尿酸376μmol/L，血肌酐324μmol/L，钾4.45mmol/L，胱抑素C 3.1mg/L。血常规示红细胞3.2×10^{12}/L，血红蛋白98g/L，红细胞压积31.2%。患者神情，精神佳，无明显疲乏，水肿消退，纳食明显增加，无恶心呕吐，头晕、视物模糊明显减轻，尿量增至1700mL/d，大便每日2次，稀糊状。血压控制在140/80mmHg左右。因疫情原因，患者在当地取药，我院制剂邮寄。

2022年8月9日患者儿子电话告知目前血压145/90mmHg左右，下肢水肿较重，无胸闷气短、心悸等症，每日尿量在1700mL左右，大便通畅，未诉明显不适，因疫情防控，嘱其前往当地医院肾病科就诊。

【按语】

本患者发现高血压15年余，未经过规范治疗，血压一直未能控制。究其根本，为患者平素情志不舒，饮食偏嗜辛辣，情志郁结日久则肝气郁滞，气郁日久，精血暗耗，导致阴虚火旺，兼嗜食辛辣，胃火炽盛，正如《素问·生气通天论》所说"阳强不能密，阴气乃绝"，阴不制阳，导致肝阳上亢，发为眩晕，甚为目盲；乙癸同源，木炎于上，水涸于下，病久及肾，耗伤肾阴，导致肾气不足，气化无力，肾气亏虚，无力蒸化水液，水液不归正化，使其内生，弥漫三焦，聚而为肿；火热于内，湿从热化，久而化浊，湿浊日久不散，困厄气机，浊气不降，清气不升，聚于肠道，小肠之泌别清浊功能失调，大肠传道失司，乃发为浊毒，上可见恶心呕吐，下可见大便秘结，小便量少，皮肤瘙痒，生化检查则表现为血肌酐和尿素氮升高；湿热浊毒之邪最易耗气伤精，如不能及时纠正，则为持续性损伤，精涸液竭，更兼湿浊阻滞气机，导致血运不畅，产生瘀血，且最易阻滞肾络；对于此类患者的治疗，首在养阴，但养阴不可滋腻，《神农本草经》中记载麦冬"主心腹结气，伤中伤饱，胃络脉绝，羸瘦短气"。北沙参和麦冬配伍一可滋养胃阴，二能修复胃络之损伤；二至丸滋养肾阴，生地黄养阴凉血；生晒参味甘微寒，益元气而无温热之弊；山药平补肝肾；石韦味苦微甘，性凉，《神农本草经》言其"主劳热邪气，五癃闭不通，利小便水道"，泄肾中浊毒。诸药合用，祛邪而不伤正。

【跟诊手记】

本患者久病伤精耗气，刘宝厚教授在治疗过程中，加入桑椹，用药独特。《唐本草》中记载桑椹味甘，微寒，无毒。《本草撮要》言其"入足厥阴、少阴经"，功能补肝、益肾、息风、滋液，治肝肾阴亏、消渴、便秘、目暗、瘰疬、关节不利。《本草经疏》认为桑椹"甘寒益血而除热，为凉血补血益阴之药。消渴由于内热，津液不足，生津故止渴。五脏皆属阴，益阴故利五脏。阴不足则关节之血气不通，血生津满，阴气长盛，则不饥而血气自通矣。热退阴生，则肝心无火，故魂安而神自清宁，神清则聪明内发，阴复则变白不老。甘寒除热，故解中酒毒。性寒而下行利水，故利水气而消肿"。《本草述》言："乌椹益阴气便益阴血，血乃水所化，故益阴血，还以行水，风与血同脏，阴血益则风自息。"由此可见，桑椹既能补益肝肾阴血，同时又可以利水消肿，于此患者病证相合。本病另一主药为大黄，刘宝厚教授常用之大黄为甘肃省礼县所产之道地药材，对于血肌酐大于 $450\mu mol/L$ 的患者，刘宝厚教授认为这是血分浊毒盘踞，非将军之药不能去除，此时金银花、连翘等药力弱不逮。直须祛邪则正自安，所以选用生大黄。大黄味苦性寒，入胃、大肠、肝经，能泄热毒、破积滞、行瘀血。治实热便秘，谵语发狂，食积痞满，痢疾初起，里急后重，瘀停经闭，癥瘕积聚，时行热疫，暴眼赤痛，吐血，衄血，阳黄，水肿，淋浊，痈疡肿毒，疔疮，烫火伤。《神农本草经》谓其"下瘀血，血闭，寒热，破癥瘕积聚，留饮宿食，荡涤肠胃，推陈致新，通利水谷，调中化食，安和五脏"。《名医别录》言其"平胃，下气，除痰实，肠间结热，心腹胀满，女子寒血闭胀，小腹痛，诸老血留结"。《日华子本草》谓其"通宣一切气，调血脉，利关节，泄壅滞、水气……利大小便"。《汤液本草》曰："大黄，阴中之阴药，泄满，推陈致新，去陈垢而安五脏，谓如戡定祸乱以致太平无异，所以有将军之名……以苦泄之性峻至于下。"《本草切要》言："凡蕴热之症，脏腑坚涩，直肠火燥而大便秘；痈肿初发，毒热炽盛而大便结；肥甘过度，火盛而大便结；纵饮太盛，脾火盛而大便结，必用苦寒，以大黄可也。至若跌扑损伤，血有所瘀，闭而不行，用桃仁、红花之剂，必加酒炒大黄。又有阳明胃火，痰涎壅盛，喉闭乳蛾，腮颊肿痛连及口齿，用清痰降火之剂，必加姜制大黄。若元虚不足者不可用，恐正气耗而亡阳也。"《本草纲目》谓："大黄，乃足太阴、手足阳明、手足厥阴五经血分之药，凡病在五经血分者，宜用之。若在气分用之，是谓诛伐无过矣。"《本草经疏》言："大黄气味大苦大寒，性禀直遂，长于下通，故为泻伤寒温病、热病、湿热、热结中下二焦，二便不通，及湿热胶痰滞于中下二焦之要药，祛邪止暴，有拨乱反正之殊功。"《本草正》曰："大黄，欲速者生用，泡汤便吞；欲缓者熟用，和药煎服。气虚同以人参，名黄龙汤；血虚同以当归，名玉烛散。佐以甘草、桔梗，可缓其行，佐以芒硝、厚朴，益助其锐。用之多寡，酌人实虚，假实误用，与鸩相类。"《本草述钩元》谓："《本经》首曰下瘀血、血闭，固谓厥功专于血分矣。阳邪伏于阴中，留而不去，是即血分之结热，唯大黄可以逐之。"《药征》言："大黄主通利结毒也，故能治……小便不利。"峻下热结，活血解毒，通利小便时，刘宝厚教授生大黄用量为20g，活血解毒时多用酒大黄10g，大黄煎煮时须后下，在其他药物煎好前15分钟放入大黄。还应注意，辨证确属浊毒瘀血郁结在血分者，方可用之。从上述可以看出，刘宝厚教授在古代医家的基础上，结合肾脏专科疾病，丰富了大黄的用法，值得我们深入学习。

（张杰　整理）

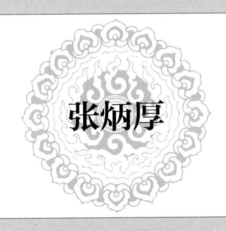

张炳厚

一、医家简介

张炳厚（1937— ），男，全国名中医，首都国医名师，首都医科大学附属北京中医医院主任医师，教授，博士研究生导师，首批全国中医药传承博士后合作导师，全国老中医药专家学术经验继承工作指导老师。曾历任北京中医药学会第八、第九届会长，现任泰国中医药学会永远名誉主席，全国优秀中医临床人才指导老师，北京市中医管理局首届仲景国医传人指导老师，历任全国高等中医药教育教材建设指导委员会顾问及全国高等中医药教材评审委员会中医学专业教材评审委员会顾问等。国家中医药管理局设"张炳厚全国名中医传承工作室"，北京中医管理局设"北京中医药薪火传承'新3＋3'工程张炳厚'三名'传承工作室"。张炳厚教授从医近60年，精通内、外、妇、儿诸科，擅治疑难杂病，尤对慢性肾脏病及痛证疗效显著。在学术上，独创"顺其性即为补，补其正即为顺"的治则，总结补肾八法；提出中医辨证五大要点；擅用虫蚁之品、毒麻之剂；创制类方和新方，特别是地龟汤类方治疗各种慢性肾脏病，疗效突出。在教学上，培养博士后、全国中医临床优秀人才、海外弟子等200余名，首开名老中医师承微信教育之先河，并出版专著。曾获省部级及市级科技进步奖多项。出版著作7部，发表论文100余篇。

二、学术观点

（一）肾的生理：喜润恶燥，相火宜藏

张炳厚教授认为，肾在五脏阴阳中属阴中之阴，五行属水，五方为北，八卦为坎，天干为癸，与冬气相通应，其数为六。肾系由肾、膀胱、腰、齿、发组成，肾主骨，生髓，开窍于耳，司二便。位于腰部，内藏元阴、元阳，具有主生殖、主藏精、荣养四肢百骸、主纳气、主水液的功能。《素问·灵

兰秘典论》曰："肾者，作强之官，伎巧出焉。"男子以系藏精，女子以系胞宫，为人体脏腑阴阳之本，精神之舍，造化之枢纽，生命之源。人体他脏只分阴阳，而肾不同；肾的形质气化有赖于肾阴（肾精）、肾阳（命门少火）、肾气。就肾气和肾精而言，肾气是阳，肾精是阴；就命门少火与肾气、肾精而言，命门少火为阳，肾气、肾精为阴；肾气是肾阴阳之间的介质。肾以命门少火为动力，蒸精化气，产生肾气，从而实现气化功能。肾气主升，是先天激发后天的动力，肾主津液的功能实现有赖于肾之气化。肾精是激发肾脏功能的物质基础。《素问·上古天真论》曰："肾主水，受五脏六腑之精而藏之。"《素问·六节藏象论》曰："肾者主蛰，封藏之本，精之处也。""肾藏精"即肾具有封藏和贮存人体先后天之精气的功能，精之藏制在肾，精者属癸，阴水也，静而不走，为肾之体，故肾精不可妄泻，精气互根，肾精充则化源足。

张炳厚教授提出肾具有"肾恶燥，火宜藏"的生理特点。肾喜润而恶燥，肾为水脏，寓元阴，主津液，肾司命门，寓元阳，主开阖；然肾中有水，始能制火。《素问·宣明五气》言："肾恶燥，是谓五恶。"王冰注曰："燥则精竭涸。"肾气下通水道，上发津液，总系阴精之所化，刚燥易耗伤肾阴，使相火妄动，则水道干涸，津液不运，髓空骨痿。相火宜藏，肾精之藏泄不独专于肾，肾司封藏，肝司疏泄，肝肾同寄相火，水火既济，相火伏藏，使之归根，则精气互化，火不能静，则精不能藏。

（二）肾的病理：肾精易损，肾阴常虚

张炳厚教授认为肾病以虚证为主，肾虚之证，一般分为阴虚、阳虚两类。张炳厚教授指出，朱丹溪提出的"阳常有余，阴常不足"论乃是针对时医滥用辛燥之剂而设；而张景岳"阳非有余，阴常不足"论乃是针对明代以前的医生因循河间、丹溪寒凉之说，滥用苦寒泻火之药，戕伐阳气而设，两者在纠正时弊方面起了重要作用。但由于两者立论的角度不同，因此有着不同的论断。朱丹溪的"阳有余阴不足"是从阴阳对立制约的方面进行论述，而张景岳的"阳非有余阴不足"是从阴阳互根互用的关系立论。张炳厚教授对这

两种观点加以发挥，认为肾病多存在肾之阴阳两虚，不过轻重不同而已。

"精易损"，指肾精难成易亏；"阴常虚"指肾水常虚。《素问·天元纪大论》言："君火以明，相火以位。"受君、相之火所主，君火为用，相火为根。就心肾而论，君火易亢，肾阴易亏，水不济火，心肾乖违，精不化气，气不归精，肾水消灼。肾兼水火，精气同源，张炳厚教授认为肾气之虚，基于化源不足，精少则气亏，自当补精而能化气，精亏则气无以化生。

三、临床特色

（一）辨证特色：四诊合参，尤重问诊

张炳厚教授临床上四诊合参，尤重问诊，博古通今，力求创新。他认为尿毒症属于中医学"关格""虚劳"范畴，辨治应当谨察二便，问诊中必问二便。肾司二便，开窍于二阴。柯韵伯言："溺者属壬，阳水也，动而不居，为肾之用。"问小便包括问尿色、尿量、尿次、尿味、性状、夜尿。尿色黄则为有热，尿色深如酱油色或如洗肉水，则是尿血；尿量异常是气化不利；尿味臭秽往往是下焦湿热的表现；尿浊多沫为肾失封藏；夜尿清长，为肾失固摄。问大便包括问大便的性状、次数。如大便干结，腑气不通，舌苔黄腻干燥，多为胃肠实热；如大便不畅，畏寒喜暖，舌胖苔白而润，脉沉细，多为寒实积滞；如大便初干后稀，多为脾虚运化无力。复诊时判断是否有效也必察二便之变化，张炳厚教授强调治疗关格应通利二便，强调通腑泄浊使药后大便自利，日二三行；强调利其小便使尿量增多，水肿渐消；主张因势利导，给邪以出路，同时泄浊解毒有助于升清护阴。

（二）治疗特色：培补真阴，创制类方

张炳厚教授治疗 CKD 的核心学术思想为"肾地黄，气黄芪，类方虫蚁更新奇"，重视滋补肾阴，壮水制火，固肾之关，复肾气化。遣药多以熟地黄为君，补气重用黄芪，擅用类方和虫类药。

1. 阴中求阳，血肉有情

张炳厚教授提出滋阴助阳的学术思想。《素问·阴阳应象大论》曰："形不足者，温之以气，精不足者，补之以味。"张炳厚教授指出治疗肾病总的治则是培其不足，不可伐其有余。阴虚为主者，治以滋补肾阴；阳虚为主者，在滋阴的基础上酌加补阳之药，滋阴助阳，即"善补阴者必阳中求阴，则阴得阳生而源泉不绝；善补阳者必于阴中求阳，则阳得阴助而生化无穷"。方药中依然以培补真阴的熟地黄为君药，而不是以桂附为君药。

肾阴虚者，往往导致相火旺盛，此为阴虚生内热之变，治法均以滋阴为主，佐以清泻相火，如知柏、地黄之类。阴虚者忌苦寒，忌辛燥，宜甘润壮水之剂，以补阴配阳，使虚火降而阳归于阴，所谓"壮水之主，以制阳光。"阳虚者忌凉润，忌辛散，宜甘温益气之品，以补阳配阴，使沉阴散而阴从于阳，所谓"益火之源，以消阴翳"。肾阳虚者，必须予填精益髓等血肉有情之物，以资其生化之源，再予温肾补火之品，强调阴中求阳。至于阴阳俱虚，则精气两伤，宜阴阳两补。

2. 培补真阴，喜用熟地黄

张炳厚教授治疗 CKD 重视滋补肾阴。《难经》论五损治法时指出"损其肾者，益其精"。张炳厚教授遣药重用熟地黄，并提出"无论肾阴虚、肾阳虚均以熟地黄为君药"的观点。诚如张景岳《本草正》言："熟地味甘微苦，味厚气薄，沉也，大补气衰，滋培肾水，填骨髓，益真阴，专补肾中元气，兼疗藏血之经。性平禀至阴之德，气味纯静，故能补五脏之真阴。"张炳厚教授认为填补真阴当用熟地黄直达病所，熟地黄为温补肾阳名方肾气丸的主药，《方剂学》认为该方君药为附子、桂枝，但张炳厚教授认为君药是熟地黄，方中附、桂量小，为佐使药，起蒸精化气、提振肾气的作用，尤如补中益气丸中的柴胡、升麻，实乃"善补阳者，必于阴中求阳"的使用典范。在临床具体应用中，张炳厚教授还提出"精虚当用熟地黄，血虚可用干地黄，血热宜用鲜地黄"的观点。熟地黄的常用剂量为 20~40g。

3. 补肾八法，创制类方

张炳厚教授提倡用补肾八法治疗肾虚诸证，包括缓补法、峻补法、清补法、温补法、通补法、涩补法、双补法、间接补法。

（1）地龟汤类方：张炳厚教授创制地龟汤类方及加味地龟汤类方治疗各种 CKD 常见病及疑难重症肾脏病，临床随症加减治疗，收效满意，同时达到从简驭繁的目的。地龟汤是以培补真阴、大补精气、活血补血、益气通阳为主，无降火之功，是针对 CKD 基本病机真阴不足、气精亏虚而设立。地龟汤类方的基础方组成为熟地黄、龟甲、黄芪、当归、泽泻。方中以熟地黄为君药补肾阴，生精血；龟甲为臣药，补肾阴，敛虚火潜阳，二者相辅相成。当归补血活血，为血中之气药，也是血病之要药，常用全当归，既能补血又能活血，可攻可补，亦为臣药；黄芪益气升阳，行阳以实表；泽泻利水道、清湿热，二者共为佐药。当归补阴血可助熟地黄生精血之力，黄芪伍熟地黄能大补精气，黄芪配当归益气生血，即当归补血汤之意，黄芪又能助阳通阳，使全方活而不滞。泽泻安五脏，伍地黄增强补肾之功，补而不腻，清相火而利尿，取其通也。全方共奏补肾阴、生精血、益气通阳之功，治疗各种慢性肾脏病，张炳厚教授均加入大剂量土茯苓，甘淡渗利，解毒化湿，土大黄清热解毒凉血；治疗蛋白尿均加入大剂量菟丝子、覆盆子以补涩填精。

具体处方：①缓补地龟汤：基础方加山萸肉、生地黄、山药。②峻补地龟汤：基础方加人参、鹿角胶（鹿角镑）。③清补地龟汤：基础方加黄柏、知母。④温补地龟汤：基础方加肉桂、附子、补骨脂。⑤涩补地龟汤：基础方加沙苑蒺藜、莲须、莲肉、金樱子。⑥通补地龟汤：基础方加车前子、茯苓，并重用牛膝。⑦双补地龟汤：基础方加附子、肉桂，方剂类似温补龟地汤，其不同者为桂附用量较温补地龟汤大，取其阴阳双补之意。⑧间接补地龟汤：基础方合一贯煎。⑨四君地龟汤：基础方合四君子汤。

（2）加味地龟汤类方：张炳厚教授治疗 CKD 时，常在地龟汤基础上加入石韦、土茯苓、土大黄，清热解毒，渗利湿浊，谓之加味地龟汤类方。

具体处方：①健脾加味地龟汤：加味地龟汤加炒白术、山药、莲子、炙甘草。②温阳加味地龟汤：加味地龟汤加附子、桂枝、炒白术、山药、茯苓、炙甘草。③清利加味地龟汤：加味地龟汤中加瞿麦、萹蓄、滑石。④利水加味地龟汤：加味地龟汤中加泽泻、茯苓、抽葫芦。⑤凉血加味地龟汤：加味地龟汤中加血余炭、白茅根、黄柏、萹蓄、滑石。⑥活血加味地龟汤：加味地龟汤中加莪术、郁金、川牛膝。⑦化浊加味地龟汤：加味地龟汤中加土茯苓、土大黄、蒲公英、败酱草。⑧平肝加味地龟汤：加味地龟汤中加生石决明、怀牛膝。

4. 补气生精，重用黄芪

张炳厚教授治疗 CKD，尤其是伴肾病综合征、糖尿病肾病时常重用大剂量生黄芪以补气生精，益气固脱。这主要是效仿王清任补阳还五汤之意，他认为重用黄芪不仅补气而且通阳，能升阳通阳，走而不守，特别能通达卫阳而固表，兼可利水消肿，黄芪与当归配伍又可补气生血，实表以御邪。生黄芪常用剂量 30～50g。

5. 喜用辛润，酌用桂附

张炳厚教授主张选用辛润柔药以养肾阳。《素问·脏气法时论》曰："肾苦燥，急食辛以润之。"肾苦燥，是由于腠理不开、津液不行之故。中药中唯有辛药能开腠理以助津液，用之可以润肾燥，但以辛润之是指菟丝子、巴戟天等柔药，非指附子、干姜等刚药。温补法分为刚剂回阳法与柔剂壮阳法。岳美中教授认为在急遽救逆的情况下，宜刚剂回阳法；在慢性病程，肾阳衰微的情况下，宜柔剂壮阳法。叶天士认为温补肾阳之虚，不能用桂附等刚燥之品，恐有劫阴伤精之弊，而"柔剂养阳，通奇脉而不滞之品"，如巴戟天、肉苁蓉、菟丝子、鹿茸、鹿角胶、胡桃、海参之类，才是温肾阳之正治，而附子、干姜为辛燥刚剂，应酌情使用。

张炳厚教授临证治疗肾病，凡属肾阳虚者都加附子、肉桂各 10～15g，以助肾之气化，此剂量是刘渡舟先生传授。刘老重用附子的标准，症必见形寒肢冷，舌诊不论何苔都必须要有津液，脉诊不论何脉，尺脉不能浮、大、长，刘老附子最多用 15g。《神农本草经》谓附子"味辛温，主风寒咳逆邪气，温中，金创，破癥坚积聚、血瘕，寒湿痿躄、拘挛、膝痛不能行走"。并未提到补阳，因其有毒，将其列入下品。《本草衍义》曰："仲景八味丸附子为少阴之向导，其补自是地黄，后世因以附子为补，误矣！附子走而不守，取健悍走下之性以行地黄之滞，可致远。"张炳厚教授认为，生附子性味猛烈，长于回阳顷刻之间，熟附子长于助阳。因为附子祛寒救逆之功优于壮阳，所以近代本草均将附子列入祛寒类中药。张炳厚教授指出使用附子的注意事项：破阴重用，须防涸液；引火归原，切莫泛施；蒸精化气，宜乎小量；阳中求阴，不可轻用。

6. 以泻为补，利水补肾

张炳厚教授认为，利水药用之不当可以伤阴，用之得当也可以补阴。《血证论》言："且水邪不去，则水阴亦不能生……以水邪去，则水阴布故也，然水阴不滋，则水邪亦不能去。"又云："退热则阴益生，利水则阴益畅。"唐容川认为泽泻、茯苓为滋阴之要药。张元素亦指出："泽泻利水通淋而补阴不足。"张炳厚教授以"天旱锄田，雨涝浇园"取类比象，因肾虚气化不利，水液不能归于正化，凝聚成浊酿毒，停蓄不去而成水邪，水邪与浊毒久羁，妨碍阴津生成，故推陈方可生新。所以，肾气丸、济生肾气丸、驻景丸之类，虽以熟地黄等生水补阴药为主，均配伍虽有泻性而不伤气者，泻而能补、通可导滞之驻景丸加泽泻、茯苓、车前子之类，确有异曲同工、殊途同归之妙。临证用补肾八法时，峻补法也配伍利水药。其目的有三：一为利水补肾。二为"顺其性即为补，补其正即为顺"，肾与膀胱（表里）均主通利小便，此处利水，膀胱者，州都之官，津液藏焉，气化则能出也；三焦者，决渎之官，水道出焉。三为以利水药淡渗，而反佐补药之滋腻引起的脾呆。常用利水药泽泻、茯苓、车前子、抽葫芦、蝼蛄、牵牛子之属治里水（浆膜腔积液），皮类药治皮水。

张炳厚教授认为湿邪与CKD病程的进展相关，表现为水湿、湿热、湿毒、痰湿等不同方面，在治疗中强调利湿逐邪，分别治以利水渗湿、清热利湿、化湿排毒、祛湿化痰。常选用或合用三仁汤、五苓散、甘露消毒丹、温胆汤等经典方剂。但他强调必须辨明虚实之间的主次关系以决定补泻轻重，必要时先以祛邪疏导，后图填补真阴。

7. 以通为补，祛瘀补肾

张炳厚教授辨证以肾虚为主、瘀血为辅的CKD患者，常在治肾方药中加入益母草、泽兰。若证以瘀血为主，常用《金匮要略》之当归芍药散，即当归、芍药、川芎、茯苓、泽泻、白术。

8. 擅用虫药，破血消癥

张炳厚教授治肾病擅用虫类药，认为虫类药补之则谓其为"血肉有情之物"，攻之则谓其为"虫蚁搜剔之能"。益气血、疗虚疾无不常用之，愈顽疾、起沉疴无不仰赖之。诚如叶天士所言："久则邪正浑处其间，草木不能见效，当以虫蚁药疏通诸邪。"强调对于久病入络，痰瘀互结，深入骨髓者，必以虫类药搜剔络中之邪。他将虫类药分为两类：一为补养药，如龟甲、鳖甲、鹿角类、阿胶、海狗肾、鱼鳔、海马、黑蚂蚁、乌鱼、蛤蚧等；二为虫蚁药，如全蝎、蜈蚣、僵蚕、土鳖虫、水蛭、蜂房、地龙、白花蛇、乌梢蛇等。

（1）补养药：血肉有情之品滋养体内之精血，才能同气相求，达到以精补精、以血补血、以骨补骨的目的，可加入肉苁蓉、巴戟天、川续断、菟丝子等能入奇经的补虚药，亦属补肾八法之峻补法。

（2）虫蚁药：张炳厚教授指出，凡一切病在经络，或小儿腑气不通等证，皆可用地龙作向导，其解痉之力比全蝎、蜈蚣效力低，但性和平，活者力量较大。水蛭居水而潜伏，虻虫居陆而飞走。一潜一飞，皆吸血之物。虻虫之性飞扬，治血竭而病在上者；水蛭之性趋下，治血竭而病在下者。二者同用，功效犹彰。久病入络，肾失气化，肾病往往夹瘀夹湿，故方中多加用水蛭6g，蝼蛄（去头、足、翼）6~12g等活血利水。

9. 消除蛋白，创制九法

张炳厚教授汇通中西，师古而不泥古，针对CKD蛋白尿，开创性地提出消蛋白九法。

（1）健脾补气：可用补中益气汤、香砂六君子汤、黄芪粥。生黄芪30g，赤小豆60g，糯米60g，煮粥常饮。

（2）温补脾肾：用温补地龟汤加西晒参3g或潞党参20g，鹿茸3g，紫河车10g。

（3）阴阳双补：用双补地龟汤加鹿角镑20g，或用地黄饮子。

（4）气血双补：用当归补血汤合八珍汤或十全大补汤。

（5）清热利湿：用清补地龟汤加石韦、白茅根。

（6）滋肾养阴：用缓补地龟汤加山药、益智仁。

（7）固肾涩精：用涩补地龟汤或萆薢分清饮，或缩泉丸，或九龙丸（金樱子、枸杞子、山萸肉、莲肉、当归、熟地黄、芡实、茯苓）。

（8）单纯消蛋白法：蝉蜕炖牛肉或苏叶煎田螺。

（9）活血化瘀法：桃红四物汤去生地黄，加益母草、丹参、板蓝根、金银花。

10. 泄浊解毒，活用"二土"

张炳厚教授认为对药土茯苓、土大黄皆能清热解毒、渗湿泄浊，"其在下者，引而竭之"，使浊毒从二便而出，复肾之气化。

土茯苓、土大黄泄浊解毒。土茯苓味甘淡，性平，具有清热解毒、除湿消肿的功效。《本草纲目》言其"健脾胃，去风湿，利关节，止泄泻，治拘挛骨痛，恶疮痈肿"。土大黄味辛、苦，性寒，具有止血、杀虫、清热解毒、破瘀消肿的功效，《本草纲目拾遗》言土大黄能"破瘀，生新，治跌打，消痈肿，止血，愈疥癣"。

11. 引经报使，下达病所

张炳厚教授认为欲治肾脏之病，必须使药力直达肾络，才能取得良效。方剂中载诸药达病所之药称为使药，也就是引经药。诚如《医学读书记》言："兵无向导，则不达贼境，药无引使，则不通病所。"《医学阶梯》谓："汤之有引，如舟之有楫。"《药引论》说："古今汤方莫尽，药引无穷，临机取用，各有所宜。"张炳厚教授常配伍引经药，使诸药直达病所，可事半功倍。他认为，每味中药均有其归经，而其中有些药物归经特别侧重或集中于某脏腑或某经，即对某脏腑或经络有高度的选择性和特殊的亲和作用，引经药往往选用这些归经专注于某一部位之品。

张炳厚教授经过长期临床观察，指出肾病常用引经药：①脏腑引经药：蒺藜（沙苑子）、鬼箭羽入肾经，滑石、地肤子入膀胱经。②三焦引经药：上焦有连翘、白芷、地骨皮，中焦有苍术、栀子，下焦有牛膝、滑石。③局部引经药：腰为桑寄生，命门为补骨脂，丹田为砂仁，尿道为甘草梢。

12. 活用对药，减毒增效

张炳厚教授在治疗肾病时常配伍对药，相得益彰。

（1）麻黄、附子：麻黄散寒邪，疏经络，走表；附子逐寒湿，止痹痛，走里。两药同为温药，合用可温阳散寒、通经止痛，张炳厚教授多用于寒湿痹痛，合并水肿、寒咳者更佳。

（2）覆盆子、菟丝子：两者配伍使用，既可补肾养肝明目，又可固摄精微，多用于治疗肾炎蛋白尿。

（3）草决明、石决明：两者合用既可平肝泻火，又能养肝明目，张炳厚教授多用于治疗肝火上炎之头胀头痛、目赤肿痛，或肝阳上亢之头晕目眩、视物昏花之症，兼大便秘结者更宜。

13. 饮食适度，不可偏废

张炳厚教授强调 CKD 患者要严格控制食盐的用量，多食盐会使血压升高。《灵枢·五味论》言"咸入血"，《素问·五脏生成》曰："多食咸，则脉凝泣而变色。"即食盐过量容易造成水钠潴留，容量超负荷，这与西医学是吻合的。CKD 患者建议限制蛋白质摄入。张炳厚教授同样主张限制蛋白，但不能无蛋白，慢性肾衰竭属于中医学"虚劳"范畴，虚者补之。患者肾失封藏，精微下注，如饮食无养，则气血乏源，不利于疾病的治愈。张炳厚教授指出饮食调摄宜养，过犹不及，不可盲目严控，必有虚虚之弊。

四、验案精选

（一）补肾八法之清补法治疗慢性肾脏病案

郑某，女，58 岁。2003 年 8 月 12 日初诊。

主因"乏力伴血肌酐升高 2 年来诊"。患者 2 年前出现乏力，查血肌酐 400μmol/L，未予规律诊治，1 周前复查血肌酐 452μmol/L，肾小球滤过率估算值 8.6mL/（min·1.73m^2），血红蛋白浓度 76g/L，尿检不详。为求中医治疗来诊。

刻下症：腰酸腿软，全身乏力，头晕耳鸣，视物不清，口干咽燥，手足心热，纳呆，舌红少苔，脉弦细。

西医诊断：慢性肾脏病5期。

中医诊断：慢性肾衰病（肾气亏虚，阴虚火旺，浊毒内蕴）。

治法：补肾泄浊，养阴益气。

处方：生地黄、熟地黄各20g，龟甲20g（先煎），炒知母、炒黄柏各10g，生黄芪20g，全当归30g，潞党参10g，酒大黄10g，云茯苓15g，怀牛膝15g，桑白皮15g，石韦40g，滑石15g，生甘草10g。14剂，水煎服，日1剂，分2次温服。

2003年8月26日二诊。药后腰酸腿软、乏力明显减轻，无头晕，仍耳鸣，视物不清，口干咽燥，手足心热，纳呆，舌红少苔，脉弦细。血肌酐375μmol/L，血红蛋白浓度87g/L。上方去桑白皮、滑石，加麦冬20g，杭白芍15g，生黄芪改为50g。14剂，水煎服，日1剂，分2次温服。

2003年9月9日三诊。药后无明显乏力，无腰酸腿软，耳鸣消失，纳食正常，舌淡红，苔薄白，脉弦细。血肌酐308μmol/L，血红蛋白浓度92g/L。上方去杭白芍，加桑寄生40g，改生地黄、熟地黄为30g，龟甲30g（先煎），潞党参20g。28剂，水煎服，日1剂，分2次温服。

2003年10月13日四诊。药后纳佳，眠安，二便调，无腰酸乏力。血肌酐229μmol/L，肾小球滤过率19.6mL/（min·1.73m^2），血红蛋白浓度102g/L。

随访2年，血肌酐稳定在220～250μmol/L，血红蛋白浓度98～109g/L。

【按语】

张炳厚教授非常讲究辨证，本案以清补地龟汤化裁治疗肾气亏虚、阴虚火旺、浊毒内蕴之慢性肾衰竭，获得佳效。其义有六：一是慢性肾衰竭患者多数兼有血虚，以本方补血。二是慢性肾衰竭患者多有虚热，用本方扶阳存真阴，补气生血，则阴平阳秘，虚热自止。三是重用黄芪，大补肺气，通调水道，下达膀胱。四是重用黄芪，大补肺气，健脾化湿，小便自利。五是慢性肾衰竭患者易感冒，而感冒后又加重病情。重用黄芪，益气固表而御风寒。六是脾胃虚弱、食少便溏者，非大补阴丸所宜，重用黄芪大补脾胃之气，可杜其弊。张炳厚教授治疗阴虚火旺的肾衰竭，不仅用黄芪，还常合用少量附子、肉桂，以助气化。这就是他强调的"顺其性即为补"。由此可见，张炳厚教授用方之妙，遣药之精，顾及之全，真令人赞叹不已，可飨同道。

张炳厚教授认为，在临床辨证治疗糖尿病肾病时，需要将糖尿病和肾脏病两者兼顾，但辨证时要综合临床症状判断病位以何脏为主，如见腰酸腿软、失眠多梦、头晕目眩等肾虚证表现为主者，应从肾治。

【跟诊手记】

本案是张炳厚教授活用补肾八法之清补法论治慢性肾脏病（肾衰病）的典型医案。地龟汤是以培补真阴、大补精气、活血补血、益气通阳为主，无降火之功，是针对CKD真阴不足、气精亏虚的基础病机而设立。地龟汤类方的基本组成为熟地黄、龟甲、黄芪、当归、泽泻。全方共奏补肾阴、生精血、益气通阳之功，适合治疗各种慢性肾脏病。清补地龟汤为地龟汤加知母、黄柏，本案以大补阴丸合当归补血汤化裁。方中用生地黄、熟地黄、龟甲、炒知母、炒黄柏、生石决明滋补肝肾之阴以培本、降火强腰以清源，用生黄芪、全当归、潞党参益气养血、固本补虚，用怀牛膝活血祛瘀、引血下行、利尿通淋、补益肝肾，用酒大黄通腑泄浊，使脾气升、胃气降、肾气得以充养。云茯苓渗湿利尿，健脾补中，宁心安神。桑白皮降肺气。石韦、滑石清湿热、利水道。甘草缓和药性，调和诸药，为佐使药。全方共奏滋阴养血、清热利尿之功。本案张炳厚教授治疗合用当归补血汤实有妙趣。

（二）补肾八法之通补法治疗慢性肾脏病案

张某，男，41岁。

主诉：发现血肌酐升高1年余。

1年多前发现血肌酐升高，查血肌酐689μmmol/L，肾小球滤过率估算值

$7.7\,mL/\,(min\cdot1.73m^2)$，血红蛋白浓度92g/L，尿检不详。

刻下症：眼睑浮肿，尿量少，疲乏无力，腰酸腿软，阴囊潮湿，足跟痛，夜半咽干，眠差多梦，纳食不香，大便日2~3次，小便黄，夜尿1次。舌苔淡黄厚，脉弦滑。

西医诊断：慢性肾脏病5期，肾性贫血。

中医诊断：肾衰病（脾肾两虚，膀胱气化失常）。

治法：补肾健脾，清热利尿。

处方：茯苓皮、茯苓块各20g，炒白术40g，川桂枝12g，炙甘草30g，生黄芪80g，熟附片10g，石韦40g，萹蓄15g，桑白皮20g，生地黄、熟地黄各20g，益母草30g，龟甲40g（先煎），炒酸枣仁50g，柏子仁40g，车前子30g，全当归20g。7剂，水煎服，日1剂，分2次温服。

此后经加减治疗2个多月，复查血肌酐528μmmol/L，肾小球滤过率$10.7\,mL/\,(min\cdot1.73m^2)$，血红蛋白浓度103g/L，诸症缓解。

【按语】

张炳厚教授认为，慢性肾衰竭属中医学"关格""虚劳"范畴，其病属大病重症，除肾脏病变可引起外，他脏病变也可以引起。

治肾时应辨明是肾阴虚还是肾阳虚。糖尿病（消渴）临床以阴虚有火者居多，合并肾衰竭就以肾阴虚者居多。临床多用朱丹溪的"大补阴丸"为主方，随症加减，但必须兼顾糖尿病，多取黄精、玄参等养阴，少佐太子参补气，力微而不燥，免其伤津。糖尿病也有少数属阳虚者，应从阳虚论治，不能胸有成见，一见糖尿病就认为阴虚有火，这就脱离了中医辨证施治的基本原则。治阳虚者用附子、肉桂，以大量黄芪加入养阴药中，是阴中求阳也，符合中医学理论。

【跟诊手记】

慢性肾衰竭，无论从中医学还是西医学角度看，都属于疑难病，西医到目前还没有好的治疗办法，中医则属于仁者见仁、智者见智，但疗效也不确切。张炳厚教授在治疗此证时，疗效显著。

从本案可以看出，慢性肾衰竭患者辨证多为脾肾两虚，张炳厚教授在治疗时，多采用《丹溪心法》之"大补阴丸"加参、芪来补肾阴健脾，并重用龟甲，同时根据"阴中求阳、阳中求阴"的理论，加用少量附片以振奋阳气来达到滋阴的目的。在有水肿时，则加用苓桂术甘汤以利水。补中有行，补中有通，经过治疗取得了比较满意的效果。

（赵文景　孟元　刘梦超　王禹霖　整理）

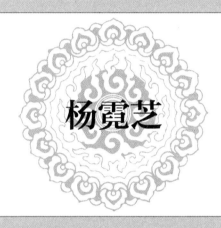

杨霓芝

一、医家简介

杨霓芝（1941—），女，广州中医药大学内科教授，主任医师，博士研究生导师，博士后合作导师，第五批全国老中医药专家学术经验继承工作指导老师，广东省名中医，国家中医肾病临床研究基地、广东省中医院全国中医肾病重点专科学术带头人，国家中医药管理局"杨霓芝全国名老中医药专家传承工作室"导师，先后兼任中华中医药学会肾病分会副主任委员，广东省中西医结合学会肾病专业委员会主任委员、名誉主任委员，广东省中医药学会肾病专业委员会副主任委员，广东省中医药学会理事、终身理事，广东省中西医结合学会理事、终身理事，《中国中西医结合肾病杂志》编委。

杨霓芝教授临床经验丰富，尤以肾内科造诣颇深，是广东省中医院肾内科的奠基人。擅长以中医药为主防治肾内科常见病、多发病、疑难病，以中西医结合的手段抢救治疗肾内科急危重症；开展新技术、新疗法，如中药配合血液透析、腹膜透析等，临床疗效明显。主持国家自然科学基金项目2项、"十一五"国家行业专项1项、其他省部级课题11项。获中华中医药学会科学技术进步奖、广东省科学技术进步奖、广州市科学技术进步奖、"康莱特杯"全国中医药优秀学术著作奖等奖项6项；获国家发明专利4项；获广东省中医院杰出贡献奖荣誉称号；主编著作3部、副主编著作6部；发表论文80多篇；培养研究生、各级师承弟子及各类人才80余名。曾承担中央保健任务，工作认真负责，获国务院原副总理邹家华同志亲笔题词"仁心仁术"，并给予赞誉。2014—2021年先后获"岭南名医""羊城好医生"等荣誉称号。2019年在"敬佑生命，荣耀医者"第四届全国公益活动中获"中华医药贡献奖"。

二、学术观点

（一）慢性肾衰竭病因病机

古代医籍中并无"慢性肾衰竭"的病名，与其相关的描述散见于"水肿""癃闭""肾风""溺毒""关格"等病证中。慢性肾衰竭可由水肿、肾风、淋证等多种慢性肾病发展而来，是由于先天禀赋不足、久病体虚、外感邪气、饮食不节、劳逸失度等，引起正气虚衰，最后导致脾肾虚损，浊毒、水湿、瘀血内蕴而诱发。

《医学源流论》谓："人禀天地之气以生，故其气体随地不同，西北之人气深而厚……东南之人气浮而薄。"人与自然密不可分，环境气候对人的体质、疾病的发生发展有着深刻的影响，而岭南的气候特点以高温湿重为主，与此相应，岭南人的体质也有自身特点。杨霓芝教授认为该地区慢性肾脏病的患者在疾病初期症状多以湿热夹杂为主，患病日久易耗气伤阴，继而损伤阳气。慢性肾脏病的产生正是邪正相搏的结果，正气虚衰会给予外邪可乘之机，邪气的进犯则会耗损正气。正如《黄帝内经》所云"正气内存，邪不可干，邪之所凑，其气必虚"。由于地理环境及气候因素的影响，岭南地区患者在起病初期主要是受风水湿热等外邪的影响，出现湿热夹杂的表证；由于治疗不当，慢慢耗伤正气，导致痰饮、水湿、湿热、瘀血等内邪聚生，更加耗气伤阴损阳，出现气血阴阳俱虚。痰饮、水湿、湿热、瘀血等既为病理产物，又是疾病发展及加重的重要因素，且多缠绵难愈，加之正气日虚，抗邪乏力，导致邪盛正虚愈加明显，终致浊毒内蕴。

杨霓芝教授认为慢性肾衰竭主要病位在肾，可累及肺脾二脏，病因错综复杂，是本虚标实、虚实夹杂之证，本虚虽有肺、脾、肾气虚，但以脾肾气虚最为常见；标实虽有瘀血、湿浊、湿热、水湿为患，但以瘀血最为关键。气虚血瘀的病机贯穿疾病发展的始终。

（二）慢性肾衰竭的中医辨证与辨病治疗

杨霓芝教授注重辨证与辨病的密切结合，提倡辨证必先识病，在识病的基础上运用辨证论治的方法确立证型，分清病性的虚实。在辨证施治的基础上，结合专方专药治疗；对于慢性肾衰竭中后期患者主张采用攻补兼施的中医综合疗法，从多环节、多层次、多途径综合施治而达到治疗目的。

1. 辨证施治

杨霓芝教授认为慢性肾衰竭中医基本证型可分为本虚证（脾肾气虚证、气阴两虚证、肝肾阴虚证、脾肾阳虚证、阴阳两虚证）和标实证（湿浊证、湿热证、血瘀证、水气证、浊毒证）。鉴于本病虚实夹杂的病机特点，建议确定基本病机后，列出本虚、标实的基本证型，自由组合。根据多年的临床实践，杨霓芝教授认为慢性肾衰竭证候演变规律为：①本虚证：气虚→气阴两虚→阴阳两虚。②标实证：湿热（水湿）→湿浊→浊毒。③本虚标实证：脾肾气虚（气阴两虚）、湿热瘀阻→脾肾气虚（气阴两虚）、水湿瘀阻（湿浊瘀阻）→脾肾阴阳两虚、湿浊瘀阻（浊毒瘀阻）。杨霓芝教授认为本病气虚、血瘀和浊毒贯穿病程始终，基于此她提出"益气活血蠲毒"为本病的根本治疗大法。

2. 专方专药

清代徐灵胎明确指出：一病必有主方，一方必有主药。杨霓芝教授治疗慢性肾衰竭主张将辨证施治与专方专药相结合，临床上常用大黄胶囊、中药复方"尿毒康"延缓早中期慢性肾衰竭进展。大黄有"将军"之称，《神农本草经》谓其"下瘀血，血闭，寒热，破癥瘕积聚，留饮宿食，荡涤肠胃，推陈致新，通利水谷，调中化食，安和五脏"。中药药理提示大黄有降低血肌酐、减轻氮质血症，并能抗肾脏纤维化，延缓肾衰竭进展等作用。因此，大黄被广泛地应用于慢性肾衰竭的治疗。但是如果不加辨证地滥用大黄，尤其是对于慢性肾衰竭中医辨证属于脾肾阳虚者，则可能造成虚虚之弊。因此在辨证的基础上使用大黄，既可以缓解症状，又可以防止虚虚之弊。尿毒康是由何首乌、大黄、女贞子、泽兰、肉桂、黄芪、丹参、海螵蛸等组成的纯中药制剂，具有益气温阳、健脾益肾、活血通腑降浊的功效。切中慢性肾衰竭脾肾气（阳）虚为本、湿浊瘀血为标的病机，故对慢性肾衰竭脾肾气（阳）虚兼湿浊内阻型疗效显著。

3. 中医综合疗法

慢性肾衰竭病因错综复杂，表现为本虚标实、虚实夹杂证。病变可涉及全身各系统，中后期治疗上靠单一药物、单一疗法往往难以奏效。杨霓芝教授主张采用益气活血蠲毒、攻补兼施的中医综合措施，从多环节、多层次、多途径施治，达到延缓肾功能衰竭进展的目的。主要采用以中医辨证论治为核心的综合治疗方案，在内科基础治疗的同时，根据病程的不同阶段选用口服中药汤剂或中成药及外用灌肠、药浴等多种治疗措施，其中健脾补肾、利湿化浊、益气活血为主要治法。

具体方法：口服汤药、中成药，后期可配合结肠透析。汤药采用辨证施治，中成药包括三芪口服液、尿毒康等益肾健脾活血，以及大黄胶囊通腑泄浊，结肠透析则根据辨证情况进行。杨霓芝教授认为慢性肾衰竭患者在临床上可分为阳虚型和非阳虚型两大类，对于非阳虚的慢性肾衰竭患者使用结肠透析1号方（大黄30g，牡蛎30g，蒲公英30g等）；对阳虚型的患者给予结肠透析2号方，即在1号方中加附子30g。补气法常能有效提高机体免疫力，减少感染机会，延缓慢性肾衰竭的进展。健脾益肾、利水化湿、泄浊解毒、活血散瘀等治法，能使邪毒及时排出体外，受损的脏腑功能尽快得以恢复，延缓慢性肾衰竭进程。

三、临床特色

（一）慢性肾衰竭中医治疗切入点

根据慢性肾脏病的不同原发病及不同分期选择不同切入点。①CKD 3 期：中医主要切入点在于治疗原发病，延缓肾衰竭进展。②CKD 4 期：常采用中医综合疗法，积极延缓肾衰竭的进展，预防并发症的发生；同时采用中西医结合方法，控制加重因素。③CKD 5 期：改善临床症状和营养不良，降低并发症的发生率，提高生活质量等。强调运用益气活血法防治慢性肾脏病，延缓慢性肾衰竭进展。

杨霓芝教授通过多年的临床实践及证候调查研究，认为慢性肾脏病的中医病因病机中气虚血瘀证占很大比例，慢性肾脏病多因气虚而发病，因血瘀致病情迁延不愈，因而确立益气活血法。研制具有益气活血作用的中药复方"三芪口服液"（广东省中医院院内制剂，主要成分为黄芪、三七等，原名通脉口服液）治疗慢性肾脏病，防治肾硬化，在临床上取得了较好的疗效。

益气活血、泄浊蠲毒法是慢性肾衰竭的主要治法，主要针对慢性肾脏病以气虚血瘀、浊毒内蕴为主要辨证的患者群体。主要临床表现为倦怠乏力，气短懒言，面色晦暗，恶心呕吐，胸闷胸痛，腹胀，纳呆，腰膝酸软，夜尿清长，大便秘结，皮肤瘙痒，甚则嗜睡、昏迷、抽搐，舌质淡暗或有齿痕，苔腻，脉沉。慢性肾脏病的病机复杂，病性以本虚标实为主，本虚主要责之于肺、脾、肾三脏亏虚，以气虚为主要表现，标实多以水湿、湿热、痰饮、血瘀、浊毒为主。起病初期多以水湿、湿热、痰饮、血瘀为主要标证，而水湿、湿热、痰饮、血瘀等既是病理产物，也是慢性肾脏病发展并加重的主要因素。在疾病后期，由于各种因素的综合作用，最终出现浊毒内蕴的表现，使该病积重难返，变证丛生。

杨霓芝教授认为，湿浊毒邪既是慢性肾脏病后期的代谢产物，同时也是肾脏病持续加重的根本因素。她在临床观察中发现，湿浊毒与西医学的检测指标肌酐、尿素氮等呈正相关。慢性肾脏病后期，由于病程日久，病情迁延难愈，使正气耗损相当严重，出现气损及阳的表现，而浊毒之邪日渐加重，正虚邪实较为明显。此时切不可强行攻伐邪气，如过度泄浊蠲毒，则恐加重正气的耗损，使阳损及阴，阴阳俱损，严重者可致阴阳离决。应该在扶正的基础上祛邪，只有后天脾胃功能恢复，方可输送精微物质以补先天肾精，充养全身脏腑；只有正气恢复，才能使湿浊瘀毒之邪渐去，达到正盛邪衰，乃可行攻伐之道。故杨霓芝教授在治疗慢性肾脏病末期的患者时非常注意顾护中焦，善于调治气机，使得脾胃升清降浊功能日渐恢复，为后期攻伐瘀毒奠定基础。她常用辛开苦降法、芳香化浊法、清胃和中法、通腑和中法等来调理中焦气机。而针对慢性肾脏病后期出现水湿浊毒之邪，且急须祛邪解毒者，多采用分消走泄解毒法进行治疗，具体方法为通利小便、通腑泄浊、发汗解毒。最常用的方法当属通腑泄浊法，主要采用中药灌肠的手段，起到荡涤肠胃、推陈致新的作用。

慢性肾衰竭治疗的总原则是扶正祛邪、标本兼治。当病机以正虚为主，邪实亦较重时，正虚不耐攻伐，则以扶正为主，祛邪为辅；当正虚邪实相当时，正虚尚耐攻伐，则扶正祛邪并重；当病机以邪实为主时，当以祛邪为务，着重化浊排毒，邪去则正安。《素问·阴阳应象大论》曰："因其轻而扬之，因其重而减之……其高者因而越之，其下者引而竭之，中满者泻之于内，其有邪者渍形以为汗，其在皮者汗而发之……其实者散而泻之。"这些都属于不同方式的祛邪方法。病邪去除，正气自安。

（二）慢性肾衰竭中医用药思路特点

杨霓芝教授在治疗慢性肾衰竭用药时偏重活血化瘀、益气、补肾健脾，这与其提出的慢性肾衰竭患者后期多出现脾肾气虚血瘀一致。常用药物有甘草、泽兰、黄芪、丹参、女贞子、白芍、炙何首乌、白术、大黄等。常用的药对有黄芪－三七、丹参－泽兰、何首乌－白术等。黄芪入脾、肺经，具有补气升阳、益卫固表、利水消肿之功。杨霓芝教授认为慢性肾脏病患者病情迁延，脏腑亏虚，兼有外邪袭表，病情易反复，迁延难愈，因此扶助正气恰为黄芪主之。黄芪补气，三七活血，二者配伍使气行则血行，活血不伤正，黄芪、三七配伍益气活血相得益彰，并以此制成三芪口服液。杨霓芝教授亦善用丹参、泽兰。丹参入心、肝经，《本草便读》言："丹参，功同四物，能去瘀以生新，善疗风而散结，性平和而走血，味甘苦以调经。"泽兰入肝、脾经，擅活血调经，利水消肿。杨霓芝教授认为慢性肾脏病患者后期多会出现血瘀之象，瘀血阻滞则血络受损，可导致清浊不分，从而出现蛋白尿，因此丹参配泽兰可以加强活血化瘀之功，同时也可改善血络受损之象，从而在改善血瘀的同时减少蛋白尿。何首乌、白术亦是杨霓芝教授的常用药对。何首乌味苦、涩，性微温。制熟后其味兼甘，入肝、肾经。白术味甘、苦、微辛，性温，入脾、胃经。白术补脾益气，熟何首乌补真阴、益肾精、填肾髓，两药相伍，白术能燥湿，可防何首乌滋腻碍脾，脾肾同补，适用于脾虚兼有肾气亏虚者。通过对杨霓芝教授治疗慢性肾衰竭用药的药量分析来看，临床用量主要在 15～30g，最常见的用量是 15g，用药性味平和，少有大苦大寒之品，顾护胃气，适宜久服。体现其治疗慢性肾脏病"用药轻灵，慢病缓治"的思想。

（三）慢性肾衰竭的辨证论治

脾肾气虚证可选香砂六君子汤加减，气阴两虚证可选参芪地黄丸加减，肝肾阴虚证可选六味地黄丸合二至丸加减，脾肾阳虚证可选实脾饮合肾气丸加减，阴阳两虚证可选金匮肾气丸合二至丸加减。标实证均在本虚证的基础上加减用药。

（1）湿浊证：恶心呕吐，肢体困重，食少纳呆，脘腹胀满，口中黏腻，舌苔厚腻。可选药物有法半夏、春砂仁、藿香、草果仁等。

（2）湿热证：头重而沉，胸脘烦闷，口苦口黏，纳呆泛恶，尿色黄赤浑浊，或灼热涩痛，大便黏滞不爽，舌质红，苔黄腻，脉濡数或滑数。可选药物有石韦、土茯苓、茵陈、白花蛇舌草等。

（3）血瘀证：肢体刺痛、麻木，痛有定处，夜间加重，肌肤甲错，口唇紫暗，舌质暗淡或有瘀斑，舌下脉络迂曲，脉涩或结代。可选药物有丹参、桃仁、三七、红花、当归等。

（4）水气证：面肢浮肿，肢体困重，胸闷腹胀，恶心呕吐，纳呆便溏，舌淡胖，苔白腻，脉濡或缓。可选药物有猪苓、茯苓皮、大腹皮等。

（5）浊毒证：呕恶纳呆，口有氨味，神识呆钝，或烦闷不宁，皮肤瘙痒，衄血或便血，舌苔污浊垢腻，脉滑数。可选药物有大黄、积雪草等。

（四）慢性肾衰竭的预防调护

1. 情志调护

慢性肾脏病是一种持续进展性疾病，一旦患病将不可逆转，随着疾病进展，患者情绪上会出现很大的变化，所以给予及时合适的情志护理对疾病的治疗尤为重要。

2. 起居调护

杨霓芝教授指导患者应注意起居有常，如春三月要"夜卧早起，广步于庭"；夏三月要"夜卧早起，无厌于日"；秋三月要"早卧早起，与鸡俱兴"；冬三月要"早卧晚起，必待日光"。

3. 饮食调护

根据患者的中医辨证给予针对性的饮食调护方案，如患者辨证为气阴两虚、瘀血阻络，宜食益气养阴、活血化瘀之品，如瘦肉、蛋类、鱼肉、山药等。可用桃仁粉或田七粉冲服。慢性肾脏病 3 期应低蛋白饮食，不喝浓汤，包括肉汤、鸡汤、骨头汤、鱼汤等，若因患者饮食习惯难以改变，可将肉类用沸水煮过后弃水与蔬菜等一同煮 15 ~ 20 分钟后食用。但每日所食肉类总量不变。

4. 运动调护

适当的运动可以帮助患者增强体质，防止疾病复发和加重。运动强度以微微汗出为宜，避免劳累，推荐进行健肾拍打操、八段锦、太极拳等，避免剧烈运动，以免加重病情，适得其反。

（侯海晶　整理）

四、验案精选

（一）益气活血、健脾化湿治疗慢性肾衰竭案

李某，男，48 岁。2017 年 6 月 14 日初诊。

主诉：发现蛋白尿10余年，肌酐升高9年。

现病史：患者于2008年11月发现尿常规异常，尿蛋白0.3g/L。查血肌酐147.1mmol/L，尿酸384.4μmol/L，甘油三酯1.11mmol/L，当时未予重视及治疗。2017年3月8日查血肌酐306.31μmol/L，白蛋白36.8g/L，尿蛋白（++），尿隐血（±），24小时尿蛋白定量4.4g，当地医生予缬沙坦胶囊口服治疗。2017年6月12日查血肌酐305.1μmol/L，尿蛋白（+），尿潜血（±），eGFR 26.82mL（min·1.73m^2）。

刻下症：疲倦，腰酸，双下肢无浮肿，纳可，眠差，夜尿1~2次，大便1次/日，小便量可，尿中有泡沫。舌暗红，苔微黄，脉沉细尺弱。血压115/80mmHg。现规律服用苯磺酸氨氯地平片1片，每日1次。

西医诊断：慢性肾脏病4期，慢性肾炎综合征。

中医诊断：肾衰病（脾肾气虚，湿浊瘀阻）。

治法：益气活血，健脾化湿。

处方：黄芪30g，熟地黄15g，盐山萸肉10g，菟丝子20g，丹参15g，泽兰15g，白花蛇舌草15g，大黄8g，制何首乌15g，甘草3g。水煎服，每日1剂。

中成药：三芪口服液1支，3次/日。

调护：①慎起居、避风寒，避免感冒、感染，避免剧烈运动。②优质低蛋白、低盐饮食，低磷饮食，少食动物内脏、鱼子、虾、鱿鱼、墨鱼、蟹、贝壳类、豆类及辛辣食物，避免食用老火汤。③避免服用易导致肾损害的药物和食物。④建议复查血常规、肝肾功能、血脂、尿常规、24小时尿蛋白定量。

2017年8月23日二诊。症状及体征基本同初诊。2017年8月16日查尿常规示尿蛋白（++），血肌酐270μmol/L。舌胖淡暗，苔微黄，脉沉细，尺弱。诊断同初诊。前方菟丝子加至30g，加石韦15g，当归15g。中成药加黄葵胶囊1粒，3次/日。

2017年11月8日三诊。尿中仍有少量泡沫，余症状同前。2017年11月7日查血肌酐291.40μmol/L，尿蛋白（++）。舌质淡暗，舌苔微黄，脉细。前方去熟地黄，菟丝子改为20g。中成药加海昆肾喜胶囊2粒，3次/日。

2018年6月27日四诊。2018年6月24日查血肌酐238umol/L，尿蛋白（++）。自觉易感冒，舌胖暗，苔微黄，脉沉细，尺弱。前方去山萸肉、菟丝子、白花蛇舌草，黄芪用量改为20g，大黄改为5g，甘草改为炙甘草5g，加熟地黄15g，女贞子15g。

【按语】

慢性肾脏病的发病因素有原发性肾小球肾炎、高血压肾小动脉硬化、糖尿病肾病、肾小管间质病变（慢性肾盂肾炎、梗阻性肾病）等，而慢性肾炎是慢性肾衰竭的主要病因。应注重基础疾病的治疗，并延缓疾病进展。对于处于慢性肾脏病4期的患者，中医治疗以排毒祛邪为主，同时加以扶正，起到减轻患者不适症状、提高疗效的作用。

本患者为中年男性，发现蛋白尿10余年，参考血肌酐及肾小球滤过率，符合慢性肾脏病4期诊断，原发病考虑慢性肾炎综合征。现疲倦，腰酸，为慢性肾衰脾肾气虚、湿浊瘀阻证之表现，属虚实夹杂。故治以健脾益肾、祛湿活血为法，重用黄芪30g，取其健脾益气之功。配合山萸肉、菟丝子、熟地黄、何首乌补益肝肾，加大黄清热祛瘀，白花蛇舌草清热利湿解毒。泽兰、丹参活血而不留瘀，可以去除病程迁延的重要病理因素瘀血。因初诊后患者自诉症状改善不明显，但二诊辨证基本同前，于是效不更法，增加菟丝子用量至30g，加石韦15g，当归15g，在原方基础上加石韦凉血止血、利水通淋，当归补血活血。三诊时患者尿液仍有少量泡沫，中医证型未改变，故仍维持原来的治法，原方加减。四诊时患者容易感冒，且血肌酐水平升高，遂将甘草改为炙甘草，增强益气补血的功效，加熟地黄、女贞子补益肝肾。考虑该患者病史较长，久病致虚，故加中成药黄葵胶囊、三芪口服液，加强降低尿蛋白和改善肾功能的作用。且须维持长期规律的治疗，不可随意停药中断治疗，定期查血常规、尿常规、肝功能、肾功能等相关指标，根据检查结果及时更改治疗方案。

【跟诊手记】

慢性肾炎综合征可有不同程度的肾功能减退，病情迁延，最终可发展为慢性肾衰竭。有资料显示，慢性肾炎多以硬化性病变为主，可逆性差，所以在治疗时以防止或延缓肾功能的损害、改善临床症状和治疗并发症为主要目标，而中医治疗应该采取多种途径祛邪解毒，攻补兼施，减轻肾脏的负担。中医学根据其临床表现可归为"水肿""肾风"等范畴。外邪侵袭是本病的主要诱发因素，脏腑虚损是本病的病理基础，其中以脾肾虚弱者较为常见。水湿、湿热、瘀血是慢性肾炎的主要病理产物，阻滞气机可出现水肿、蛋白尿、血尿等症状，并使病情迁延不愈。且久病入络，又可致瘀。《素问·调经论》曰："人之所有者，血与气耳。"指出了气与血是人之根本，只有气足血畅，病情方可好转。

慢性肾炎既往即有长期肾虚精微不固、气化无权等病史，因此肾虚为此种病情之基础与核心，又肾气虚为肾虚之常见证型，脾虚为肾虚常有之合病，因此治疗这类慢性肾脏病，杨霓芝教授主张以祛邪排毒为主，令邪有出路，但须攻补兼施，使脾胃不衰。因此在治疗上重视健脾补肾。慢性肾炎病程长，在病机上多表现为本虚标实、虚实夹杂。其正虚主要有肺、脾、肾虚的不同，而以脾肾不足为关键。《素问·至真要大论》云："诸湿肿满。皆属于脾。"脾肾亏虚，精微下注，则致尿浊；脾气亏虚，失于运化，水湿内停，湿邪郁久化热，湿热伤络，或脾肾亏虚，失其摄纳之职，则可见尿血。杨霓芝教授临证以补益脾肾为法，临床多选用四君子汤、肾气丸等方剂。若以气虚为主，常选太子参、党参、黄芪、山药、白术等药；若以肾阴不足为主，症见口干、五心烦热、舌红、少苔，多选女贞子、墨旱莲、黄精、何首乌、山茱萸等。面色晦暗，疲倦乏力，为脾气不足则生化无源，水谷精微运化不及，转变为"食浊"，游溢血脉，最终成为湿浊、瘀血等实邪，进而出现高血压、血尿、蛋白尿等症状。因患者虚实夹杂，故以益气为先，活血化瘀为主。正气不足，邪气外乘或内生。外邪以湿热居多，多配以清热利湿化浊之法。久病入络，气虚无力推动血液运行，阻滞而成瘀血，故配合当归、泽兰等活血祛瘀之品，气血同治。全方配伍严谨，环环相扣，是杨霓芝教授重视健脾补肾的治疗思路特点。

杨霓芝教授非常重视治未病的思想。慢性肾衰竭患者多为本虚，容易感受外邪，从而导致疾病易于复发或加重。所以她注重防范，对于患者的生活调护也颇为重视，强调患者要注意休息，不可过于劳累，饮食上要低盐、低磷，避免食用老火汤。慢性肾脏病治疗难度很大，治疗时间长，只有患者日常调护得当，规律服用药物，积极配合治疗，病情才可稳定或好转。

（胡天祥 丘伽美 侯海晶 整理）

（二）益气活血、清热化湿治疗慢性肾衰竭案

曾某，男，68 岁。2018 年 10 月 17 日初诊。

主诉：发现血糖升高 20 年，血肌酐升高 1 个月。

现病史：患者 20 年前于外院诊断为 2 型糖尿病、痛风性关节炎。2018 年 9 月 6 日因"带状疱疹"至某医院住院，查血肌酐波动于 240～308μmol/L，遂予甲泼尼龙片 4 片/日治疗。2018 年 10 月 8 日复查血肌酐 231μmol/L，eGFR 24.0mL（min·1.73m²），甲泼尼龙片减为 2 片，现已停服。自述血糖控制欠佳。

刻下症：精神一般，体倦乏力，面色潮红，左眼胬肉，自汗，时有咳嗽，纳欠佳，眠一般，夜尿 2～3 次，大便日 1 次，量少，质稀，舌淡暗，有齿印，苔黄腻，脉细。血压 134/72mmHg。

西医诊断：慢性肾脏病 4 期，糖尿病肾病，痛风性关节炎。

中医诊断：肾衰病（脾肾气虚，湿浊瘀阻）。

治法：益气活血，清热化湿。

处方：党参 20g，白术 15g，女贞子 15g，熟地黄 15g，丹参 15g，泽兰 15g，金樱子 15g，覆盆子 15g，桃仁 5g，甘草 3g。水煎服，每日 1 剂。

中成药：海昆肾喜胶囊 2 粒，3 次/日。

2019 年 3 月 20 日二诊。2019 年 3 月 8 日查尿常规未见异常，血肌酐 192μmol/L。空腹血糖 5～6mmol/L，予门冬胰岛素 6U 三餐前注射，甘精胰岛素 6U 睡前注射。精神疲倦，咳痰，痰白，腰酸，四肢关节反复疼痛，发作时红肿，纳可，眠差，难入睡，易醒，夜尿 1 次，大便调。舌淡暗，边有齿印，苔黄，脉弦滑。前方去金樱子、覆盆子，加何首乌 15g，三七粉 3g，

桑枝 20g，薏苡仁 20g。中成药加三芪口服液 2 支，3 次/日；金水宝片 3 片，3 次/日。

2019 年 7 月 24 日三诊。2019 年 7 月 18 日查肌酐 206μmol/L，尿酸 356mmol/L，尿常规无异常。现精神疲倦，自汗，无咳嗽咳痰，口干，晨起头晕眼花，腰酸，四肢关节反复疼痛，右踝部、膝关节红肿疼痛，纳可，眠差，难入睡，易醒，夜尿 1 次，大便调。舌淡暗，苔黄，脉弦滑。前方去三七粉、桑枝、薏苡仁，加黄芪 15g。并予四黄散 1 包外用。另予炒关黄柏 15g，苍术 15g，牛膝 15g，忍冬藤 20g，赤芍 15g，薏苡仁 20g，土茯苓 15g，甘草 5g。水煎服，每日 1 剂，共 5 剂。中成药三芪口服液改为 1 支，3 次/日。

2019 年 12 月 25 日四诊。2019 年 11 月 18 日查血肌酐 208.1μmol/L，尿酸 352mmol/L，尿常规示尿蛋白（-），尿潜血（-）。现神清，精神可，纳可，眠差，难入睡，易醒，夜尿 1 次，大便日 1~2 次，质黏。舌淡暗，苔黄，脉弦滑。前方党参用量改为 15g，甘草 5g。

2020 年 5 月 13 日五诊。2020 年 5 月 6 日查血肌酐 198μmol/L，白蛋白 41.6g/L，尿蛋白（±）。现神清，精神可，汗多，消瘦，皮肤瘙痒，纳可，眠差，难入睡，易醒，夜尿 1 次，大便日 1 次。舌淡暗，苔黄，脉细，尺弱。前方黄芪改为 20g，加白芍 15g，灵芝 15g。中成药三芪口服液改为 2 支，3 次/日。

【按语】

慢性肾衰竭是多种疾病导致的肾脏结构和（或）功能损害，可分为原发性和继发性，一般具有起病隐匿且发病率高的特点，部分患者因未予重视或不规律治疗，易发展为终末期肾病，只能依靠肾移植、透析等肾脏替代治疗延续生命。糖尿病肾病是我国导致慢性肾衰竭的第二大病因，根据 KDIGO 指南，高血压、糖尿病、心血管疾病、年龄≥60 岁的人群是慢性肾脏病的高风险人群，故治疗应关注危险因素的预防及控制。中医药根据慢性肾脏病不同分期、原发病等，治疗侧重点有所区别。在诊治过程中坚持扶正与祛邪兼顾，标本同治的方法，对于 CKD 4 期患者，正气亏虚不甚，应以祛邪为主，扶正为辅，以达到攻补兼施的目的。

分析此病例，患者为老年男性，就诊时已患糖尿病 20 年，既往有痛风病史，根据估算肾小球滤过率，属于慢性肾脏病4期、糖尿病肾病。一般认为，消渴病为气津两伤之病，但传变过程也涉及阴阳两虚、湿浊瘀血内阻等，此为消渴病迁延难愈，久病及肾，脾肾皆损，久病必虚多瘀，至气虚血瘀，从病理角度而言，也符合中医气虚血瘀、久病入络，导致肾络损伤的机制。气虚与血瘀相互作用，共同导致糖尿病肾病虚实夹杂的特点。因脾肾亏虚，则见疲倦乏力、自汗、脉细；气虚推动无力，则水液运化失司，血行缓慢，滞而为湿为瘀，故有舌暗有齿印、苔腻、便溏之症。因此中医辨证为脾肾气虚、湿浊瘀阻证，治宜益气活血、清热化湿。以党参、白术健脾补气，女贞子、熟地黄滋养肝肾，金樱子、覆盆子益肾固精，桃仁、丹参、泽兰活血散瘀。同时配合海昆肾喜胶囊化浊排毒，三芪口服液健脾补肾、益气养血。二诊时患者出现四肢关节反复疼痛，发作时伴红肿，考虑为痛风发作，故去金樱子、覆盆子，加何首乌补益精血，三七粉活血化瘀，桑枝祛风通络，薏苡仁利水渗湿除痹。三诊时患者仍然有右踝部、膝关节红肿、疼痛，辨证为湿热瘀闭，且有自汗、头晕眼花等气虚之症，故用黄芪15g，增强补气力度，并予四黄散外敷。另予一方治疗痛风发作，以二妙散（黄柏、苍术）为基本方，加薏苡仁渗湿除痹、忍冬藤清热疏风通络、土茯苓除湿利关节、牛膝通泄除痹、赤芍祛瘀止痛。四诊时红肿疼痛已然消退，肌酐水平也较为平稳，故沿用原方巩固疗效。五诊时，患者肌酐水平趋于稳定，无明显变化，以维持治疗为主。因自汗、皮肤瘙痒为营卫不和所致，故增加黄芪用量至20g固表止汗，配以白芍养血敛阴，灵芝补气安神。

【跟诊手记】

糖尿病肾病是糖尿病的微血管并发症之一，以蛋白尿、水肿、高血压为主要临床特征。消渴初期以阴虚内热为主，随着病情发展，阴损及阳而成阴阳两虚，入络血瘀，此时病位主要在脾肾；脾肾两虚，水湿停滞，泛于肌肤而见水肿，甚至阳气衰竭，可见阳衰湿浊瘀阻之危候。气虚血瘀是糖尿病肾病的基本证型，益气活血法为治疗糖尿病肾病的基本治法。痛风性关节炎是由于尿酸盐结晶沉积于关节囊、滑囊、软骨等组织中而引起损害及炎性反应，属于中医学的"痹症""历节病"等范畴，发作多与饮食或感受外邪有关。

故本病的病机为本虚标实，以脾肾亏虚为本，风寒、湿毒及瘀血为标。可见，病虽异而证相同，病机相同则治法方药相同，此即异病同治之理念，益气活血、健脾补肾、化湿降浊为基本治法。

因糖尿病肾病的基本证型为气虚血瘀，故杨霓芝教授以益气活血为治则，研制出三芪口服液，通过控制血糖和改善肾血流动力学防治糖尿病肾病。因痛风性关节炎的病机也为气虚血瘀，故治疗以益气活血贯穿始终。黄芪味甘、性微温，入脾、肺经，有补气升阳固表、利水消肿、托毒排脓的功效。糖尿病肾病因病程较长，患者往往有气虚的临床表现。杨霓芝教授经过多年临床及实验研究发现，黄芪能有效降低血清尿素氮、血肌酐的水平，减少蛋白尿，改善肾脏微循环及血液灌注，具有抗自由基和免疫调节功能，有减轻系膜细胞增生和炎性细胞浸润等作用，对于糖尿病肾病有很好的疗效。三七味甘、苦、温，入肝、胃经，有活血定痛、化瘀止血的作用。研究表明，三七具有抑制血小板黏附与聚集，促进肾间质细胞凋亡，抑制肾间质细胞增殖，延缓肾小球硬化等作用。《玉楸药解》言其"和营止血，通脉行瘀，行瘀血而敛新血"。三七有止血不留瘀、化瘀不伤血的特点。故黄芪与三七配伍，可以加强益气活血的功效，从而有效治疗糖尿病肾病。

杨霓芝教授治疗气虚血瘀证的慢性肾病常用到一个药对：丹参、何首乌。丹参味苦、微寒，入心、肝、心包经，有活血祛瘀、凉血消痈、养血安神的功效。《本草新编》曰："用之补则补，用之攻乃攻，药笼中所不可缺也。"何首乌味苦、涩、性微温，入肝、肾经，有补益精血、截疟解毒、润肠通便的作用。《本草纲目》谓其"不寒不燥，功在地黄、天冬诸药以上"。何首乌善补，以守为主；丹参善行，以行为主。两药合用，相互为用，相互制约，既能补虚，又可活血散瘀，尤其对于肾虚血瘀证患者尤为适用。

糖尿病肾病是仅次于慢性肾炎而导致肾衰竭的重要原因，临床一旦出现大量蛋白尿，病情往往复杂难治，对于肾脏的损伤往往难以逆转。因此，根据中医学的治未病思想，提倡早期就加入中药进行治疗。杨霓芝教授在临床中提倡中西医互参，衷中参西，密切监测病情，合理利用中医药优势，重视西医学临床分期与中医辨证相结合。而在治疗思路方面，她提出气虚血瘀为糖尿病肾病的基本病机，治疗过程中益气活血应该贯穿全程，善于运用补益气血、活血行气的药物，但处方应精简，药量宜轻，使补益脾肾而不滋腻、利湿化浊而不伤阴，适合长期服用，从而取得较好的疗效。

（胡天祥　丘伽美　侯海晶　整理）

（三）温补脾肾、活血化湿治疗慢性肾衰竭案

胡某，女，48岁。2019年3月6日初诊。

主诉：发现肌酐升高8个多月。

现病史：患者高血压病史5年余，2018年6月因面部浮肿至当地医院就诊，查肌酐300μmol/L，泌尿系彩超提示双肾呈慢性肾病声像改变，双肾萎缩。2019年1月26日查肌酐424μmol/L，尿酸565mmol/L，血红蛋白95g/L，eGFR 10mL（min·1.73m^2）。现规律服用硝苯地平缓释片、复方α酮酸片、百令胶囊、多糖铁胶囊。

刻下症：腰膝酸软，纳欠佳，眠差，小便调，便秘，舌淡暗，苔微黄，脉沉细，尺弱。

西医诊断：慢性肾脏病5期，高血压病2级。

中医诊断：肾衰病（脾肾气虚，湿浊瘀阻）。

治法：温补脾肾，活血化湿。

处方：黄芪15g，党参15g，白术15g，山药15g，制何首乌15g，女贞子15g，砂仁5g，陈皮5g，大黄5g，甘草3g。14剂，水煎服，每日1剂。

中成药：海昆肾喜胶囊2粒，3次/日。

2019年3月20日二诊。现面色晦暗，咽痒，纳改善，眠差，身痒，无红斑，小便调，便秘好转，舌淡暗，苔白，脉沉细，尺弱。血压136/90mmHg。诊断同前。前方黄芪改为20g，加淫羊藿15g。30剂，水煎服。

2019年5月8日三诊。2019年4月30日查血肌酐348μmol/L，血钾5.6mmol/L，动脉血二氧化碳总量16.5mmol/L，血压136/92mmHg。大便1次/日，量少，其余症状及查体同二诊。诊断同前。前方黄芪改为15g，30剂，水煎服。中成药予三芪口服液，加强益气活血之功。血钾偏高，予聚苯

乙烯磺酸钙散剂降血钾。

【按语】

高血压与肾功能损害常相互影响，血压的有效控制对防治、延缓慢性肾衰竭具有重要意义，本例患者有高血压病史，治疗需要关注控制血压达标，保护肾脏。KDIGO 指南推荐尿蛋白排泄率 <30mg/d 的 CKD 患者，血压应该控制在 140/90mmHg 或更低的水平；尿蛋白排泄率≥30mg/d 的患者则需要把血压控制在 130/80mmHg 或更低。而中医治疗的关注点则是改善患者的症状，延缓疾病进展。

患者就诊时已有高血压病史 5 年，既往无相关肾脏损害因素，现有腰膝酸软、面部浮肿、纳眠差、舌淡暗、脉沉的临床表现，结合相关辅助检查，中医诊断考虑为慢性肾衰（脾肾气虚，湿浊瘀阻证）。治疗上以中西医结合为主，除了对患者高血压、贫血进行对症治疗外，针对患者脾肾气虚、湿浊瘀阻的病机采取健脾益肾、祛湿活血的基本治法。故药用黄芪、党参、白术健脾益气，配合女贞子、何首乌补益肝肾、山药补肺脾肾、益气养阴。佐以砂仁行气温中，陈皮理气燥湿化痰，配合大黄通腑泄浊。同时使用百令胶囊补肾，以及海昆肾喜胶囊化浊排毒，适用于慢性肾衰湿浊证。二诊时患者胃纳有所改善，便秘的情况好转，舌淡暗，脉沉细，但舌苔由微黄变为白色。考虑患者脾肾气虚之象仍较为突出，故增加黄芪用量至 20g，从而增强补气力度，加用淫羊藿补肾壮阳、祛风除湿，改善腰膝酸软的症状。三诊时患者大便 1 次/日，情况较前明显改善，舌淡暗有齿印，脾气虚弱之征仍较明显，故继续沿用前方，同时配合三芪口服液加强益气活血之力。由于患者三诊时发现血钾较高，故加用聚苯乙烯磺酸钙散剂降血钾。经过 2 个月的治疗，患者症状好转，故继续维持中西医结合治疗，嘱患者定期复查随诊，规律用药，注意平时日常生活的调护。

【跟诊手记】

慢性肾脏病可有蛋白尿、血尿、水肿等临床表现，若发展至终末期肾衰竭，则须长期肾脏替代治疗以维持生命，原发性高血压肾损害的病因病机分为先天禀赋不足、肾精亏虚，后天思虑劳心，耗伤精血；劳欲过度，肾精亏虚等多种原因，致使肾精亏阴伤，日久精伤无以化气，气虚难以推动血液运行，进一步导致血液停滞而致瘀；肾络受阻，致分清泌浊、固摄精微的功能受损，故精微下泄。《诸病源候论》言："水病者，由脾肾虚故也。"水肿主要涉及的脏腑为肺、脾、肾，主要病机是脾肾两虚。肺通调水道，脾运化水液，肾主水液代谢，共同调节机体的水液代谢平衡。杨霓芝教授经过多年临床实践，认为肾性水肿基本病机为本虚标实，本虚在脾肾，标实在肺，标证包括风水、湿浊、湿热和血瘀。虚与瘀贯穿病程始终，日久耗伤正气，使正气越虚，邪气越盛，迁延难愈，终致肾衰竭。

慢性肾衰竭的原发病虽有不同，但其证候相同，临床当以辨证为基础，因证审治为目标，但对于不同分期则有不同侧重。对于 CKD 5 期的患者，杨霓芝教授主张合理的保守治疗，必要时进行透析，治疗并发症。对于还未进入透析阶段的患者，应重视扶正固本。故在治疗慢性肾衰竭时，杨霓芝教授喜重用黄芪等补益的药物，大量的黄芪可以有效降低尿蛋白。在辨证选方的基础上，加大黄芪用量既可以利水，又可以避免甘温升火之弊，同时达到降低蛋白尿的目的。由于患者三诊时脾肾气虚之象仍然较明显，故选择配合三芪口服液加强益气活血之功效。而用大黄的原因是大黄具有通腑泄浊、清热活血的功效。根据现代药理研究，大黄可以降低尿素氮，抗凝，降低血液黏稠度，免疫调节，改善氨基酸和脂质代谢，抑制肾小球系膜细胞增殖，抑制肾小管高代谢，从而达到延缓疾病进展的目的。《脾胃论》言"脾胃为元气之本""若胃气之本弱，饮食自倍，则脾胃之气既伤，而元气亦不能充，而诸病之所由生也"。故李东垣提出"百病皆由脾胃衰而生"的观点。人以胃气为本，因此在治疗疾病的过程中应注重调理脾胃功能。杨霓芝教授在临证过程中总结出"脾气得旺，浊阴可降，清气可升"的观点。所以在遣方用药时注重顾护中焦，调理脾胃，常选用健脾理气的药物，且用药不过于滋腻，避免阻碍脾的运化，所以处方选用砂仁、陈皮理气燥湿醒脾。且杨霓芝教授用药强调精简力专，药量不大，药味不多。选药以甘淡平和为主，忌峻补猛攻，主张轻药重投，力求稳妥。

（胡天祥 丘伽美 侯海晶 整理）

（四）健脾补肾、利湿活血治疗慢性肾衰竭案

朱某，女，52岁。2011年4月13日初诊。

主诉：发现肌酐升高5个多月。

现病史：患者2010年11月体检时发现肌酐升高，时测肌酐137μmol/L，腰酸，无其他不适。于2010年12月就诊于某医院查双肾ECT示左肾22.2mL/min，右肾24.7mL/min，予对症治疗，无明显好转。2011年3月复查肾功能示肌酐150μmol/L，eGFR 34.15mL（min·1.73m²），为求中医治疗来诊。

刻下症：神清，体倦乏力，腰酸，纳眠可，小便频数，大便调。舌淡红，苔白，脉细。

西医诊断：慢性肾脏病3期，慢性肾小球肾炎。

中医诊断：肾衰病（脾肾气虚，湿浊瘀阻）。

治法：健脾补肾，利湿活血。

处方：黄芪15g，白术15g，制何首乌15g，女贞子15g，丹参15g，泽兰15g，白芍15g。7剂，水煎服，日1剂，顿服。

2011年4月22日二诊。上述症状好转。舌淡红，苔白，脉细。4月21日查肾功能示肌酐163μmol/L，尿酸398mmol/L。尿常规示尿红细胞（++++），白细胞（+++），尿蛋白（±）。前方加大黄5g，当归5g。14剂，水煎服，日1剂，顿服。

2011年5月7日三诊。腰酸好转，劳累时左侧腰酸稍明显，舌淡红，苔白，脉细。5月3日查肾功能示肌酐136μmol/L，尿酸363mmol/L。尿常规示尿红细胞（+），白细胞（+），尿蛋白（±）。前方去泽兰、大黄，加黄精15g，杜仲15g，陈皮5g，桑寄生15g，甘草5g。15剂，水煎服，日1剂，顿服。

其后一直守方治疗，患者无明显不适，随访至今，病情稳定。

【按语】

朱丹溪非常重视气血的作用，擅长从气血入手治疗内伤杂病。他说：

"人所以借以为生者，血与气也。""气血冲和，万病不生，一有怫郁，诸病生焉，故人身诸病多生于郁。"气既可以是气滞，也可以是气虚；血既可以是血虚，也可以是血瘀。所以，对某些疾病，他很重视通过补气活血法来治疗。明代张景岳《质疑录》曰："人之气血，周流于一身，气如橐龠，血如波澜，气为血行，血为气配，阴阳相维，循环无端。"《景岳全书》说："凡人之气血，犹源泉也，盛则流畅，少则壅滞，故气血不虚则不滞，虚则无有不滞者。"虚为气虚，滞为血瘀。《景岳全书》说："脾肾不足及虚弱失调之人，多有积聚之病。"虚弱包括气虚，积聚包括瘀血。

慢性肾衰竭因有复杂多样的病因，杨霓芝教授借鉴前人的论述，执简驭繁，认为该病的基本证型为气虚血瘀证，临床应抓住气虚血瘀这一基本病机，再进一步进行个体化论治，或补肾健脾，或渗湿蠲毒。此病例治疗组方较简单，经治疗后，患者肌酐稳步下降。此病例是慢性肾脏病3期的患者，属于脾肾气虚、湿浊瘀阻之慢性肾衰竭，有着复杂多样的病因。杨霓芝教授认为，慢性肾衰竭之始生，与脾肾气虚密切相关，往往气血俱病。先天肾气不足，免疫力低下，遭受外邪侵犯并迅速深入；后天饮食不节，损伤脾胃，导致气血生化乏源，无以供养先天，同时导致水液运化失常，湿停于内。水湿内蕴，郁而化热；损伤络脉，则致出血；离经之血，而成瘀血，阻滞经络，影响气血输布。气虚、血瘀进一步加重脏腑的虚损，形成恶性循环。故脾肾两虚为病之本，而气虚血瘀是导致疾病迁延难愈、逐渐进展的重要因素。杨霓芝教授指出中医药治疗不同分期的慢性肾脏病患者应有不同的侧重点，进而充分发挥中医药的优势。对于本例患者为CKD 3期，主张利用西医学检查手段查明肾功能减退的病因，纠正可逆因素。此期应以中医药辨证治疗为主，配合优质低蛋白饮食，目标是恢复脏腑之气化，保护肾功能。目前此患者神清、体倦乏力、腰酸、小便频数、脉细等均为脾肾气虚的表现，故在治疗上要健脾补肾。并且患者病程较长，久虚则会致湿瘀互结，可加利湿活血之药治疗。故方以健脾补肾为法，肾强脾健则体倦乏力、腰酸、小便频数等症可除。二诊患者肌酐进行性升高，给予加强蠲毒活血之大黄和当归，2周后复查，肌酐较前下降。三诊患者仍有腰酸，应加强补肾之力，予黄精、杜仲、桑寄生，并去掉攻逐之药。

【跟诊手记】

本患者是一位中年女性，体倦乏力，腰酸，小便频数，舌淡，苔白，脉细，辨证为脾肾气虚。脾气虚则不能荣养四肢，故体倦乏力。腰为肾之府，肾气虚故腰酸；肾气虚，膀胱气化无力，统摄失权，故小便频数。脾肾气虚，导致气血生化乏源，无以供养先天，同时可致水液运化失常，湿停于内。水湿内蕴，损伤络脉，成离经之血，而阻滞经络，成为瘀血，故以一侧腰酸为主。杨霓芝教授认为药多味杂容易加重肾脏负担，故临床用药讲究精简组方。因而初诊处方极为精简，一方面减轻患者对于中药处方复杂及口味的恐惧，另一方面为投石问路。二诊时肌酐升高，尿常规示尿红细胞（＋＋＋＋），白细胞（＋＋＋），提示可能合并尿路感染，一方面嘱患者养生调摄，保持外阴清洁；另一方面，继续守方扶正，稍行加减，予大黄、当归活血蠲毒、祛瘀生新、扶正祛邪。三诊复查指标均较前好转，但仍偶有腰酸，故予加强补肾之力，这体现了杨霓芝教授中病即止、标本兼顾的思想。因慢性肾衰竭病程较长，临床无特效药，故必须长期随诊。

（涂志芳　侯海晶　整理）

（五）健脾补肾、活血祛浊治疗慢性肾衰竭案1

何某，女，59岁。2017年4月28日初诊。

主诉：疲倦、纳差2年余，肌酐升高2周。

现病史：患者2年前出现疲倦、纳差，就诊于外院，经治疗后改善，但经常反复，于2017年4月14日因急性胃肠炎至某医院急诊就诊，查肾功能示肌酐523μmol/L，尿素氮26.04mg/dL。查腹部CT示左肾下盏结石，慢性阑尾炎。入院治疗，查泌尿系彩超示双肾弥漫性病变，左侧115mm×53mm，右侧104mm×59mm。诊断为慢性肾脏病5期（慢性基础，急性加重），经治疗好转出院，复查肌酐444.7μmol/L，eGFR 8.74mL（min·1.73m²），现为求中医治疗来诊。

刻下症：神清，面色晦暗，精神疲倦，劳累后疲倦乏力加重，纳差，眠一般，二便正常。舌质红，苔微黄，脉弦细，尺脉弱。

西医诊断：慢性肾脏病 5 期。

中医诊断：肾衰病（脾肾气虚，湿浊瘀阻）。

治法：健脾补肾，活血祛浊。

处方：黄芪 15g，白术 15g，制何首乌 15g，女贞子 15g，丹参 15g，党参 20g，大黄 5g，陈皮 5g，砂仁 5g（后下），蒲公英 5g，黄芩 15g，甘草 3g。7 剂，水煎服，日 1 剂，顿服。

2017 年 6 月 12 日二诊。因患者在外地，自行间断服用上方，现病情好转，症状改善。舌淡红稍暗，苔微黄，脉沉细，尺脉弱。6 月 6 日查肾功能示肌酐 343μmol/L，尿常规示尿蛋白（＋）。前方去黄芩、蒲公英，加泽兰 15g。7 剂，水煎服，日 1 剂，顿服。考虑患者在外地，嘱其可在当地抓药服用。

2017 年 8 月 16 日三诊。纳差较前好转，疲倦乏力减轻，舌淡红稍暗，苔薄白，脉沉细，尺脉弱。8 月 15 日查肾功能示肌酐 328μmol/L。尿常规示尿蛋白（＋）。前方去党参、砂仁。7 剂，水煎服，日 1 剂，顿服。

其后一直守方治疗，无明显不适，随访至今，病情稳定。

【按语】

《素问·调经论》云："人之所有者，血与气耳。""血气不和，百病乃变化而生。"认为疾病的产生是源于气血不和。在治法上应谨守病机，调其血气。《内经》中虽未明确记载血瘀、瘀血等词，但血脉凝泣、血凝泣、恶血、留血、脉不通等名称散载于各篇。如《灵枢·痈疽》云："寒邪客于经络之中则血泣，血泣则不通。"《内经》中尽管无"气虚血瘀"一词，但已经有不少相关论述。如《素问·调经论》谓："五脏之道，皆出于经隧，以行血气，血气不和，百病乃变化而生。"血气不和，既包括气滞血瘀等实证，也包括气虚血瘀等虚实夹杂证。《灵枢·营卫生会》云："老者之气血衰，其肌肉枯，气道涩。"人年老以后，气血亏虚，日久血液瘀滞，进而可以导致气虚血瘀。

杨霓芝教授认为慢性肾衰竭病程长，患者多正气亏虚，用药一定要顾护正气，当平淡和缓，适时守方，坚持用药，慢病缓治。治疗不可急求其功，否则欲速则不达，要考虑药物的长期使用。她组方细心，一般常选用药性平和的药物，最常用的药物有甘草、泽兰、黄芪、丹参、女贞子、白芍、何首乌、熟地黄、党参等，药味精简，因而患者的依从性较高。用药不必标新立异，只要用心辨证，虽平淡之药，亦能效如桴鼓。正如清代名医费伯雄所言："疾病虽多，不越内伤、外感，不足者补之以复其正，有余者去之以归于平，即和法也，缓治也。毒药治病去其五，良药治病去其七，亦即和法也，缓治也。"和则无猛峻之剂，缓则无急功之药。此病例经治疗后，肌酐稳步下降，症状明显改善，并且组方较简单。分析此病例是慢性肾脏病5期的患者，为脾肾气虚，湿浊瘀阻之慢性肾衰竭，属于慢性病范畴，一般发病日久，迁延不愈。久病气机阻滞而致血瘀；日久正气损耗，气虚而致血瘀；或因湿热郁久不解导致血瘀。瘀血的形成一方面会使慢性肾衰竭的病情更为复杂，如瘀血与水湿互结，疾病进展较快，故本患者一开始肌酐就较高；另一方面可以产生一些并发症，从而使病情日趋严重。此外，由于发病时间较久，也是很多肾病的最终状态，故正气不足，卫外失固，极易感受外邪，入里化热，水湿与邪热互结而为湿热，使病势缠绵。因此，治疗当审明瘀、虚、热三方面的关系，依其孰轻孰重，辨证施治。在临证时只有明辨虚实，注意证候之间的转化或夹杂，方能治之不殆。对于本患者为CKD 5期，杨霓芝教授主张合理保守治疗，适时进行透析，保护心脏，治疗并发症。对于未透析的患者，中医药治疗应重视扶正固本，尤其是心、脾、肾三脏，避免因过度攻邪而伤正；对于已经开始透析的患者，由于肾病日久，正气大伤，久病必瘀，且需要经历建立透析通路的相关手术，气血必定大伤，中医药治疗则可发挥大补气血、活血通络的优势来帮助患者度过疾病的极期。目前此患者神清、精神疲倦、纳差、脉细、尺脉弱等均为脾肾气虚的表现，故在治疗上要健脾补肾。并且患者面色晦暗、脉弦，考虑为湿浊瘀阻，可加用活血祛浊之药。治以健脾补肾、活血祛浊为法；以香砂异功散为基础方健脾益气。女贞子、制何首乌补肾填精；丹参、大黄活血解毒；患者病久正气不足，卫外失固，极易感受外邪，故因急性胃肠炎后，肌酐骤然升高，湿邪入里化热，水湿与邪热互结而为湿热，使病势缠绵，故加黄芩、蒲公英清热解毒。二诊患者肌酐逐步下降，自行服药多日，虽未伤及胃阳，但处方仍去黄芩、蒲公英，患者舌质偏暗，面色晦暗，加泽兰平和不峻，活血化瘀。三诊患者症状明显好转，纳差较前好转，疲倦乏力减轻，故减少健脾理气之药。

【跟诊手记】

本患者根据精神疲倦，劳累后疲倦乏力加重，纳差，舌质红，脉细，尺脉弱，辨证为脾肾气虚。脾气虚则不能荣养四肢，故精神疲倦，劳累后疲倦乏力加重。脾气虚，运化功能失司，故纳差；肾气虚则尺脉弱；脾肾气虚，导致气血生化乏源，无以供养先天，同时可致水液运化失常，湿停于内，故睡眠较差、脉弦。水湿内蕴，损伤络脉，成离经之血，而阻滞经络，成为瘀血，故面色晦暗。初诊治以健脾补肾、活血祛浊；考虑患者反复纳差，处方以香砂异功散为基础，党参补脾养胃，健运中气，其尤可贵者，则健脾运而不燥，滋胃阴而不湿，养血而不滋腻，鼓舞清阳，振奋中气，而无刚燥之弊；白术健脾补气，燥湿利水；陈皮辛香醒脾，四君子汤加此药而成异功散，意在行气导滞，醒脾助运，补而不滞；砂仁化湿开胃，温中行气，合陈皮醒脾助运，并减轻黄芩及蒲公英寒凉碍胃之性；甘草益气和中，调和诸药。制何首乌补肝肾，益精血，化浊降脂；女贞子滋补肝肾。二者合用起到补肾的作用，脾肾气足则正气可复。久虚致瘀，患者肌酐较高，故予丹参活血祛瘀生新，作用平和，活血而不伤正；大黄活血解毒。瘀血入里化热，患者反复纳差，为胃火所致，加蒲公英、黄芩去胃火，清热解毒。二诊患者肌酐逐步下降，自行抄方，连续服用多日清热，虽未伤及胃阳，但仍去黄芩、蒲公英，患者舌质偏暗，面色晦暗，加泽兰平和不峻，活血化瘀；合丹参共奏活血清热之效；另外丹参性微寒，泽兰性微温，二者共用，可调和药性。三诊患者症状明显好转，纳差较前好转，疲倦乏力减轻，故减少健脾理气之药。

（涂志芳　侯海晶　整理）

（六）健脾补肾、活血祛浊治疗慢性肾衰竭案2

吴某，女，56岁。2021年9月15日初诊。

主诉：发现肌酐升高 2 年余。

现病史：患者于 2019 年 6 月因体检发现血压升高，查肾功能示肌酐 160μmol/L；入某医院查肌酐最高为 377μmol/L，给予降压护肾等治疗后出院，规律门诊随诊。2020 年 1 月查肌酐 220μmol/L，双肾彩超示双肾萎缩，给予中西药治疗后，效果仍不理想，后肌酐进行性升高，2021 年 9 月 14 日查肌酐 292μmol/L，尿酸 362μmol/L，eGFR 14.84mL（min·1.73m²）。尿常规示尿白细胞（+++）。为求中医治疗来诊。

刻下症：神清，面色晦暗，时有耳鸣，自觉咽中有痰难咳，纳眠可，大便隔日一行，成型。舌淡暗，苔白，脉细，尺脉弱。

西医诊断：慢性肾脏病 4 期，肾性高血压？泌尿道感染？

中医诊断：肾衰病（脾肾气虚，湿浊瘀阻）。

治法：健脾补肾，活血祛浊。

处方：黄芪 15g，白术 15g，党参 15g，茯苓 15g，黄精 15g，淫羊藿 15g，陈皮 5g，砂仁 5g，鱼腥草 15g，生甘草 3g。30 剂，水煎服，日 1 剂，顿服。

2021 年 10 月 20 日二诊。上述症状好转。舌淡暗，苔白，脉细，尺脉弱。10 月 4 日查肾功能示肌酐 265μmol/L，尿常规示尿白细胞 398 个/微升。前方去鱼腥草，改生甘草为炙甘草，加贯众 15g，当归 15g。60 剂，水煎服，日 1 剂，顿服。

2021 年 12 月 15 日三诊。上述症状明显改善，偶有晨起腹胀，舌淡暗，苔白，脉细，尺脉弱。11 月 24 日查肾功能示肌酐 243.4μmol/L，尿常规示尿白细胞 378 个/微升。12 月 14 日查肾功能示肌酐 224.6μmol/L。前方去陈皮、贯众、茯苓，改党参为 30g，加干姜 15g。60 剂，水煎服，日 1 剂，顿服。

其后一直守方治疗，患者无明显不适，随访至今，病情稳定。

【按语】

《医宗必读》曰："积之成也，正气不足，而后邪气踞之。"正气不足包括气虚，邪气包括瘀血。《普济方》曰："气者血之帅也，气行则血行，气止则血止，气温则血滑，气寒则血凝，气有一息之不运，则血有一息之不行。"如果气虚，则会导致气虚血瘀。《医学正传》曰："夫人身之正气，与血为配，血行脉中，气行脉外……气血并行，周流乎一身之中，灌溉乎百骸之内，循环无端，运行不悖，而为生生不息之妙用也。"《医灯续焰》曰："气血以水喻之，血犹水体，气犹水用，体用不可须臾离。"《医林改错》将中风的主要病机归属于气虚血瘀。王清任非常重视气血理论，认为气血为人体最重要的生命物质，诊治疾病首先要辨清气血的虚实。他说："无论外感内伤……所伤者无非气血。""治病之要诀，在明白气血。""元气既虚，必不能达于血管，血管无气，必停留而瘀。"故治疗上应以补气为主兼以活血，创立了著名的补阳还五汤。王清任与李东垣相比，更加重视元气在中风发病中的决定作用，把气虚血瘀这一病机提高到前所未有的高度。

慢性肾衰竭有着复杂多样的病因，杨霓芝教授认为其基本病机为气虚血瘀，临床应抓住这一基本病机，再进一步个体化论治。或补肾健脾，或渗湿解毒。此病例经治疗后，肌酐稳步下降。本案是慢性肾脏病4期的患者，属于脾肾气虚、湿浊瘀阻之慢性肾衰竭。目前多数医家认为，本病的基本病机为本虚标实，虚以脾肾气血阴阳虚损为本，实以湿、瘀、浊、毒等邪实为标。病因多为先天禀赋不足、劳倦过度、饮食不节、外邪侵扰、久病伤正、毒物损伤等。治疗上，根据中医理论配制的中成药如疏血通、肾衰宁、海昆肾喜胶囊、肾康注射液、尿毒清颗粒等对治疗本病有确切疗效，但缺乏高质量的循证医学证据。杨霓芝教授结合 KDOQI 指南提出慢性肾脏病分期治疗，指出中医药治疗对于不同分期的慢性肾脏病患者应有不同的侧重点，进而充分发挥中医药的优势。对于本例为 CKD 4 期，主张中西医结合，采取多种形式、多种途径充分祛邪排毒，目标是令邪有出路，减轻肾脏负担，延缓肾功能的进一步减退。中药可以汤剂、中成药、中药提取物等不同形式，以口服、灌肠、汗蒸等多种途径给药实现祛邪。同时，中医药治疗应注意攻补兼施，使脾胃不衰败，肾气不失守。目前此患者神清、苔白、脉细、尺脉弱等均为脾肾气虚的表现，故在治疗上要健脾补肾。并且患者病程较长，久虚则会致瘀、湿、气滞等，可加用活血祛浊之药。故治以健脾补肾、活血祛浊为法，使脾胃不衰败，肾气不失守，则肌酐可稳步下降。二诊患者尿中仍有白细胞，咽中有痰好转，故方去鱼腥草，加贯众清热解毒利湿。患者仍面色晦暗，舌淡暗，故予当归加强活血之力。三诊复查肌酐及尿中白细胞均较前下降，但偶有腹胀，考虑陈皮、茯苓力量不够，故加党参配伍干姜，温运脾阳，补脾胃，并去贯众微寒碍胃。

【跟诊手记】

本患者是中年女性，就诊时症见舌淡苔白，脉细，尺脉弱，因脾肾气虚，水液输布失常所致。肾开窍于耳，肾气虚不能上荣于耳，加之水液久聚成湿，湿蒙耳窍，故耳鸣。脾肾气虚，无权统摄水液，导致水液输布障碍，聚而成痰，久则化热，痰热上扰，故见咽中有痰难咳；湿热下注，故见排尿不畅，尿中白细胞升高；气虚久则血液运行不畅，而致血瘀，故见面色晦暗、舌暗等。因此初诊处方极为精简，以异功散为健脾益气基础方，合黄芪、砂仁加强此功效，并加黄精、淫羊藿补肾，患者尿常规提示尿中白细胞，并咽中有痰，故予鱼腥草而不用贯众。二诊时肌酐较前下降，咽中有痰好转，故予贯众易鱼腥草，患者仍面色晦暗、舌暗，加当归活血。三诊复查指标均较前好转，但有晨起腹胀，考虑为脾阳虚，故加重党参用量，合干姜温脾阳，脾健则腹胀可消；考虑贯众微寒，会加重脾阳虚弱，故去除，体现了杨霓芝教授在临床中既病防变的思想。因慢性肾衰竭病程较长，临床中无特效药，必须长期随诊，如果不重视调护，很容易导致肌酐进行性升高，故杨霓芝教授临床常叮嘱患者少食动物内脏、鱼子、虾、鱿鱼、墨鱼、螃蟹、贝壳类、豆类及辛辣食物，避免食用老火汤等可能引起肾损害的食物或药物。

（侯海晶 胡天祥 丘伽美 涂志芳 整理）

高彦彬

一、医家简介

高彦彬（1959— ），男，首都医科大学二级教授，主任医师，博士研究生导师。第六批全国老中医药专家学术经验继承工作指导老师，首都国医名师，首都名中医，仲景国医名师，国家中医药管理局"高彦彬全国名老中医药专家传承工作室"导师，北京市政协第十一届、十二届委员会常务委员。毕业于北京中医药大学，获医学博士学位。历任首都医科大学中医药学院院长、中医研修学院院长、中医药研究所所长、代谢病研究中心主任，北京中医药大学东直门医院肾病内分泌科主任、东方医院肾病糖尿病中心主任，国家中医药管理局重点学科（中医络病学）、重点专科（中医肾病科）学科带头人，国家一流专业中医学负责人，北京市重点学科（中医学）学术带头人。兼任中国代谢病防治创新联盟理事长及专家委员会主任委员，中华中医药学会慢病管理分会、糖尿病分会副主任委员，世界中医药学会联合会糖尿病专业委员会副会长，北京中医药学会副会长、北京中西医结合学会副会长。承担国家"九五""十五""十一五"攻关、973 项目、国家重点研发计划、国家自然科学基金及省部级课题 30 余项，获国家科学技术进步奖一等奖 1项、省部级科学技术进步奖 10 项；获首届全国优秀中医临床人才，中国产学研工匠精神奖、中国代谢病防治卓越贡献奖、络病研究 40 年卓越团队奖等奖项。主编出版专著 30 余部，发表学术论文 400 余篇。培养博士、硕士研究生100 余人。

高彦彬教授师承国医大师吕仁和教授，博采众长，守正创新，提出络病是糖尿病及慢性肾脏病的共性病理基础，通络是糖尿病及慢性肾脏病的治疗大法；提出糖尿病慢性并发症气阴两虚、络脉瘀阻病机理论及益气养阴通络治法；提出慢性肾衰竭肾元亏虚、肾络瘀结、浊毒内停的基本病机及益气固肾、通络解毒治法，疗效显著。

二、学术观点

（一）络病是慢性肾脏病的共性病理基础

高彦彬教授认为慢性肾脏病（CKD）包括原发性肾小球疾病、肾小管疾病、肾间质疾病、肾血管病变、继发肾脏病等，具有久病多虚、久病必瘀、久病入络的特点，病变部位主要在肾之络脉，属于中医学"络病"范畴。络病是广泛存在于急慢性肾脏病的中医病机状态，是 CKD 及其并发症的共同病理基础。络病理论是中医学理论独特的组成部分，经脉是运行气血的主干，络病依托络脉，络脉是从经脉别出、逐层细分、纵横交错、遍布全身，广泛分布于脏腑组织间的网状系统。络分气络、血络，运行输布。气络是人体内运行经气的网络，发挥着信息传导、自稳调控、卫外防御等功能；血络是人体内运行血液的网络，发挥着渗灌气血、濡养代谢、津血互换等功能。气络、血络是脏腑结构及功能的重要组成部分。络脉结构特点为支横别出、逐级细分、络体细窄、网状分布。络脉气血运行的特点为气血行缓、面性弥散、末端连通、双向流动、功能调节。当络脉发生病变时即络病，络病的内涵是络脉的结构损伤、功能失常，络病的外延是导致络病的病因及络脉病变引起的继发性脏腑组织病理变化。肾为先天之本、水火之宅，寓元阴元阳，肾主水，主藏精纳气。肾的生理功能有赖于肾之气化、固摄功能。肾络是构成肾脏结构的重要组成部分，是实现肾脏功能的基础。肾络气血运行、弥散流动，可调节体内水液平衡，封藏五脏六腑之精气。肾络为气血汇聚之所，因其迂曲细小，故气血运行易滞易瘀，病易入难出，易积成形。若禀赋不足、肾元亏虚、外感六淫、七情过激、饮食不节、形体肥胖、劳逸失当、药毒伤肾或久病及肾等致病因素均可导致肾络病变而发生慢性肾脏病。临床肾络病变常表现为虚实夹杂、正虚邪伏，临床变化多样，易气血同病、痰凝湿阻、伏风扰动、热毒损伤、动血泄精、浊毒壅塞，故应详审病机。

（二）肾络病变的核心病机是虚、瘀、毒

高彦彬教授认为慢性肾脏病内因责之禀赋不足、肾元亏虚、久病及肾，外因责之外感六淫、疫毒之邪、七情过激、饮食不节、形体肥胖、劳逸失当、药毒伤肾等，多内因与外因相合而发病。病位以肾为核心，涉及肝、肺、心、脾、膀胱等脏腑。基本病理过程是内外合邪、邪伏肾络或毒损肾络所致肾络损伤（血尿、蛋白尿）、肾络瘀滞（肾小球肥大、肾小球高灌注高滤过、免疫复合物沉积、肾小球基底膜增厚、肾间质水肿、小动脉管壁增厚）、肾络瘀阻（系膜细胞、内皮细胞增殖、新月体形成、肾小动脉硬化）、肾络瘀结（微血栓形成、肾小球缺血皱缩、球性硬化、肾间质纤维化、肾小管萎缩）、肾用失司（肾藏精失调而致精微物质外泄出现血尿、蛋白尿等，肾主水失调而致水液代谢障碍产生水肿、湿热、湿浊、血瘀等，肾主骨生髓与肾藏精失调出现肾性骨病与肾性贫血等，肾纳气失调可影响肾对酸碱平衡的调控和肾的内分泌调控等）。慢性肾脏病的病性为本虚标实，本虚多为脏腑气血阴阳失调；标实多为热毒、湿热、伏风、血瘀、湿浊、浊毒等；慢性肾脏病的病变部位主要在肾之络脉，肾络病变的核心病机是虚、瘀、毒，虚是发病基础，瘀是病机状态，毒既是致病因素，又是病理产物。

慢性肾脏病之虚以肾元亏虚为本，可影响到肺、脾、肝等，临床以脾肾气虚、脾肾气阴两虚为主，可见肝肾阴虚、脾肾阳虚；慢性肾脏病之虚以气阴两虚为主，后期可出现气血阴阳俱虚。慢性肾脏病之瘀有因虚致瘀与因邪致瘀之分。因虚致瘀是由于脾、肾、肺、心气血阴阳亏虚，气血运行不利，日久络脉瘀滞；因邪致瘀是由于湿、毒、风、浊、热伏藏于肾络，肾络瘀滞、瘀阻、瘀结所致。因虚致瘀是本，因邪致瘀是标。本病之瘀还有新久之别，新瘀往往病势危重，或肾络瘀结，肾络损伤，尿血不解，甚至肾体劳衰，浊毒壅滞；或脉络瘀阻，患肢水肿等；久瘀往往病势较缓，为本虚标实所致肾络瘀滞、瘀阻、瘀结，可表现为肾络损伤，渐致肾体劳衰，肾用失司。慢性肾脏病之毒有外感与内生之分，诸邪秽浊，皆属于毒；诸邪迁延，蕴积不解，皆属于毒。外感之毒指人体感受的外来之毒（天之毒、地之毒），即外感之

风毒、温毒、寒毒、燥毒、疫毒等六淫化毒、疫疠化毒，由表入里、内伏肾络，毒损肾络；内生之毒指因脏腑功能失调、人体代谢异常产生之毒，包括血毒、浊毒、溺毒、糖毒、脂毒、膏毒等，是由饮食不节、脾失健运、肾失气化、肝失条达、水谷停聚、清者难升、浊者难降，血瘀、痰聚、膏腐、脂浊稽留化毒而成。浊毒内蕴，毒损肾络而发生慢性肾脏病。

（三）肾元亏虚、肾络瘀滞是慢性肾脏病的基本病机

慢性肾脏病包括原发性肾小球疾病、肾小管疾病、肾间质疾病、肾血管病变、继发肾脏病等，具有久病多虚、久病必瘀、久病入络、久病及肾的特点，病变部位主要在肾之络脉，属于中医学"络病"范畴，基本病机为肾元亏虚、肾络瘀滞。肾元亏虚为本，可影响到肺、脾、肝，临床以脾肾气虚、脾肾气阴两虚为主，可见肝肾阴虚、肝肾气阴两虚、脾肾阳虚。慢性肾脏病肾络病变可见肾络损伤、肾络瘀滞、肾络瘀阻、肾络瘀结、毒损肾络等；由于肝、肾、肺、脾气阴亏虚，导致脏腑功能失调，常兼有外感、水湿、湿浊、湿热、浊毒、血瘀等，而外感、水湿、湿浊、湿热、浊毒、血瘀可阻滞肾络，导致肾络瘀滞，损伤肾络，加重肾络病变，最终导致肾络瘀结硬化，肾体劳衰，肾用失司，浊毒内停，变证蜂起。

（四）肾元虚衰、肾络瘀结、浊毒内停是慢性肾衰竭的基本病机

古代医籍中并无"慢性肾衰竭"的病名，根据其临床表现可归属于中医学"癃闭""关格""肾劳""溺毒"等范畴。慢性肾衰竭可由水肿、肾风、尿血、淋证、消渴等多种慢性病发展而来，是由于先天禀赋不足，肾病日久，或久病及肾，外感风湿邪气、饮食不节、劳逸失度等导致肾元虚衰，脾肾虚损，水湿、浊毒、瘀血阻滞肾络，肾络瘀结，浊毒内停，而诱发此病。其基本病机为肾元虚衰，肾络瘀结，肾用失司，浊毒内停。肾为先天之本，寓元阴元阳，为各脏腑阴阳之本，肾主水、主藏精、主纳气。肾的生理功能有赖于肾之气化、固摄功能。肾络是构成肾脏结构的重要组成部分，也是实现肾脏功能的基础。肾络气血运行，弥散流动，可调节体内水液平衡，封藏五脏

六腑之精气。肾络为气血汇聚之所，因其迂曲细小，故气血运行易滞易瘀，病易入难出，易积成形。

先天禀赋不足，肾病日久，或久病及肾可致肾元虚衰，腰为肾之府，肾元虚衰、肾气不足则腰酸乏力；肾阳亏虚，失于温煦，则畏寒肢冷；肾阳亏虚，封藏失职，固摄无权，精微物质下泄则夜尿频多、尿浊泡沫；肾主水、司开阖，肾主气化，脾主运化，脾肾虚衰，气化失司，脾失健运，土不制水，水湿内停，泛溢肌肤则为肢体、颜面乃至全身水肿；肾藏精，肝藏血，精血同源，精血互化，肝肾亏虚，精血互化受阻，脾为后天之本，气血生化之源，脾肾亏虚，精血化源不足，则面色萎黄、唇甲淡白无华；脾肾虚衰，气化失司，脾失健运，水液代谢受阻，气血运行不畅，水湿、浊毒、瘀血阻滞肾络，肾络瘀结，肾用失司，水湿浊毒内停。浊毒上逆，胃失和降，则纳饮不香，恶心呕吐；浊毒壅滞肠道，则腑实便结，舌苔厚腻；水湿浊毒凌心射肺，则胸闷气短，心悸咳痰，甚则咳喘不能平卧；浊毒化热伤及血络，则出现鼻衄、齿衄、肌衄等；肝肾阴虚，肝风内动，则转筋、抽搐、眩晕、震颤；尿毒犯脑，则烦躁，神昏谵语，痰盛气粗；肾元衰竭，浊毒壅滞三焦，肾关不开，则少尿无尿，出现关格危候。

（五）基于治未病理论，提出 CKD 三级预防策略

CKD 患病率逐年升高，全球患病率约为 14.3%，我国约为 10.8%，且起病隐匿，病因复杂，治疗困难，已成为全球性的公共卫生问题。高彦彬教授将治未病理论与络病理论相结合，提出了 CKD 三级预防策略，强调防治结合，以防为主。

1. 一级预防

防治对象为 CKD 高危人群。防治目标是降低 CKD 风险，防止发病。防治措施是筛查高危人群、采取饮食指导、合理运动、起居规律、调畅情志、避免服用肾毒性药物，采用中西医结合早期干预，有效控制高危人群的血压、血糖、血脂、血尿酸水平，中医辨证论治及调护在于防治感冒，采用益气固表、清热解毒、疏风利湿的方药或代茶饮等。

2. 二级预防

防治对象是 CKD 患者，目标是防止 CKD 原发病进展，降低蛋白尿，防治并发症。特别强调 CKD 3a 期前的早期积极防治，防止 CKD 进展。具体措施为调整饮食结构、个体运动模式、采用中西医结合干预，有效控制高危人群的血压、血糖、血脂、血尿酸水平。中医辨证论治方案是针对不同病机的 CKD 采用扶正通络（益气荣络、养血荣络、温阳荣络、滋阴荣络等）、祛邪通络（化瘀通络、利湿通络、祛风通络等）等方法辨证论治；采用汤药、泡洗、浸浴、透药等方式综合施治；辨证调护多采用穴贴、药膳、灌肠等方法清解热毒、化浊排毒。修复肾络结构损伤，恢复肾络功能，防止肾络病变进展至关格重症。

3. 三级预防

防治对象为终末期肾脏病患者，防治目标是降低终末期肾脏病死亡率，保护肾脏替代患者残肾功能，降低终末期肾脏病心血管疾病风险及心源性猝死发生率。具体措施为个性化的肾脏替代治疗模式选择，对于心血管血流动力学不稳定的患者，推荐持续性肾脏替代治疗（CRRT）和腹膜透析（PD）；强调饮食教育、运动康复、心理疏导、药物干预一体化管理。中医防治目标是已衰防变，采取扶正祛邪、辨证通络法，重点是顾护脾胃，改善患者营养状态及生存质量，减少西药（铁剂、磷结合剂、钙剂等）所致的消化道症状；调畅情志，改善患者睡眠质量，扶正通络、活血通络，改善患者心脑功能，防止关格变证（胸痹、眩晕、中风等）的发生，常采用颗粒剂、穴贴、耳穴、针刺、艾灸等方式。

三、临床特色

（一）整体观念，系统思维

高彦彬教授临床诊治慢性肾脏病，坚持中医整体观念，体现出系统思维的方式，其思维方式具有整体性、结构性、立体性、动态性、综合性的特征。

他认为人体是一个有机联系的整体，人与外界环境（自然环境、社会环境）构成一个有机的整体，从人与自然环境、人与社会环境、人与人关系、心身和谐、人体自身代谢（气血、阴阳、脏腑协调）五个维度提出和谐健康观、和谐养生观及失和疾病观。从体质因素、肾元亏虚探寻慢性肾脏病发病的内在因素；从外感六淫、七情过激、饮食不节、形体肥胖、劳逸失当、药毒伤肾、久病及肾等综合考虑慢性肾脏病发病的环境因素；提出内在因素与环境因素相合导致慢性肾脏病发生的观点。采用四诊合参结合理化检查多维度收集慢性肾脏病诊断与辨证信息；采用病证结合诊疗模式，综合运用中西医诊断、八纲辨证、脏腑辨证、络病辨证等方法，动态把握慢性肾脏病不同发展阶段的病机特点，辨证论治，精准治疗；从心理调整、合理膳食、适量运动、针灸按摩、中药外治、预防护理等多维度制定综合防治措施。充分体现出其系统思维方式具有整体性、立体性、动态性、综合性的特征。针对主病、主症及主要病机精选中药，优化配伍，实现复方的最佳功效，体现出其系统思维方式具有结构性的特征。

（二）病证结合，以证为主

高彦彬教授临床诊疗慢性肾脏病主张病证结合，以证为主，强调中西医双重诊断结合中医辨证论治模式，不仅使诊断明确，而且可采用中西医协同治疗、优势互补；使疗效判断不仅关注症状改善、还要关注慢性肾脏病及其并发症的改善；使慢性肾脏病治疗靶向化及预后精确化。诊治不同病因的慢性肾脏病时，强调应病证和参，以证为主。强调重视对疾病基本病机的认识和研究，治疗以证为主，重视对慢性肾脏病基本病机演变规律的把握，辨明慢性肾脏病基本病机及不同发展阶段的病机，把辨证和辨病治疗有机结合起来。针对主要证候，辨证论治，证同则治同，证异则治异，治随证转。

（三）临床辨证以虚定型，以实定候

高彦彬教授主张以虚定型，以实定候辨治 CKD，这源于吕仁和教授的学术经验，并多有创见。如原发性膜性肾病的辨证分型，本虚分为脾肾气虚、

肺脾气虚、脾肾阳虚、阴阳两虚、心肾阳虚证，治以健脾补肾、补益肺脾、温补脾肾、滋阴助阳，温通心肾；标实分为湿热壅络、湿浊蕴络、风湿伏络、湿瘀滞络、毒瘀阻络证，治以清热利湿通络、化浊利湿通络、祛风胜湿通络、利湿化瘀通络、解毒祛瘀通络。慢性肾衰竭本虚分为脾肾气虚、脾肾气阴两虚、脾肾阳虚、肝肾阴虚、气血阴阳俱虚，治以健脾补肾、益气养阴、温补脾肾、滋补肝肾、益气养血、调补阴阳等法；标实分为肝气郁滞、肾络瘀阻、水湿内停、湿热阻滞、浊毒内停、水湿浊毒凌心射肺、浊毒伤血、肝风内动、溺毒犯脑，治以疏肝解郁、化瘀通络、利水消肿、清热利湿、降浊排毒、补气养心、泻肺利水、解毒凉血止血、平肝息风、化浊解毒开窍等法。

（四）慢性肾脏病分期辨证，重视络病辨证

高彦彬教授基于治未病理论，提出 CKD 三级预防策略。对于不同病因的慢性肾脏病分期辨证论治，强调分期从络病论治 CKD，如辨治成人 IgA 肾病，急性期分为风热袭络入营、热毒伤络动血，治以祛邪为主，运用疏风清热、凉营宁络、清热凉血、解毒通络等法；迁延期分为肝肾阴虚、肾络瘀滞、脾肾两虚、肾络瘀阻、气阴两虚、肾络瘀结，治以祛邪扶正，运用益气养阴、滋补肝肾、健脾补肾、化瘀通络等法。糖尿病肾病分为早、中、晚三期，早期分为肝肾气阴两虚、肾络瘀滞，治宜益气养阴、滋补肝肾、化瘀通络；中期分为脾肾气阳两虚、肾络瘀阻，治宜健脾益气、固肾通络；晚期分为气血阴阳俱虚、肾络瘀结、浊毒内停，治宜调补气血阴阳、降浊排毒通络。

高彦彬教授认为络病是慢性肾病的病理基础，临床辨证除应用传统八纲辨证、气血津液辨证、脏腑辨证外，还十分重视络病辨证。络病辨证强调以下辨证要素：一是辨慢性肾病络病的主要临床表现（如眩晕、水肿、视物模糊、面色黧黑、腰痛固定或刺痛、胸闷、胸痛、口唇发暗、舌暗有瘀斑瘀点、肌肤甲错、肢体麻木等），作为络病辨证的重要依据。二是辨明导致络病的主要因素（外感六淫、七情过激、湿热、水湿、热毒、内风、外风、血瘀、气虚、阴虚、血虚、阳虚等）。三是结合肾脏病理辨明肾络病变的病机特点，如系膜增生多辨为湿热阻于肾络，治宜清利通络；肾小球基底膜增厚、肾小

球毛细血管袢堵塞多辨为肾络瘀阻，治宜化瘀通络；节段性新月体多辨为热毒滞络，治宜清热解毒通络；肾小球硬化或纤维化、肾间质纤维化多辨为肾络瘀结，治宜益肾软坚、散结通络。

（五）四诊合参，宏微互补

高彦彬教授在慢性肾脏病诊疗中十分强调四诊合参，认为四诊有着不同的角度和目的，可以互相联系和验证，而不能互相取代，四诊合参是去伪存真、分析辨证、综合判断的完整思维过程，是正确诊断的基础。高彦彬教授积累了丰富的慢性肾脏病的四诊经验，总结出慢性肾脏病望诊（望形体与面部、望舌质和舌苔等）的主要内容、问诊的关键环节、常见脉象及所主病机。强调现代理化检查所见，如超声技术可直接观察血管的结构与舒缩功能情况，造影技术可了解血管有无狭窄及狭窄的程度，微循环观察可以了解微血管的功能状况，肾脏病理可了解肾脏微血管的病理改变，这些都是中医四诊的延伸，高彦彬教授主张四诊宏观指标与理化检查的微观指标互相补充，为正确辨证提供精确的依据。

（六）慢性肾脏病的通络治法

高彦彬教授基于络病理论提出络病是 CKD 共同的病理基础，提出 CKD 的基本病机为肾元亏虚，肾络瘀滞。慢性肾脏病的络病演变规律为肾元亏虚导致的肾络瘀滞、肾络瘀阻、肾络瘀结，迁延不愈可引起肾体劳衰、肾用失司、浊毒内停；提出通络为治疗的基本大法，CKD 为肾元亏虚，治以扶正通络；肾络瘀滞为标，治以祛邪通络。强调通络不等同于活血化瘀，而是扶正祛邪，修复肾络结构，恢复肾络功能。慢性肾脏病多为络虚络瘀共存，治疗多通补兼施，结合不同病因病机，总结出通络（扶正通络、祛邪通络、辛味通络）十五法。

1. 扶正通络法

扶正通络法也称荣养络脉法，是运用扶正药荣养络体，提高抗病能力，以修复肾络损伤，恢复肾络功能的治法。扶正通络包括益气固肾通络、养血补肾通络、滋阴养肾通络、温阳强肾通络。

（1）益气固肾通络：该法常用于慢性肾脏病肾络气虚、肾络虚滞、肾络不固证。肾为封藏之本，藏精气而不泻。虚损而泻，或气虚不摄，或元阳衰惫。"形不足者，温之以气"，益肾补肝健脾，则精、血、气自足。常用药为生黄芪、党参、白术、金樱子、芡实、沙苑子、覆盆子、五味子等。若肾气虚伴腰膝酸痛常配杜仲、川牛膝、狗脊、桑寄生、续断等，补肝肾、壮筋骨、祛湿通络。《本草汇言》言："凡下焦之虚，非杜仲不补；下焦之湿，非杜仲不利；足胫之酸，非杜仲不去；腰膝之疼，非杜仲不除。"高彦彬教授认为益气可重用生黄芪，固肾涩精，不宜重剂，肾络病变，多属正虚邪恋，常虚实夹杂，若重用涩补，恐留邪。

（2）养血补肾通络：此法常用于慢性肾脏病肾络血虚证。《类经》曰："肾之精液入心化赤而为血。"《简易方》言："精为血之本。"高彦彬教授常用熟地黄、当归、阿胶珠、丹参、鸡血藤、首乌藤、枸杞子、熟地黄等药物，《本草新编》言熟地黄"真阴之气非此不生，虚火之焰非此不降"。《本草备要》谓当归"血虚能补，血枯能润"。常配伍黄芪补气生血，桑寄生补肾生血，金樱子精血同补，当归、丹参、鸡血藤、首乌藤兼顾祛瘀生血。

（3）滋阴养肾通络：常用于慢性肾脏病肾络阴虚、肝肾不足证。精之制藏在肾，肾之真阴，禀赋于先天，元阴盈虚，资于后天。阴常不足，肾精易损，水不制火，常见虚火妄动之象。肾者喜润，"精不足者，补之以味"，药味有薄厚，高彦彬教授常用柔润之品配伍血肉有情之物，以熟地黄、山茱萸、女贞子、墨旱莲补肾填精、固肾之关，龟甲、鳖甲伏藏相火，潜通络脉。肝肾阴虚、口干、双目干涩常配生地黄、麦冬、天冬、石斛、菊花等。

（4）温阳强肾通络：该法常用于慢性肾脏病肾络阳虚证。元阳薄弱，气化无力，封藏失职，不能纳气，以益气扶阳，温补命门为先，慎用寒凉，《医学从众录》提出"肾阳贵凝降"，不可过用温燥。肾中元阳为根，脾土元气为本，予气化之剂配伍含灵育秀之品，常用淫羊藿、巴戟天、肉桂、附子温肾助阳，鹿角霜、鹿角胶补肾阳、益精血、强筋骨，兼能活血通经。

2. 祛邪通络法

该法是针对导致络病的病因，采用具有祛湿、活血、祛风、解毒、化浊、化痰、理气、软坚散结等作用的药物，祛邪通络，畅通络脉，治疗慢性肾脏病络气郁滞、络脉瘀阻、络脉绌急、络脉瘀塞、络息成积、热毒滞络等证。

（1）祛湿利水通络：该法常用于慢性肾脏病水湿、湿热阻滞肾络证。临床分为六类：①芳香化湿通络：多选气味芳香、化湿醒脾的藿香、佩兰芳香宣化、利气燥湿，常用于湿浊蕴络证。②辛温燥湿通络：多用气味辛温或苦温的药物，辛温通络、苦温燥湿健脾，适用于湿滞中焦、寒湿困脾之证，常用苍术、白术、厚朴、砂仁、白豆蔻、草豆蔻、草果等药。③利水渗湿通络：多用气味甘淡之利水渗湿药，适用于水湿内停、小便不利、水肿诸证，常用药有茯苓、猪苓、薏苡仁、泽泻、玉米须、冬瓜皮等。④清热利湿通络：多用性味苦寒或甘寒，善清利下焦湿热，长于利尿通淋的药物，适用于慢性肾脏病湿热阻滞肾络或膀胱湿热证，常用药有车前草、车前子、石韦、土茯苓、滑石、通草、瞿麦、萹蓄、金钱草、淡竹叶、西瓜翠衣、萆薢等。⑤活血利湿通络：常用于慢性肾脏病湿浊蕴络、络脉瘀滞之证，常用药为益母草、川牛膝、泽兰、泽泻、丹参、冬瓜皮，或合当归芍药散、桂枝茯苓丸血水同治。⑥清热利湿解毒通络：适用于慢性肾脏病湿热毒邪阻滞于肾络出现的尿浊水肿，或湿热毒邪阻滞于皮肤阳络之皮肤疖肿、痤疮，或湿热毒邪下注膀胱出现的尿频尿急、尿热尿痛。常用药有土茯苓、白花蛇舌草、倒扣草、凤尾草、鸭跖草、蒲公英、半边莲、绿豆衣、马齿苋等。

（2）活血化瘀通络：该法常用于慢性肾脏病肾络瘀滞、肾络瘀阻、肾络瘀结证。高彦彬教授治疗慢性肾脏病善用化瘀通络药，常把化瘀通络药分为三类：①养血通络药：适用于络脉血虚，失其渗灌濡养之功，常见面色㿠白，爪甲无华，眩晕健忘诸症。常用养血活血的药物有当归、丹参、鸡血藤等，常与生黄芪、党参等益气药配伍使用。②活血通络药：适用于络脉血流缓慢、络脉瘀阻证，常用活血化瘀的药物有川芎、红花、牡丹皮、赤芍、茜草、益母草、泽兰、牛膝、玫瑰花、三七、延胡索、山楂等。③破血逐瘀通络药：适用于瘀血形成、络脉瘀塞、肾络瘀结证，常用药物有三棱、莪术、水蛭、桃仁、鬼箭羽、苏木等。

（3）祛风通络：该法常用于慢性肾脏病风伏肾络证。风伏肾络，肾气被遏，蒸化失常，水湿停聚，日久留瘀。外风宜疏，内风宜息，伏风宜消。具体分为以下四法：①疏风和络通络：常用于外风袭络、风寒伤络证，常用荆芥、防风、羌活、苏叶等辛温发散；风热袭络常用金银花、连翘、芦根、桔梗、牛蒡子、淡豆豉、浮萍发散风热。②平肝潜阳通络：多为质重之介类或矿石类药物，具有平肝潜阳、清肝热、安心神等作用，适用于慢性肾脏病肝阳上亢之头晕目眩、头痛头昏、烦躁易怒等症。常用药为石决明、珍珠母、牡蛎、紫贝齿、刺蒺藜、夏枯草等。③平肝息风通络：具有平肝息风止痉的功效，适用于慢性肾脏病肝阳化风、肝风内动、血虚生风等所致的眩晕、手足抽动、肢颤等症。常用药为天麻、钩藤、羚羊角、地龙等。④搜风解痉通络：多为虫类药，其性走窜，具有搜风解痉、息风止痉通络等作用，适用于慢性肾脏病风伏肾络之顽固性蛋白尿，或心络绌急之胸闷胸痛、脑络绌急之眩晕头痛、肢麻、言语謇涩等症。常用药为全蝎、蜈蚣、僵蚕、蝉蜕、乌梢蛇、地龙等。

（4）藤类通络：该法常用于慢性肾脏病风伏肾络证。《本草便读》言："藤蔓之属，皆可通经入络，此物善治风疾。"有以下四类：①祛风湿散寒通络：药多辛苦温，辛以祛风、苦以燥湿、温以散寒，具有祛风散寒除湿、舒筋通络止痛之功。适用于风寒湿痹偏于寒者。常用药为独活、威灵仙、乌梢蛇、雷公藤、木瓜、伸筋草、老鹳草等。②祛风湿清热通络：药多辛苦寒，辛以祛风、苦以燥湿、寒以清热，具有祛风胜湿、清热利湿、通络止痛之功。适用于风湿热痹、关节红肿热痛者，或风湿内伏肾络之水肿尿浊证。常用药为秦艽、防己、桑枝、穿山龙、络石藤、丝瓜络等。③养血和血通络：常用鸡血藤养血活血，通经疏络，高彦彬教授常配伍穿山龙、老鹳草、川牛膝、徐长卿等，兼血瘀者配伍地龙通络利湿、和血消风。④清热解毒通络：常用忍冬藤祛风解毒，清热通络，息风平肝通络。

（5）虫药入血通络：该法常用于慢性肾脏病肾络瘀阻。肾络瘀滞日久，瘀血阻遏，蓄瘀成积，治当逐瘀通络。虫类药，其性走窜，具有破血攻积通络、搜风解痉、息风止痉等作用。具体分为：①搜剔化瘀通络：常用药为水蛭、土鳖虫、虻虫等，具有化瘀通络、逐瘀破积的功效。②搜风通络：常用药为全蝎、蜈蚣、僵蚕、水蛭、蝉蜕、乌梢蛇、地龙等。高彦彬教授常用水蛭、地龙，二者生于水域湿土，禀水土之气，水蛭噬血，专入血分，地龙息风，善入坚积，二者咸苦软坚，通络逐瘀，兼利水道。

（6）凉血和血宁络：该法常用于慢性肾脏病肾络损伤，血热妄行。热毒伤络，血不归络，或阴不制阳，血溢络外，则尿血。高彦彬教授常用小蓟、白茅根、仙鹤草、紫草、三七粉，凉血止血不留瘀，活血祛瘀不伤正。兼血热毒壅者，常用犀角地黄汤清热凉血解毒。

（7）解毒化浊通络：该法常用于慢性肾脏病浊毒阻络，瘀久成毒。具体有：①解毒利湿通络：常用于湿浊壅盛，郁久化热酿毒，湿毒壅络。高彦彬教授常用利湿解毒之土茯苓、白花蛇舌草、萆薢，配伍解毒消肿之鬼箭羽、活血利湿之马鞭草、活血清热利湿之倒扣草。②通腑泄浊通络：常用于浊毒壅滞三焦，腑气不通。常用生大黄泄热通腑，凉血解毒，逐瘀通络，配伍土茯苓解毒除湿。③清热解毒通络：常用于热毒伤络。热毒入里，损伤肾络，血溢络外。高彦彬教授常用清热解毒活血之白花蛇舌草。伴肾阴不足，常配伍清热养阴解毒之生地黄、玄参、天花粉以清热凉血，泻火解毒；伴热毒发斑，常配伍羚羊角粉息风通络，清热解毒；伴关节肿痛，疮毒发热，常配伍忍冬藤祛风通络，清解热毒；伴咽喉肿痛，咳吐黄痰，常配伍金银花、连翘、蒲公英、黄芩、板蓝根、草河车清热解毒，利咽通络；伴牙痛、泄痢、湿疮，加黄连清热解毒燥湿。

（8）化痰祛湿通络：根据寒热可分为：①祛寒痰通络：常用于湿浊蕴络，寒化凝滞，常用橘皮、半夏、天南星、白芥子燥湿化痰、行气散结通络。②祛热痰通络：常用于痰热壅络，络脉痹阻，常用竹沥、瓜蒌、贝母清热化痰，通络消肿。

（9）理气化滞通络：该法常用于络气虚滞，兼见痞满腹胀，运纳失职。常用枳壳、枳实、香橼、佛手、荔枝核行气导滞通络，甘松理气开郁。

（10）散结消癥通络：①散结化瘀通络：常用于肾络瘀结。络息成积，唯散结之品，方能开瘀通滞，通络散结。②消积导滞通络：正虚邪恋致肾络瘀滞、瘀阻、瘀结引起络息成积。常用散结消癥通络药有莪术、三棱、鬼箭羽、海藻、昆布、浙贝母等。伴气滞痞块，常配伍山楂核、橘核、荔枝核消积散结通络。

3. 辛味畅络通络

该法常用于肾络虚滞，肾络瘀滞。"络以辛为泄"，高彦彬教授专选辛味药物，包括辛温开郁通络、辛润和血通络、辛香理气通络三类。

如高彦彬教授强调肥胖相关肾小球病应分期从络病论治，早期（肾络瘀滞期）分为脾虚湿盛、湿热内蕴、肝郁胃热证，治以祛邪为主，运用健脾化湿通络、清化湿热通络、疏肝清热通络，配合藤类通络、辛味通络法；中期（肾络瘀阻期），分为肺脾气虚兼痰湿内蕴证、肝肾阴虚兼湿热下注证，治以祛邪扶正，运用益气化湿通络、补肝肾、清湿热配合息风通络、藤类通络法；晚期（肾体劳衰期），分为气阴两虚兼湿热蕴毒证、脾肾阳虚兼痰瘀互结，治以扶正为主，运用益气养阴兼利湿解毒、温补脾肾兼化痰活血通络，配合解毒通络、利湿通络、散结通络。另外，化瘀通络应贯穿分期辨证论治始终。

（七）慢性肾衰竭治疗经验

高彦彬教授治疗慢性肾衰竭继承了国医大师吕仁和教授的学术经验并有所发展，临床以虚定型，以实定候。本虚分为脾肾两虚、肝肾两虚、气血阴阳俱虚；标实分为肝气郁滞、肾络瘀阻、水湿内停、湿热阻滞、浊毒内停、水湿浊毒凌心射肺、浊毒伤血、肝风内动、溺毒犯脑。临床针对本虚标实的不同证候辨证论治，同时配合中药灌肠、中药药浴等综合治疗，可显著提高疗效。

1. 脾肾两虚证

（1）脾肾气虚证

证候：倦怠乏力，气短懒言，食少纳呆，腰酸膝软，脘腹胀满，大便不实，口淡不渴。舌淡有齿痕，脉沉细。

治法：益气健脾补肾。

方药：生黄芪30g，当归10g，党参15g，白术10g，怀山药15g，土茯苓15g，山萸肉10g，菟丝子10g，川续断12g，丹参15g。

（2）脾肾气阴两虚证

证候：倦怠乏力，腰酸膝软，口干咽燥，五心烦热，夜尿清长。舌淡有齿痕，脉沉细。

治法：益气养阴，健脾补肾。

方药：生黄芪30g，当归10g，山萸肉10g，党参15g，熟地黄12g，怀山药15g，土茯苓15g，牡丹皮10g，制大黄6g，菟丝子12g，丹参15g。

（3）脾肾阳虚证

证候：腰酸膝软，畏寒肢冷，倦怠乏力，气短懒言，食少纳呆，腰部冷痛，脘腹胀满，大便不实，夜尿清长。舌淡有齿痕，脉沉弱。

治法：温补脾肾。

方药：熟附子10g，肉桂10g，白术15g，土茯苓15g，党参12g，干姜10g，山萸肉12g，熟地黄12g，菟丝子15g，巴戟天12g，川牛膝15g，丹参15g，车前子15g。

2. 肝肾两虚证

（1）肝肾阴虚证

证候：头晕，头痛，腰酸膝软，口干咽燥，五心烦热，大便干结，尿少色黄。舌淡红少苔，脉弦细或细数。

治法：滋补肝肾。

方药：山萸肉10g，生地黄15g，怀山药15g，土茯苓15g，牡丹皮15g，制大黄6g，女贞子15g，白芍15g，泽泻15g，天麻10g，钩藤15g，菊花10g。

（2）肝肾气阴两虚证

证候：腰酸膝软，倦怠乏力，头晕，口干，手足心热，大便偏干，舌胖淡红少苔，脉沉细。

治法：滋补肝肾，益气养阴。

方药：山萸肉10g，熟地黄12g，怀山药15g，土茯苓15g，牡丹皮15g，制大黄6g，女贞子15g，白芍15g，天麻10g，钩藤15g，生黄芪30g，太子参

15g。

3. 气血阴阳俱虚证

证候：畏寒肢冷，五心烦热，口干咽燥，腰酸膝软，夜尿清长，倦怠乏力，气短懒言，面色苍黄，大便干结。舌淡有齿痕，脉沉细。

治法：益气养血，调补阴阳。

方药：生黄芪30g，当归12g，鹿角片12g，山萸肉12g，熟地黄12g，菟丝子12g，巴戟天12g，川牛膝15g，丹参15g，土茯苓15g，制大黄10g，车前子15g。

4. 标实证

（1）肝气郁滞证

证候：口苦咽干，胸胁满闷，纳谷不香，常有太息，急躁易怒。舌暗苔黄，脉沉弦细。

治法：疏肝解郁。

方药：四逆散加减。柴胡、枳壳、枳实、赤芍、白芍、苏梗、陈皮、厚朴等。

（2）肾络瘀阻证

证候：腰脊酸痛或刺痛，夜间加重，口唇舌暗或有瘀斑，脉沉涩滞。

治法：化瘀通络。

方药：丹参、当归、莪术、三七等。

（3）湿热阻滞证

证候：胸脘痞闷，或腹部胀满，纳饮不香，恶心呕吐，大便干或黏滞不爽，舌胖嫩红，苔黄白厚腻，脉滑数。

治法：健脾和胃，清热利湿。

方药：中焦湿热以平胃散合黄连温胆汤加减，下焦湿热以四妙丸加减。

（4）浊毒内停证

证候：胃失和降，纳饮不香，恶心呕吐，苔黄白厚腻。

治法：和中降逆，化湿泄浊。

方药：黄连温胆汤合小半夏汤加减。湿浊毒壅肠道，腑实便结，苔黄厚，治宜解毒利湿、通腑降浊，加生大黄、土茯苓、六月雪。

（5）水湿内停证

证候：颜面、下肢水肿，胸水，腹水。

治法：利水消肿。

方药：五皮饮合五苓散加减。

（6）水湿浊毒凌心射肺证

证候：胸闷气短，心悸，咳痰，甚则咳喘不能平卧，舌暗，苔滑腻，脉数。

治法：补气养心，泻肺利水。

方药：生脉散、五苓散合葶苈大枣泻肺汤加减。

（7）浊毒伤血证

证候：因浊毒内停，化热伤及血络，症见鼻衄、齿衄、肌衄等。

治法：解毒凉血，止血化瘀。

方药：犀角地黄汤加三七粉。

（8）肝风内动证

证候：转筋，抽搐，震颤，失眠，眩晕，甚则头痛神昏，舌暗淡红，苔黄脉弦。

治法：平肝息风，清热泄浊。

方药：天麻钩藤饮加减。抽搐甚者加羚羊角粉、白芍、甘草。

（9）溺毒犯脑证

证候：烦躁，神昏谵语，痰盛气粗，舌暗淡胖，苔黄厚腻，脉细数。

治法：清热开窍，化浊解毒。

方药：西洋参煎汤化服安宫牛黄丸。

5. 其他疗法

（1）中药保留灌肠：该法通过肠黏膜的吸收起到清热解毒、软坚散结、泄浊排毒及活血化瘀等作用，对改善 CKD 3~5 期患者出现的腹胀便秘、大便不畅、恶心呕吐等消化道症状尤为突出，并可降低患者血肌酐、尿素氮水平。

常用方药：生大黄 15~30g，蒲公英 30g，生牡蛎 30g。浓煎 300mL，温度 40℃为宜，保留灌肠 0.5~1 小时，每日 1 次，10~15 天为一个疗程，上个疗程结束后休息 3~5 天，继续下个疗程，但不宜长期使用。体质虚弱、肠易激综合征、痔疮患者不宜使用。

（2）中药药浴疗法：该法是借用药物及热力作用熏蒸患处，以达到疏通腠理、祛风除湿、温经通络、活血化瘀的一种操作方法，常用于缓解 CKD 3~5 期患者皮肤瘙痒症状。

常用方药：地肤子 15~30g，白鲜皮 15~30g，麻黄 15~30g，当归 15~30g，桂枝 15~30g，苦参 15~30g，马齿苋 30g。研粗末，纱布包，煎浓液，加入温水泡洗，每次 0.5 小时为宜。泡洗时注意温度，避免烫伤。CKD 3~5 期合并心脑血管疾病、血压控制欠佳、糖尿病足、下肢动脉闭塞性疾病的患者注意熏蒸温度不宜过高。

（3）饮食管理：①低盐饮食：CKD 3~5 期非透析成人患者每日钠摄入量不超过 6g。②优质低蛋白饮食：CKD 3~5 期非透析患者予低蛋白饮食 0.6~0.8g/（kg·d），同时补充酮酸制剂。③低磷饮食：CKD 3~5 期非透析患者饮食中磷的摄入量一般应为 800~1000mg/d，同时还要使血压、血糖、血脂、血尿酸处于正常水平，纠正酸中毒及肾性贫血等。

四、验案精选

（一）高血压肾病之肾衰竭案

刘某，男，66 岁，2019 年 11 月 16 日初诊。

主诉：夜尿增多伴血肌酐升高 15 年。

现病史：患者于 2004 年开始出现尿中泡沫增多，当时查尿常规示尿蛋白（+）。查肾功能示肌酐 120μmol/L，肾小球滤过率 60mL/（min·1.73m²）。血压 160/80mmHg。双肾 B 超示双肾体积正常。曾予替米沙坦 80mg，每日 1 次，以及中药治疗，未规律复查。1 个月前发现尿中泡沫增多。9 天前复查尿常规示尿蛋白（＋＋＋）。查血生化示血肌酐 187μmol/L，肾小球滤过率 31.6mL/（min·1.73m²），血尿素氮 9.4mmol/L。

刻下症：夜尿频，夜尿量大于白天尿量，腰酸乏力，尿浊多沫，头晕头胀，倦怠乏力，入睡困难，恶心欲吐，纳食不馨，大便不实，日 1~2 次。

既往史：高血压病史 20 余年，血压最高达 200/100mmHg，口服氯沙坦钾 100mg，每日 1 次。

查体：血压 150/90mmHg，双下肢轻度浮肿，舌体胖大，边有齿痕，舌质淡暗，苔白腻，脉弦细。

辅助检查：2019 年 11 月 7 日查尿常规示尿蛋白（＋＋＋）。血生化示血尿素氮 9.4mmol/L，低密度脂蛋白胆固醇 3.59mmol/L，血肌酐 187μmol/L，血钾 4.97mmol/L。

西医诊断：慢性肾脏病 3b 期，高血压病 3 级，高血压肾病，高尿酸血症，高脂血症。

中医诊断：肾衰病（脾肾气虚，肝阳上亢，肾络瘀阻，浊毒内蕴）。

治法：健脾补肾，平肝潜阳，活血通络，泄浊解毒。

处方：生黄芪 30g，当归 10g，党参 15g，生白术 15g，山药 15g，山萸肉 10g，茯苓 15g，菟丝子 10g，丹参 15g，土茯苓 15g，天麻 10g，钩藤 15g（后下），狗脊 15g，川牛膝 15g，续断 15g，生大黄 6g（后下），炒酸枣仁 30g。水煎服，每日 1 剂，每次 200mL，早晚分服。嘱患者病情平稳，守方继服。

另予硝苯地平控释片 30mg，每日 1 次，控制血压。

嘱低盐、低蛋白饮食，避风寒，慎起居，畅情志，每日监测血压 2 次。

2020 年 1 月 23 日二诊。腰酸乏力不明显，尿浊多沫减少，头晕头胀缓解，仍夜尿频数，恶心缓解，纳食增加，大便不实，日 2~3 次。血压 130/80mmHg，双下肢轻肿。舌暗苔白，脉沉细。尿常规示尿蛋白（＋），24 小时尿蛋白定量 0.86g（尿量 2000mL）。血生化示血尿素氮 8.45mmol/L，血肌酐 154μmol/L，肾小球滤过率 39.9mL/（min·1.73m²），血钾 4.88mmol/L。血常规示血红蛋白 124g/L。眼底检查示视网膜动脉硬化。前方去炒酸枣仁、天麻、钩藤，菟丝子改为 15g，加金樱子 15g，芡实 15g，车前子 15g。水煎服，每日 1 剂，每次 200mL，早晚分服。嘱患者病情平稳，守方继服。

2020 年 3 月 12 日三诊。腰酸乏力不明显，尿中少许泡沫，无头晕，仍夜尿频多，大便成形，日 2 次。血压 120/80mmHg，双下肢不肿。舌暗苔白，脉沉细。尿常规示尿蛋白（＋），24 小时尿蛋白定量 0.54g（尿量 2200mL）。血生化示血尿素氮 7.65mmol/L，血肌酐 142μmol/L，肾小球滤过率 43.7mL/（min·1.73m^2），血钾 4.86mmol/L。继服前方，隔日 1 剂，水煎温服。

随诊至今血肌酐波动于 120～150μmol/L，病情稳定。

【按语】

CKD 是指各种原因引起的慢性肾脏结构和功能障碍（肾脏损伤病史超过 3 个月），包括肾小球滤过率（GFR）正常和不正常的病理损伤，血液或尿液成分异常，以及影像学检查异常，或不明原因的 GFR 下降（GFR＜60mL/min）超过 3 个月。慢性肾衰竭（CRF）是指 CKD 引起的肾功能下降及与此相关的代谢紊乱和临床症状组成的综合征。高彦彬教授认为慢性肾衰竭属于中医学"慢性肾衰病""关格""虚劳""肾劳"等范畴，慢性肾衰病是指由肾病日久，肾元不足，肾络瘀滞、瘀阻、瘀结，肾体劳衰，肾用失司，致脏腑气血阴阳虚衰，浊毒壅滞，不得下泄，以少尿甚至无尿，或以精神萎靡、面色无华、口有尿味等为常见症状的疾病。

本案患者内伤久病，素体肝肾不足，风阳上扰，久病入络，久病必瘀，由肾及脾。初诊时肾气不足，固摄无权，则夜尿频数，肾络瘀阻，封藏失职，精微下注，则尿浊多沫；腰府失养，则腰酸乏力；阳气者，精则养神，阳气不足，则神倦乏力；气化不利，水湿内停，泛溢肌肤，则肢体水肿；火虚不能生土，脾胃运化无力，土虚不能胜湿，湿浊无以转输，浊阴上逆，胃气不降，则纳食不馨，恶心欲吐，脾阳不运，水湿不布，下注于肠则大便不实；肾精不足，水不涵木，肝阳上亢，则头晕头胀。舌体胖大、边有齿痕、舌质淡、苔白腻、脉细亦为脾肾气虚之象，舌质暗为瘀血之征，脉弦为肝风之象，本病辨病属肾衰病，证属本虚标实，虚实并重，病位在脾、肾、肝，治以攻补兼施，扶正祛邪。方以当归补血汤合四君子汤化裁。当归补血汤补气生血，调补后天，通阳利水，当归、丹参养血通络，祛瘀生新；党参、茯苓、白术健脾燥湿，利水渗湿；山萸肉补养肝肾，并能涩精，取"肝肾同源"之意；山药补益脾阴，间接补肾；菟丝子辛润入肾，固肾涩精；对药天麻、钩藤平肝潜阳；生大黄活血解毒，通腑泄浊；土茯苓利湿解毒，合角药狗脊、续断、川牛膝补益肝肾，顾护肾元。诸药合用，共奏健脾补肾、活血通络、平肝潜阳、泄浊解毒之效。二诊时，患者诸症缓解，蛋白尿减轻，肾功能改善，血压达标，针对尿浊多沫，大便不实，加金樱子、芡实、车前子固精缩尿，涩精实脾，补益脾肾，扶正固本。三诊时患者病情稳定，可守方随访。

【跟诊手记】

本案患者是一位老年男性，病程长，初未重视，病深延医。高彦彬教授治疗慢性肾衰竭十分重视病证结合、分期辨证论治，继承吕仁和教授经验并有所创新，将本病分为早期（虚损期）、中期（虚劳期）、晚期（虚衰期），本案属于早期。高彦彬教授强调因人制宜，须根据不同 CKD 的病因，详审病机。本案为高血压肾病患者，张景岳谓眩晕"虚者居其八九"，本于久病伤肾，肾精亏虚或气血不足，不能生髓，清窍失养；或肝阳上亢，瘀血阻窍。高血压肾病属于中医学"眩晕""虚劳"范畴，其所引起的慢性肾衰竭亦属于"肾衰病"，核心病机责之于虚、瘀、风、毒，本虚以肝肾不足为主，标实为风阳上扰、肾络瘀阻、浊毒内蕴，病程日久，由肾及脾，可出现脾肾两虚、气血阴阳俱虚。高彦彬教授重视以虚定型，以实定候。本案属于肾衰病虚损期，虚证常见脾肾气虚、肝肾阴虚、气阴两虚证，实证常见肝气郁滞、肾络瘀阻、湿热阻滞、浊毒内停证。结合本案，辨证为脾肾气虚，肝阳上亢，肾络瘀阻，浊毒内蕴。高彦彬教授运用通肾络十五法治疗 CKD，扶正强调通补，祛邪重视通络。本案以肾失蛰守、封藏失职之夜尿频数为主症，其中扶正通络常用生黄芪、党参、白术、金樱子、芡实、菟丝子益气固肾通络；当归、丹参养血补肾通络。祛邪通络常用川牛膝配伍丹参活血利湿通络；土茯苓利湿解毒通络；天麻、钩藤平肝息风通络；生大黄泄热通腑，凉血解毒，逐瘀通络。高彦彬教授辨治本案补虚泻实，活用通补通络法，从风论治，因而改善了患者远期预后，保护了肾功能，提高了生存质量。

（孟元　整理）

（二）慢性肾炎之肾衰竭案

常某，女，63 岁。2021 年 5 月 12 日初诊。

主诉：腰酸乏力伴尿浊泡沫 17 年，肾功能异常 3 年。

现病史：患者于 2004 年因劳累后出现腰酸乏力伴尿浊泡沫，下肢微肿。就诊于北京某医院，门诊检查尿蛋白（+++），血肌酐 94μmol/L，尿素氮 7.8mmol/L，24 小时尿蛋白定量 2.6g，血压 140/80mmHg，双肾 B 超示双肾体积正常。诊为慢性肾炎，给予替米沙坦 80mg，每日 1 次，并间断服中药治疗，未规律复查。2018 年 5 月复查血肌酐 207μmol/L，尿素氮 10.8mmol/L。诊为慢性肾脏病 3 期，给予替米沙坦 80mg，每日 1 次，中成药尿毒清、百令胶囊治疗，效果不明显，遂来我院门诊求治。

刻下症：患者腰酸乏力，纳差腹胀，恶心不吐，畏寒肢冷，双下肢微肿，大便不实，日 1～2 次，尿浊泡沫，舌体胖大，边有齿痕，舌质暗有瘀点，苔根部白厚，脉沉无力。血压 138/90mmHg，尿蛋白（+++）。肾功能示肌酐 274μmol/L，尿素氮 16.5mmol/L，肾小球滤过率 33.6mL/（min·1.73m^2）。血红蛋白 117g/L。

西医诊断：慢性肾脏病（3b 期）。

中医诊断：肾衰病（脾肾阳虚，湿浊内阻，肾络瘀结）。

治法：温肾健脾，泄浊通络。

处方：黑附片 10g，肉桂 10g，山萸肉 12g，茯苓皮 30g，菟丝子 15g，党参 15g，炒白术 20g，炒山药 15g，土茯苓 30g，生姜 15g，姜半夏 9g，陈皮 10g，车前子 15g，泽兰 15g，泽泻 15g，当归 12g，丹参 20g。14 剂。水煎分 2 次温服，停用替米沙坦，改为硝苯地平控释片 30mg，每日 1 次，控制血压。

医嘱：低盐、优质低蛋白饮食，避风寒，慎起居，畅情志，每日 2 次测量血压。

2021 年 5 月 26 日二诊。服药后畏寒肢冷、下肢水肿明显减轻，腹部不

胀，食欲增，仍腰酸乏力，舌体胖大，边有齿痕，苔白厚，脉沉细，血压
130/80mmHg。中医辨证与治法同上，前方去肉桂，加黄芪 60g，金樱子 15g，
芡实 15g，莪术 12g，川芎 15g。继服 14 剂，医嘱同上。

2021 年 6 月 12 日三诊。畏寒肢冷、下肢水肿、腹胀消失，腰酸乏力减
轻，食欲增，口干，大便日 1 次，偏干，舌淡红，舌体稍胖，苔根部稍厚，
脉沉细。血压 130/80mmHg，尿蛋白（++），血肌酐 176μmol/L，尿素氮
10.5mmol/L，肾小球滤过率 39.6mL/（min·1.73m^2）。

辨证：脾肾气阴两虚，湿浊内阻，肾络瘀结。

治法：补肾健脾，益气养阴，泄浊通络。

处方：生黄芪 60g，当归 12g，太子参 15g，山萸肉 12g，熟地黄 12g，怀
山药 15g，菟丝子 12g，金樱子 15g，芡实 15g，莪术 12g，川芎 15g，丹参
30g，当归 12g，土茯苓 30g，大黄炭 12g，生大黄 6g，生姜 15g，陈皮 10g。
14 剂。医嘱同上。

2021 年 6 月 27 日四诊。畏寒肢冷、下肢水肿、腰酸乏力、腹胀消失，
食欲正常，大便日 1~2 次，无特殊不适。舌淡红，苔薄白，脉沉弦。血压
130/76mmHg，尿蛋白（+），血肌酐 126μmol/L，尿素氮 8.5mmol/L，肾小
球滤过率 39.9mL/（min·1.73m^2）。继服上方 30 剂，医嘱同上，定期复诊。

【按语】

《素问·上古天真论》云："肾者主水，受五脏六腑之精气而藏之。"《素
问·六节藏象论》言："肾者主蛰，封藏之本，精之处也。"肾为先天之本，
水火之宅，寓元阴元阳；肾主水，主藏精，主纳气。肾的生理功能有赖于肾
之气化、固摄功能。肾络是构成肾脏结构的重要组成部分，是实现肾脏功能
的基础。肾络气血运行，弥散流动，可调节体内水液平衡，封藏五脏六腑之
精气。肾络为气血汇聚之所，因其迂曲细小，故气血易滞易瘀，病易入难出，
易积成形。本案患者患慢性肾脏病 17 年，具有久病多虚、阴损及阳、久病必
瘀、久病入络的特点，属于中医学"络病"范畴。基本病机为肾病日久，肾
气阴虚损，阴损及阳，肾病及脾，导致肾元虚衰，脾肾阳虚，肾络瘀结，气

化失司，水液代谢受阻，湿浊溺毒不得下泄，停蓄于三焦。

患者初诊症见腰酸乏力，纳差腹胀，恶心不吐，畏寒肢冷，双下肢微肿，大便不实，尿浊泡沫，舌体胖大，舌质暗有瘀点，苔根部白厚，脉沉无力。辨证为脾肾阳虚、湿浊内阻、肾络瘀结，治以温肾健脾，泄浊通络。方用桂附地黄丸合六君子汤加减，温补脾肾，健脾和胃。茯苓皮、车前子、泽兰、泽泻淡渗利水消肿；土茯苓利湿解毒泄浊；当归、丹参养血活血通络。三诊症见畏寒肢冷、下肢水肿、腹胀消失，腰酸乏力减轻，口干，大便偏干，舌淡红，舌体稍胖，苔根部稍厚，脉沉细。辨证为脾肾气阴两虚、湿浊内阻、肾络瘀结，治以补肾健脾，益气养阴，泄浊通络。方用芪归地黄汤合水陆二仙丹加减补肾健脾，益气养阴。土茯苓、大黄炭、生大黄利湿解毒泄浊；丹参、当归、莪术、川芎养血逐瘀通络。

【跟诊手记】

本案患者为慢性肾炎导致的肾衰病案，高彦彬教授认为因肾病日久，肾气阴虚损，阴损及阳，肾病及脾，导致肾元虚衰，脾肾阳虚，肾络瘀结，湿浊溺毒内停。腰为肾腑，脾主四肢，脾肾阳虚，则腰酸乏力；脾肾阳虚，命门火衰，火不生土，脾失健运，则纳差腹胀，大便不实；脾肾阳虚，气化失司，脾不健运，水液代谢受阻，则水液泛溢肌肤则下肢水肿；脾肾阳虚，肾络瘀结，水液代谢受阻，湿浊溺毒不得下泄，上逆犯胃，胃失和降则纳呆恶心；脾肾阳虚，失于温煦，则畏寒肢冷。脾肾阳虚，肾络瘀结，固摄无权，精微下注，则尿浊泡沫；舌胖大，舌质暗有瘀点，苔白厚，脉沉无力为脾肾阳虚、肾络瘀结、湿浊内停之征象。本案初诊高彦彬教授辨证为脾肾阳虚、湿浊内阻、肾络瘀结，治以温肾健脾、泄浊通络，方用桂附地黄丸合六君子汤加减。三诊时脾肾阳虚的主症消失，表现为腰酸乏力，口干，大便偏干，舌体稍胖，舌质暗有瘀点，苔厚，脉沉细。高彦彬教授辨证为脾肾气阴两虚、湿浊内阻、肾络瘀结，治用芪归地黄汤合水陆二仙丹加减，补肾健脾，益气养阴，泄浊通络。

高彦彬教授治疗慢性肾衰竭继承了国医大师吕仁和教授的学术经验并有

所发展，临床以虚定型，以实定侯。本虚分为脾肾两虚、肝肾两虚、气血阴阳俱虚；标实分为肝气郁滞、肾络瘀阻、水湿内停、湿热阻滞、浊毒内停、水湿浊毒凌心射肺、浊毒伤血、肝风内动、溺毒犯脑。临床针对本虚标实不同证侯辨证论治。脾肾气虚证治宜益气健脾补肾，方药常以六君子汤加减；脾肾气阴两虚证治宜益气养阴、健脾补肾，方药常以芪归地黄汤加减；脾肾阳虚证治宜温补脾肾，方药常以济生肾气丸加减；肝肾阴虚证治宜滋补肝肾，方药常以杞菊地黄汤加减；肝肾气阴两虚证治宜滋补肝肾、益气养阴，方药常以芪归地黄汤合二至丸加减；气血阴阳俱虚证治宜益气养血、调补阴阳，方药常以全鹿丸加减；肝气郁滞证治宜疏肝解郁，方药常以四逆散加减；水湿内停证治宜利水消肿，方药常以五皮饮合五苓散加减；肝风内动证治宜平肝息风，方药常以天麻钩藤饮加减；湿热中阻证治宜健脾和胃，清热利湿，常以平胃散合黄连温胆汤加减；下焦湿热证常以四妙丸加减。高彦彬教授认为肾元虚衰、肾络瘀阻或瘀结、浊毒内停贯穿慢性肾衰竭病程始终，因此补肾通络、解毒降浊应贯穿治疗的全过程。

（孟元　整理）

（三）IgA 肾病之肾衰竭案

李某，女，39 岁，2020 年 3 月 15 日初诊。

现病史：患者 3 年前查体发现镜下血尿及蛋白尿，间断服用中药治疗，病情时轻时重。2020 年 3 月初在北京某医院行肾活检，诊断为 IgA 肾病，系膜增生病变伴硬化。3 月 13 日查血生化示血肌酐 179μmol/L，尿酸 458μmol/L，尿蛋白（+++），红细胞 18/HP，血压 150/90mmHg。予口服缬沙坦 160mg，每日 1 次。现为求中医治疗来诊。

刻下症：腰酸乏力，易疲劳，口干，无明显水肿，咳嗽少痰，咽部疼痛、咽部痒，有异物感，胃纳可，大便每日 1 次，咽部红，舌质暗红，苔薄腻而黄，脉沉细。

西医诊断：IgA 肾病，系膜增生病变伴硬化。

中医诊断：血尿，肾衰病（肾气阴两虚，热结咽喉，毒损肾络）。

治法：清热解毒利咽，益气养阴，清利通络。

处方：金银花15g，连翘12g，黄芩10g，牛蒡子10g，桔梗10g，芦根30g，金荞麦15g，白茅根30g，小蓟30g，土茯苓30g，制大黄12g，六月雪15g，丹参15g，生黄芪15g，太子参15g，蝉蜕10g，钩藤12g，佩兰10g。14剂。水煎，分2次服。

医嘱：低盐优质低蛋白饮食，避风寒，慎起居，勿过劳，防感冒，畅情志，避免使用肾毒性药物。

2020年3月29日二诊。咳嗽、咽部痛痒、口干、咽有异物感基本消失，大便每日1~2次，胃纳可，仍腰酸乏力，易疲劳，舌质暗红，苔薄腻，脉沉细。

辨证：肾气阴两虚，湿毒瘀阻肾络。

治法：益气养阴固肾，清利湿毒通络。

处方：生黄芪30g，太子参15g，川断15g，当归12g，莪术12g，丹参15g，桑寄生15g，金银花15g，芦根30g，金荞麦15g，白茅根30g，土茯苓30g，制大黄12g，六月雪15g，佩兰10g。14剂。水煎，分2次服。医嘱同上。

2020年4月14日三诊。腰酸乏力、易疲劳好转，舌脉同上，复查血肌酐145μmol/L，尿酸418μmol/L，尿蛋白（++），红细胞10/HP，血压130/80mmHg。宗前方继服30剂，水煎，分2次服。医嘱同上。

2020年5月15日四诊。腰酸乏力、易疲劳好转，咽部无不适。复查血肌酐131μmol/L，尿酸408μmol/L，尿蛋白（+）。前方继服，隔日1剂，并配合清热滋阴利咽茶以防治咽炎。随访3个月，血肌酐维持在130~140μmol/L，红细胞7~10/HP，尿蛋白（+）。

【按语】

IgA肾病是最常见的原发性肾小球疾病，也是CKD的主要原因之一。IgA肾病表现为多样的临床表现和肾损伤，从无症状的镜下血尿到迅速进展的肾小球肾炎（GN）。该病预后不佳，高达40%的IgA肾病患者在诊断后20年发展至终末期肾病（ESKD）。现有针对大多数患者的治疗方法主要是辅助治疗，SGLT-2抑制剂、糖皮质激素、免疫抑制剂及其他药物的临床疗效仍须更多高质量的临床研究证实。高彦彬教授认为本病内因为禀赋不足、素体阴虚、肾气阴两虚；外因为外感风热、湿热，或外感风寒、寒湿入里化热，或咽炎乳蛾，导致邪伏肾络、毒损肾络所致；风湿毒邪为诱因，常因过度劳累、饮食不节、情志失调、汗出当风、冒雨涉水诱发。对于本病的治疗，高彦彬教授多分期辨证论治，急性期以邪实为主，分为风热袭络入营，热毒伤络动血；治以祛邪为主，运用疏风清热、凉营宁络、清热凉血、解毒通络等法；迁延期多虚实夹杂，分为肝肾阴虚、肾络瘀滞、脾肾两虚、肾络瘀阻、气阴两虚、肾络瘀结，治以祛邪扶正，运用益气养阴、滋补肝肾、健脾补肾、化瘀通络等法。

本案为IgA肾病、系膜增生病变伴硬化。临床可见血尿、蛋白尿、高血压、肾功能减退，初诊时临床表现为腰酸乏力，易疲劳，口干，咳嗽，咽部痛痒，咽部红，舌质暗红，苔薄腻而黄，脉沉细。中医辨证为肾气阴两虚、热结咽喉、毒损肾络。治以清热解毒利咽，益气养阴，清利通络。方用银翘散加减，方中金银花、连翘、黄芩、牛蒡子、桔梗、芦根、金荞麦、蝉蜕、钩藤疏风清热、解毒利咽，生黄芪、太子参益气养阴，土茯苓、佩兰清利湿热，白茅根、小蓟清热凉血止血，大黄、丹参、六月雪通腑泄浊，化瘀通络。二诊时热结咽喉的症状基本消失，仍有腰酸乏力，易疲劳，舌质暗红，苔薄腻，脉沉细。中医辨证为肾气阴两虚、湿毒瘀阻肾络。治以益气养阴固肾，清利湿毒通络。方中生黄芪、太子参、川断、桑寄生益气养阴固肾，金银花、芦根、金荞麦解毒利咽，土茯苓、佩兰清利湿热、大黄、六月雪清热通腑泄浊，当归、丹参、莪术化瘀通络。先后治疗并随访近6个月，肾功能改善，病情相对稳定。

【跟诊手记】

高彦彬教授治IgA肾病十分重视以下问题：①病证结合，分期辨证论治。

IgA 肾病是西医学病理诊断，临床强调中西医双重诊断结合中医辨证论治模式，强调中医辨证论治应建立在 IgA 肾病病理诊断之上，重视把握 IgA 肾病基本病机演变规律，辨明 IgA 肾病基本病机及不同发展阶段的病机，把辨证和辨病治疗有机结合起来。临床将 IgA 肾病分为 3 期（急性期、迁延期、肾衰期）辨证论治。急性期以邪实为主，治以祛邪为主，分为风热袭络入营、热毒伤络动血论治；迁延期多虚实夹杂，治以祛邪扶正，运用益气养阴、滋补肝肾、健脾补肾、清利湿热、化瘀通络等法治疗；肾衰期则按照慢性肾衰竭辨证论治。②重视从络病论治。临床发现 IgA 肾病患者多有舌质暗红或有瘀斑瘀点、咽部暗红或口唇暗红等血瘀征象，肾脏病理以肾小球为主，常有系膜增生、局部节段硬化、毛细血管内增生、新月体性病变等，高彦彬教授强调肾脏病理是中医望诊的延伸，临床结合肾脏病理，他认为 IgA 肾病病变部位在肾之络脉，病理特点有络脉瘀滞、络脉损伤、热毒滞络、肾络瘀结，治疗上通络应贯穿全过程，包括扶正通络（益气通络、滋阴通络等）和祛邪通络（清利通络、化瘀通络、祛风通络、凉营宁络、解毒通络、泄浊通络等）。③重视消除诱因。感受外邪、呼系道感染、消化道感染、饮食不节、湿热内蕴、疲劳过度、情志失调、起居无常等都是 IgA 肾病的诱因，临床上在治病求本、扶正祛邪、祛邪为主的基础上，要重视消除诱因，防止病情加重或进展。咽炎、扁桃体炎是 IgA 肾病常见的诱因，高彦彬教授自拟清热滋阴利咽茶（金银花、金荞麦、麦冬、芦根、桔梗），每日代茶饮，对预防咽炎、扁桃体炎有较好疗效。

（崔方强 邹大威 整理）

（四）糖尿病肾病之肾衰竭案

王某，女，79 岁，2021 年 5 月 15 日初诊。

主诉：间断水肿伴血肌酐升高 2 年，加重 3 个月。

现病史：患者 2 年前出现间断双下肢水肿，曾查尿常规示尿蛋白（++），24 小时尿蛋白定量 1.5g，血压 150/90mmHg，血生化示血肌酐 109μmol/L，肾小球滤过率 42.1mL／（min·1.73m²），B 超示双肾体积正常。曾口服缬沙坦160mg，每日 1 次，予降尿蛋白、降压治疗。近 3 个月水肿加重，活动耐力下降，近 1 周轻微活动即胸闷憋气。

刻下症：腰酸乏力，神疲懒言，双下肢水肿，小便不利，尿浊多沫，纳呆恶心，不耐寒热，大便黏腻，日 1 次，胸闷憋气，动则尤甚，无胸痛。

既往史：2 型糖尿病病史 30 年，伴糖尿病视网膜病变，应用胰岛素控制血糖。高血压病史 20 年，血压最高达 180/110mmHg。慢性心功能不全病史1 年。

查体：慢性肾脏病面容，双侧颈静脉充盈，血压 130/90mmHg，颜面及双下肢水肿。面色㿠白，舌体胖大有齿痕，舌淡暗，苔白腻，脉沉无力。

辅助检查：2021 年 4 月 18 日查尿常规示尿蛋白（＋＋＋），白细胞8～10/HP，24 小时尿蛋白定量 3.6g。血生化示肌酐 162μmol/L，肾小球滤过率 25.9mL／（min·1.73m²），总胆固醇 5.82mmol/L，甘油三酯 3.27mmol/L，白蛋白 31g/L，糖化血红蛋白 9.6%。血常规示血红蛋白 109g/L，红细胞积压 34%。

西医诊断：慢性肾脏病 4 期，肾性贫血，2 型糖尿病，糖尿病肾脏病（G4A3 期），糖尿病视网膜病变，高血压病 3 级（很高危），慢性心功能不全，心功能Ⅲ级（NYHA 分级），高脂血症。

中医诊断：消渴病肾病；肾衰病（气血阴阳俱虚，湿浊瘀阻，水凌心肺）。

治法：益气养血，和胃降浊，肃肺利水。

处方：生黄芪 30g，当归 10g，鹿角霜 12g，熟地黄 12g，菟丝子 12g，陈皮 10g，姜半夏 9g，竹茹 10g，藿香 10g，佩兰 10g，砂仁 10g（后下），葶苈子 30g（包煎），泽泻 15g，车前子 15g（包煎），生大黄 6g。14 剂，水煎温服，每次 100mL，日 2 次。

调整胰岛素剂量，加阿托伐他汀钙片 20mg，每晚 1 次。

医嘱：低盐、优质低蛋白饮食，避风寒，慎起居，畅情志，每日测血压

2 次。

2021 年 6 月 5 日二诊。颜面及双下肢水肿明显减轻，仍畏风寒，恶心纳呆明显减轻，偶有头晕，大便黏腻，日 2 次，胸闷减轻，尿中多沫。血压 130/80mmHg，舌暗红，体胖大，边有齿痕，苔白腻，脉沉细。尿常规示尿蛋白（+++）。前方去藿香、佩兰，加川牛膝 15g，丹参 15g，土茯苓 15g。14 剂，水煎温服，每次 100mL，日 2 次。加琥珀酸亚铁片 0.2g，每日 3 次。

2021 年 8 月 27 日三诊。轻度双下肢水肿，仍不耐寒热，腰酸乏力，大便不实，日 2 次，胸闷减轻，尿中泡沫减少。血压 130/80mmHg，舌暗红，体胖大，边有齿痕，苔白腻，脉沉细。尿常规示尿蛋白（+++），24 小时尿蛋白定量 2.6g，血生化示肌酐 136μmol/L，肾小球滤过率 31.8mL/（min·1.73m^2），白蛋白 36g/L，糖化血红蛋白 7.5%，血常规示血红蛋白 119g/L。

处方：生黄芪 30g，当归 10g，鹿角霜 12g，山萸肉 10g，熟地黄 10g，菟丝子 15g，巴戟天 15g，川牛膝 15g，丹参 15g，土茯苓 15g，砂仁 6g（后下），生大黄 6g，车前子 15g。14 剂，水煎温服，每次 100mL，日 2 次。

随诊至今，血肌酐波动于 110~140μmol/L，病情稳定。

【按语】

高彦彬教授认为，糖尿病肾病属中医学"消渴病肾病""肾消""下消"范畴，《灵枢·五变》曰："五脏皆柔弱者，善病消瘅。"《素问病机气宜保命集》载："肾消者，病在下焦，初发为膏淋，下如膏油之状，至病成而面色黧黑，形瘦而耳焦，小便浊而有脂。"《医学心悟》云："小便如膏者为下消。"中医古籍中关于"肾消""下消"的描述基本符合糖尿病肾病以蛋白尿为主的临床表现。高彦彬教授指出本病病位在肾，涉及五脏六腑。病性为本虚标实，本虚为肝肾气阴两虚、脾肾气虚、五脏气血阴阳俱虚；标实为气滞、血瘀、痰浊、浊毒、湿热等。病机演变强调因虚致瘀、肾络瘀阻，病机核心为虚、瘀、毒。

本案患者年老多病，久病及肾，久病入络，导致肾元虚衰，肾络瘀阻，浊毒内蕴。肾元虚衰，气化失司，脾失健运，土不制水，水湿泛滥，故面浮肢肿；脾肾两虚，气血乏源，故腰酸乏力，神疲懒言，面色㿠白；水饮上凌心肺，故胸闷憋气；浊毒内蕴，脾失健运，胃失和降，故纳呆恶心，大便黏腻；阴阳两虚，故不耐寒热；舌胖大有齿痕、舌质暗、苔白腻、脉沉无力为脾肾气虚、湿浊瘀阻之象。四诊合参，本案辨病为肾衰病，病位在肾，累及脾、胃、心、肺，辨证为气血阴阳俱虚，湿浊瘀阻，水凌心肺。方以当归补血汤补气生血，通阳行水，养血通络。鹿角霜、熟地黄、菟丝子辛润扶阳，补肾活血，固肾涩精扶正；陈皮、姜半夏、竹茹和胃降逆，燥湿行气；藿香、佩兰芳香化湿和胃；泽泻、车前子、葶苈子肃肺利水泄浊；生大黄通腑泄浊，解毒祛邪；山萸肉、熟地黄温肾填精；巴戟天辛润温阳扶正；配伍川牛膝、丹参养血活血，利湿通络祛邪。经治疗，患者病情稳定，可守方随访。

【跟诊手记】

本案患者是一位老年女性，病程长，病情复杂难治。高彦彬教授治疗消渴病肾病十分重视病证结合和分期辨证论治。他认为消渴病肾病依其证候表现分为早期、中期、晚期。早期肝肾气阴两虚，肾络瘀滞。肾阴亏虚，虚火内燔，易损伤肾络成瘀，酒食入胃，湿热互结，稽留肾络，加之阴损耗气，无以行血则肾络瘀阻、瘀结。肾气亏虚，固摄无权，精微下泄，故尿浊多沫。早期患者与糖尿病肾脏病理 1 级（单纯肾小球基底膜增厚）、2 级（轻至重度系膜扩张），与糖尿病肾病临床表现为 G1 – 2、A1 – 3 期患者显性蛋白尿，糖尿病性视网膜病变的临床特征相应。中期病程迁延，阴损及阳，脾肾虚衰，肾络瘀阻。肾阳虚衰不能温运脾阳，则脾运化无权，清浊不分，浊毒壅滞，小便不利，气化失司，水湿停聚，泛溢肌肤；阳气不足，温煦失职，则畏寒肢冷；腰府失养，骨髓不充，故腰膝酸软；脾失健运，故出现纳呆痞满，溏结不调。中期与糖尿病肾病病理 3 级、糖尿病肾病 G3A3 分期出现中等量至大量蛋白尿甚则肾病综合征伴肾功能下降的临床特征相应。晚期肾络瘀结，肾体劳衰，肾用失司，浊毒内蕴，五脏六腑受损，气血阴阳衰败。久病入络，肾络瘀结，肾体劳衰，水湿泛滥，浊毒内停，浊阴上逆，胃失和降，则恶心呕吐，食欲不振；脾肾衰败，气血化生无源，则见面色㿠白或黧黑，唇甲色淡；浊毒壅滞三焦，内外表里不通，凌心射肺，则心悸气短，咳逆倚息不得卧；气化不能，气机不通则二便不通，发展为癃闭、关格危证。晚期与糖尿病肾脏病理4级，糖尿病肾脏病G4-5、A3期肾功能进一步恶化，甚至发展为终末期肾脏病的临床特征相应。本案属于消渴病肾病晚期。

高彦彬教授运用通肾络十五法治疗消渴病肾病。扶正强调通补，祛邪重视通络。其中扶正通络常用生黄芪、菟丝子益气固肾通络，巴戟天、鹿角霜温阳强肾通络，当归、丹参养血补肾通络，熟地黄、山茱萸滋阴养肾通络；祛邪通络常用川牛膝配伍丹参活血利湿通络，土茯苓利湿解毒通络，生大黄通腑解毒，逐瘀通络。标本兼顾，重视扶正，调补气血阴阳，补益先后天之本，活用通补通络法，从瘀毒论治，改善了患者远期预后，保护了肾功能，提高了生存质量。

（邹大威 单晓萌 刘甜甜 整理）

（五）尿酸性肾病之肾衰竭案

陈某，男，45岁。2022年3月25日初诊。

主诉：血尿酸升高5年，左脚趾跖关节红肿疼痛5天。

现病史：患者于2017年3月查体发现血尿酸升高，具体原因不详，诊断为高尿酸血症，不规律服用西药利加立仙，血尿酸控制不佳。5天前出现左脚趾跖关节红肿疼痛，查血生化示空腹血糖6.1mmol/L，总胆固醇6.2mmol/L，低密度脂蛋白胆固醇4.1mg/dL，血尿酸580μmol/L，血肌酐183μmol/L，尿蛋白（±），血压136/80mmHg。B超示脂肪肝、双肾体积正常，未发现结石与囊肿。

刻下症：左脚趾跖关节红肿疼痛，活动受限，腰酸痛，小便黄赤，大便干，体胖，喜食肥甘油腻，舌质暗红，苔薄黄腻，脉弦滑。

西医诊断：痛风性肾病，高尿酸血症，高脂血症。

中医诊断：痛风，肾衰病（湿热伤肾，瘀血阻络）。

治法：清热利湿，化瘀通络。

处方：苍术 12g，生白术 15g，黄柏 9g，生薏苡仁 30g，土茯苓 30g，萆薢 15g，玉米须 30g，川牛膝 15g，熟大黄 10g，茵陈 15g，丹参 30g，川断 15g。14 剂，每日 1 剂，水煎服。

嘱患者清淡饮食，忌食海鲜、啤酒、动物内脏、牛羊肉等，保持心情舒畅，加服非布司他，每日 10mg。

2022 年 4 月 10 日二诊。患者诉关节红肿疼痛明显改善，大便较前通畅，仍腰痛乏力，口干，舌暗红，苔白微腻，脉弦细。

辨证：湿热伤肾，气阴两虚，湿热瘀阻肾络。

治法：益气养阴，补肾通络，清利湿热。

处方：生黄芪 30g，当归 12g，太子参 15g，生地黄 15g，川断 15g，桑寄生 15g，山萸肉 12g，熟地黄 12g，牡丹皮 12g，泽泻 12g，丹参 30g，土茯苓 30g，大黄炭 12g，熟大黄 10g。14 剂，每日 1 剂，水煎服。医嘱同上。

2022 年 4 月 25 日三诊。关节红肿疼痛消失，大便通畅，腰痛乏力、口干明显好转，舌脉同上。原方继用 14 剂，每日 1 剂，水煎服。医嘱同上。

2022 年 5 月 10 日四诊。临床症状基本消失，复查血生化示空腹血糖 5.7mmol/L，总胆固醇 5.2mmol/L，低密度脂蛋白胆固醇 3.2mg/dL，血尿酸 320μmol/L，血肌酐 123μmol/L，尿蛋白（－），血压 130/80mmHg。前方继服，隔日 1 剂，医嘱同上。

【按语】

尿酸性肾病是由于血尿酸生成过多或排泄减少形成高尿酸血症导致的肾损害，临床表现为血尿酸升高、尿酸结石、蛋白尿、高血压、氮质血症、血尿、夜尿、水肿等。尿酸性肾病根据其表现可归属于中医学的痛风、历节、血尿、关格等病证。尿酸性肾病多由饮食不节、损伤脾胃、痰湿内生导致，气滞、血瘀、痰湿互结，痹阻关节，损伤肾络，从而出现关节红肿疼痛、血尿、蛋白尿、夜尿频多等表现。本病病位在肾、络脉、关节，基本病机为本虚标实，本虚以肾气阴两虚为主，标实有湿热、热毒、血瘀等病理因素。本案患者形体肥胖，喜食肥甘油腻，湿邪内蕴，日久化热，湿热痹阻关节则关节红肿热痛；湿热痹阻腰部肌肤络脉，则腰部酸困；湿热下注，则小便黄赤；热结肠腑，则大便干结；湿热伤肾，肾失开阖，故见尿中蛋白，舌质暗红、苔薄黄腻、脉弦滑为湿热瘀血阻络之征，本案首诊辨证为湿热伤肾，瘀血阻络。治以清热利湿，化瘀通络。方选四妙散加土茯苓、萆薢、玉米须、茵陈清热利湿；川断、川牛膝、丹参益肾化瘀通络；熟大黄通腑泄浊。二诊湿热大减，表现为气阴两虚、湿热瘀阻肾络，治以芪归地黄汤加减补肾益气养阴，土茯苓清利湿热，大黄炭、熟大黄、丹参通腑泄浊、化瘀通络。治疗6周，临床症状基本消失，肾功能明显改善。

【跟诊手记】

高彦彬教授认为尿酸性肾病病因病机有四：一是饮食不节，过食肥甘或饮酒过度，脾胃受损，或形体肥胖，痰湿内蕴蓄积，日久化热，湿热痹阻关节、肾络，伤于肾脏。二是正气不足，外邪（风、寒、湿、热、毒）入侵皮肤阳络，导致气血运行不畅，经络瘀滞，痹阻关节、肾络，伤于肾脏。三是先天肾气不足或房劳过度，肾精日衰，或年老脾肾亏虚，气化失司，脾失健运，湿浊内蕴，痹阻经络关节、肾络，伤于肾脏。四是药物损伤，肿瘤化疗、久服利尿药等，导致正气耗伤，脏腑功能失调，代谢失常，湿热浊毒内蕴，痹阻经络关节，伤于肾脏，肾络瘀阻，肾用失司，可出现"关格"等危候。本病病位在肾、络脉、关节，基本病机为本虚标实，本虚以肾气阴两虚为主，标实有湿热、热毒、血瘀等病理因素。

对于本病，高彦彬教授临床采用如下辨证论治：①脾肾气虚证。治以健脾益肾利湿，方选参苓白术散合济生肾气丸加减。②气阴两虚证。治以益气养阴，方选参芪地黄汤加减。③脾肾阳虚证。治以温补脾肾，方选四君子汤合右归丸加减。④肝肾阴虚证。治以滋补肝肾，方选归芍地黄汤加减。⑤阴阳两虚证。治以育阴温阳，方选全鹿丸加减。⑥湿热浊毒内蕴证。治以清利湿热、泄浊解毒，方选四妙散加土茯苓、萆薢、玉米须、茵陈、金钱草、大黄等。⑦络脉瘀阻证。治以通络化瘀，方选桃红四物汤加减。⑧寒湿痹阻证。

治以散寒祛湿，方选乌头桂枝汤加减。在辨证论治的同时高彦彬教授还结合现代药理学研究，选用一些具有改善高尿酸血症的药物，如土茯苓、萆薢、生薏苡仁、茵陈、秦皮等。现代药理研究发现土茯苓、萆薢可以降低血尿酸，秦皮、生薏苡仁可促进尿酸排泄。

（孟元 崔方强 邹大威 付海涛 单晓萌 刘甜甜 整理）